全国高等卫生职业教育创新技能型"十三五"规划教材

◆ 供护理、助产、临床医学、口腔医学、药学、检验、影像等专业使用

附数字资源增值服务

急危重症护理

JIWEIZHONGZHENG HULI

主　编　马志华　狄树亭　金松洋
副主编　焦金梅　蔡晶晶　向　华　杨丽娟　王儒林
编　委（以姓氏笔画为序）

马志华　上海思博职业技术学院
王　华　上海中医药大学附属第七人民医院
王　琰　上海思博职业技术学院
王儒林　西京学院
任四兰　四川卫生康复职业学院
向　华　常德职业技术学院
刘小林　常德职业技术学院
杨丽娟　邢台医学高等专科学校
狄树亭　邢台医学高等专科学校
张　默　上海思博职业技术学院
金松洋　清远职业技术学院
黄小娥　重庆三峡医药高等专科学校
焦金梅　首都医科大学燕京医学院
蔡晶晶　上海思博职业技术学院

华中科技大学出版社
http://www.hustp.com
中国·武汉

内 容 简 介

本书是全国高等卫生职业教育创新技能型"十三五"规划教材。

本书十一章,内容主要包括急危重症护理导论,院前急救及护理,急诊科管理及护理,重症监护病房管理及护理,常用救护技术,心搏骤停与心肺脑复苏,突发灾害救护,急性中毒的救护,环境及理化因素损伤的救护,临床常见危象的救护,多器官功能障碍综合征的救护。本书侧重理论与实践相结合,具有很强的实践性。

本书可供高职高专护理、临床医学、助产等专业学生使用。

图书在版编目(CIP)数据

急危重症护理/马志华,狄树亭,金松洋主编. —武汉:华中科技大学出版社,2019.1 (2020.7重印)
全国高等卫生职业教育创新技能型"十三五"规划教材
ISBN 978-7-5680-4763-0

Ⅰ.①急…　Ⅱ.①马…　②狄…　③金…　Ⅲ.①险症-护理-高等职业教育-教材②急性病-护理-高等职业教育-教材　Ⅳ.①R472.2

中国版本图书馆 CIP 数据核字(2019)第 004287 号

急危重症护理
Jiweizhongzheng Huli

马志华　狄树亭　金松洋　主编

策划编辑：史燕丽
责任编辑：张　帆
封面设计：原色设计
责任校对：刘　竣
责任监印：周治超
出版发行：华中科技大学出版社(中国·武汉)　　电话：(027)81321913
　　　　　武汉市东湖新技术开发区华工科技园　　邮编：430223
录　排：华中科技大学惠友文印中心
印　刷：武汉市籍缘印刷厂
开　本：787mm×1092mm　1/16
印　张：16
字　数：372千字
版　次：2020年7月第1版第2次印刷
定　价：49.80元

全国高等卫生职业教育创新技能型"十三五"规划教材编委会

丛书顾问　文历阳

总序
Zongxu

随着我国经济的持续发展和教育体系、结构的重大调整,职业教育办学思想、培养目标随之发生了重大变化,人们对职业教育的认识也发生了本质性的转变。我国已将发展职业教育作为重要的国家战略之一,高等职业教育成为高等教育的重要组成部分。作为高等职业教育重要组成部分的高等卫生职业教育也取得了长足的发展,为国家输送了大批高素质技能型、应用型医疗卫生人才。

为了全面落实职业教育规划纲要,贯彻《国务院关于加快发展现代职业教育的决定》《教育部关于深化职业教育教学改革全面提高人才培养质量的若干意见》等文件精神,体现"以服务为宗旨,以就业为导向,以能力为本位"的人才培养模式,积极落实高等卫生职业教育改革发展的最新成果,创新编写模式,满足"健康中国"对高素质创新技能型人才培养的需求,2017年8月在全国卫生职业教育教学指导委员会专家和部分高职高专院校领导的指导下,华中科技大学出版社组织全国30余所院校的近200位老师编写了本套全国高等卫生职业教育创新技能型"十三五"规划教材。

本套教材充分体现新一轮教学计划的特色,强调以就业为导向、以能力为本位、以岗位需求为标准的原则,按照技能型、服务型高素质劳动者的培养目标,遵循"三基"(基本理论、基本知识、基本技能)、"五性"(思想性、科学性、先进性、启发性、适用性)、"三特定"(特定目标、特定对象、特定限制)的编写原则,着重突出以下编写特点:

(1)密切结合最新的护理专业课程标准,紧密围绕执业资格标准和工作岗位需要,与护士执业资格考试相衔接。

(2)教材中加强对学生人文素质的培养,并将职业道德、人文素养教育贯穿培养全过程。

(3)教材规划定位于创新技能型教材,重视培养学生的创新、获取信息及终身学习的能力,实现高职教材的有机衔接与过渡作用,为中高职衔接、高职本科衔接的贯通人才培养通道做好准备。

(4)内容体系整体优化,注重相关教材内容的联系和衔接,避免遗漏和不必要的重复。编写队伍引入临床一线教师,力争实现教材内容与职业岗位能力要求相匹配。

(5)全套教材采用全新编写模式,以扫描二维码形式帮助老师及学生在移动终端共享优质配套网络资源,使用华中科技大学出版社提供的数字化平台将移动互联、网络增值、慕课等新的教学理念、教学技术和学习方式融入教材建设中,全面体现"以学生为中心"的教材开发理念。

本套教材得到了各院校的大力支持和高度关注,它将为新时期高等卫生职业教育的发展做出贡献。我们衷心希望这套教材能在相关课程的教学中发挥积极作用,并得到读者的青睐。我们也相信这套教材在使用过程中,通过教学实践的检验和实际问题的解决,能不断得到改进、完善和提高。

全国高等卫生职业教育创新技能型"十三五"规划教材
编写委员会

前言

Qianyan

《急危重症护理》是护理专业的临床核心课程，是以挽救患者生命、提高抢救成功率、降低伤残率和死亡率为目的，以现代医学科学、护理学专业理论为基础，研究急危重症患者的抢救、护理和科学管理的一门综合性应用学科。课程体系符合高技能型人才的培养目标和护理专业职业岗位的任职要求，是在学生具备的公共文化知识、医学基础知识、临床专科护理知识的基础上，进一步培养学生综合应用各学科知识快速发现与判断问题的能力，并能够以娴熟的技术迅速解决问题的一门实践性很强的专业课程。本课程的学习对学生职业能力的培养和职业素质的养成有明显的促进作用，为今后从事和发展急救护理工作奠定了良好的基础。

本教材的编写分工：第一章，急危重症护理导论（马志华）；第二章，院前急救及护理（杨丽娟）；第三章，急诊科管理及护理（向华）；第四章，重症监护病房管理及护理（狄树亭）；第五章，常用救护技术（马志华、王琰、张默）；第六章，心搏骤停与心肺脑复苏（金松洋）；第七章，突发灾害救护（刘小林）；第八章，急性中毒的救护（焦金梅）；第九章，环境及理化因素损伤的救护（蔡晶晶、王华）；第十章，临床常见危象的救护（黄小娥）；第十一章，多器官功能障碍综合征的救护（任四兰）。每个项目都配有典型案例及能力检测练习题。

本教材在编写、审定、出版过程中，得到了华中科技大学出版社、上海思博职业技术学院、邢台医学高等专科学校、清远职业技术学院、首都医科大学燕京医学院、常德职业技术学院、四川卫生康复职业学院、重庆三峡医药高等专科学校、上海中医药大学附属第七人民医院等各参编单位的领导和专家的大力支持和帮助，在此深表谢意！

限于水平，书中难免存在疏漏和不当之处，敬请广大读者指正。

编　者

目录

Mulu

第一章
急危重症护理导论

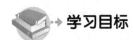 **学习目标**

掌握:急危重症护理工作特点与人员素质要求;急救医疗服务体系的组成。

熟悉:急危重症护理的范畴。

了解:急危重症护理的起源、发展。

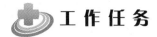 情 境 导 入

发现一位伤者触高压电倒地,不省人事,心跳、呼吸停止。

工 作 任 务

如何对伤者进行有效救助?

急危重症护理是研究各类急性创伤、急性病、慢性病急性发作以及危重患者的抢救、护理和科学管理的一门综合性应用学科。遵循"生命第一,时效为先"的急救护理理念,它以挽救患者生命、提高抢救成功率、减少伤残率和死亡率为目的,以"培养能力"为总体目标,是护理专业的临床核心课程。在广大医护人员的共同努力下,急危重症护理专业发展日趋完善并在社会医疗中发挥越来越重要的作用。

第一节　急危重症护理概述

一、急危重症护理的起源与发展

急危重症护理起源于 19 世纪南丁格尔时代。1854—1856 年英、俄、土耳其在克里米

亚交战时期,英国前线战伤的士兵死亡率高达42%以上,南丁格尔率领38名护士前往战地救护,仅约半年时间伤病员死亡率就从42%下降到2%,说明急危重症护理对提高伤病员的救护成功率起着至关重要的作用。

知识链接

南丁格尔简介

南丁格尔于1820年5月12日出生在意大利的佛罗伦萨市。毕业于剑桥大学。19世纪50年代,英国、法国、土耳其和俄国进行了克里米亚战争,她自愿率领38名护士抵达英国前线担任战地护士,仅约半年时间伤病员死亡率就从42%下降到2%,因而被推崇为民族英雄。1860年,她用政府奖励的4000多英镑创建了世界上第一所正规的护士学校,被誉为现代护理教育的奠基人。1901年,她因操劳过度双目失明。1907年,英国国王颁发命令,授予南丁格尔功绩勋章,她成为英国历史上第一位接受这一最高荣誉的妇女。后来她还发起组织国际红十字会。1908年3月16日南丁格尔被授予伦敦城自由奖。1910年8月13日,南丁格尔在睡眠中溘然长逝,享年90岁,终身未嫁。为纪念她的成就,1912年国际护士会倡议各国医院和护士学校在每年5月12日南丁格尔诞辰日举行纪念活动,并将5月12日定为国际护士节,以缅怀和纪念这位伟大的女性。

20世纪50年代初期,北欧发生了脊髓灰质炎大流行,许多患者因为呼吸肌麻痹,不能自主呼吸而出现呼吸衰竭,于是将这些危重患者集中起来,辅以铁肺治疗,配合相应的特殊护理技术,效果良好。这就是世界上最早的用于监护呼吸衰竭患者的"监护病房"。

知识链接

铁肺——重症监护病房的最早尝试

肺没有自己的肌肉,它们受胸廓和膈肌运动的控制。膈肌是位于胃和肺之间的一层薄薄的肌肉,当胸廓收缩、膈肌向上运动时,空气被挤压出去;当胸廓扩张、膈肌向下运动时,空气被吸进去。控制呼吸的神经位于颈部很高的部分。如果该神经受到脊髓灰质炎病毒的侵袭,患者呼吸肌麻痹,不能自主呼吸而出现呼吸衰竭,最后因严重缺氧导致死亡。菲利普·德林克发明了铁肺,也就是能支持患者呼吸的机器。铁肺是一个连接着泵的密闭铁盒子,患者的头部伸在外面。当铁肺中的空气被吸出导致压力降低时,新鲜空气进入患者的肺内;当铁肺中的压力升高时,肺内的空气被压出去。铁肺拯救了许多人的生命,它是第一个代替人体器官功能的机器。

20世纪60年代,随着电子仪器设备的发展,心电监护设备、电除颤器、人工呼吸机、血液透析机等现代监护和急救设备广泛应用于临床。急危重症护理进入了有抢救设备配合的新阶段。

20 世纪 60 年代后期,现代监护仪器设备的集中使用促进了重症监护病房(intensive care unit,ICU)的建立。

20 世纪 70 年代中期,在国际红十字会的参与下,医护人员在西德召开了医学会议,提出了急救事业国际化、国际互助和标准化的方针,要求急救车装备必要的仪器,国际间统一紧急呼救电话号码及交流急救经验等。在国际医护人员的共同努力下,急危重症护理专业日臻完善并在社会医疗中发挥越来越重要的作用。

我国急危重症护理事业在 20 世纪 50 年代只是将危重患者集中在靠近护理站的病房或急救室,以便于护士密切观察与护理;将外科手术后的患者先送到术后复苏室,清醒后再转入病房。20 世纪 70 年代末期相继成立了各专科或综合监护病房。20 世纪 80 年代,北京、上海等地正式成立了急救中心,各医院先后建立了急诊科或急诊室,中华医学会急救医学专科学会成立,促进了急诊医学与急救护理的发展,开始了急危重症护理技术的新阶段。我国近年来急救医学发展迅速,在全国各城市普遍设立了"120"急救专线电话的情况下,部分地区已开始试行医疗急救电话"120"、公安报警电话"110"、火警电话"119"以及交通事故报警电话"122"等系统的联动机制,一些发达城市还积极探索海、陆、空立体救援新模式,以进一步缩短急救平均反应时间,提高急救效率。

二、急危重症护理的范畴

随着急诊医学的发展,急危重症护理的内涵也在不断延伸。狭义上讲,急危重症护理的范畴仅包括院前急救、急诊科救护和重症监护。广义上讲,现代急危重症护理技术包括以下范畴。

(一)院前急救

院前急救是指急危重症伤病员到达医院之前这段时间的救护,主要包括呼救、现场救护、转运与途中监护。及时有效的院前急救对减轻伤病员痛苦、提高伤病员抢救成功率、降低伤残率和死亡率起着至关重要的作用。

院前急救是我国急诊医学中极为薄弱的一个环节,要大力发展健康教育,进行公众急救知识及急救技术的宣传和普及,以培养现场最初目击者的急救意识及技术,使之能首先给伤病员进行必要的处理。及时、正确和有效的现场急救是复苏成功的关键。

(二)急诊科救护

在院前急救的基础上,医院急诊科医护人员对伤病员进行进一步救护,以控制或消除危及生命的严重情况,防止发生严重的并发症,以提高抢救成功率、降低伤残率及死亡率。这就要求急诊科区域相对独立、抢救设备充足和有足够的、固定的编制及高素质的医护人员。

(三)危重症救护

危重症救护是指在备有先进救护设备的重症监护室,专门受过培训的医护人员对急危重症患者进行全面监护及治疗。急救护理与其他临床各科护理不同之处在于它始终处于处理急危重症患者的最前沿。急救护理技术是研究急救中的护理实施与护理行为的科学。急危重症护理是现代护理水平的体现。

（四）不断完善急救医疗服务体系

急救医疗服务体系（emergency medical service system，EMSS）是集院前急救、院内急诊科救护、重症监护病房救护和各专科救护为一体的急救网络。EMSS 对急救及灾难事故紧急救援起着非常重要的作用，它研究如何建立和完善急救医疗服务体系，对提高整个救护服务质量具有非常重要的意义。由于各地区的状况不同，需要改造完善的项目也不同，其目的是改造不合理的流程、优化不完善的流程，达到合理、标准、高效、安全的目的；同时建立监督管理机制和持续改进的长效机制，达到系统、科学、规范、长效的要求。

（五）急诊护理培训、管理和科研

包括急救护理人员的技术业务培训，急诊急救护理工作的管理、急诊急救护理的科学研究和情报交流。此外，还包括参与交通及工业安全、传染病控制、中毒预防等培训。加强专业人才培养，提高管理水平，促进学术交流，开展相关领域的科学研究是推动急危重症护理技术不断发展的基础。

三、急危重症护理工作特点与人员素质要求

（一）急危重症护理工作特点

主要着眼于处理疾病或创伤的最初、最重和最危的阶段，具有紧急性、综合性、协调性强的特点。

1. 工作的急迫性　由于急危重症护理工作是对灾害或事故所致的创伤、中毒以及突发急症，并危及生命者的抢救治疗。因此急危重症护理工作主要体现"急"和"救"两大特征，即时间就是生命，应分秒必争，刻不容缓。

2. 伤病的突发性　急危重症患者通常都是突然发病或发生伤害，特别是在出现自然灾害或重大事故时，可能会突然出现大批伤病员需要救护。

3. 救护的连续性　急救工作具有较大的流动性，急救地点可发生在各种不同的场所，经过现场简单紧急处理后的伤病员往往还需要送医院进行进一步的救护。因此，无论是院前急救还是院内救治，都应该是一个连续的统一体，必须注意保持工作的连续性。

4. 学科的复杂性　由于急救对象的伤病涉及面广，且病情复杂多变，急救医疗护理的形式通常是由多名医生、护士和医疗设备围绕一例患者进行的"向心式"抢救，故需要多专业、跨学科的合作团队。

5. 工作的社会性　急救活动可能会涉及社会各个方面，除了要与患者家属和有关部门打交道外，有时还会涉及一些法律纠纷，所以常表现出明显的社会性特征。

（二）急救医护人员的素质要求

急救的成功除了取决于患者病情、伤情的严重程度和抢救及时与否外，还取决于急救人员之间的密切配合和相互尊重。由于急救工作的重要性、急救疾病谱的广泛性和急救学科的复杂性，从事急救工作的医务人员不仅要具备广而深的相关业务知识、娴熟的技术操作能力，还应具备丰富的临床实践经验和较强的应激能力。具体包括以下几个方面。

1. 高度的责任心和同情心　急救工作的特点决定了急救工作者必须具有高度的责任心和同情心，工作中的任何疏忽都可能带来生命的代价。因此每个医护人员应充分认识到

急救工作的重要性,保持高度的责任心,以挽救患者生命、提高抢救成功率、促进患者康复、减少伤残率、提高生命质量为目的。

2. 渊博的知识和精湛的技术 急救工作涉及内、外、妇、儿等临床各科,且病情复杂多变。因此要求急救人员必须具备渊博的知识和精湛的技术,以及敏捷的思维能力,能熟练地对伤病者进行救治。

3. 良好的心理素质和身体素质 由于急救工作的紧急性和突发性,急救工作者应有健康的体魄,才能适应长途跋涉、搬运伤员、连续工作等超负荷的工作强度。同时充满风险与挑战的工作性质又要求急救工作者必须具备良好的心理素质,尤其是面对突发事件时,更要保持头脑清醒、思维敏捷、有条不紊地妥善处理各种问题,具有处变不惊、临危不乱的应激能力。

4. 较强的团队合作精神 在急救工作中,需要与科室人员或其他有关部门团结协作。因此抢救的过程也就是合作的过程,只有通过群体互相合作,才能取得良好的效果。

第二节　急救医疗服务体系

一、急救医疗服务体系的组成与管理

急救医疗服务体系(emergency medical service system,EMSS)是一个复杂的系统工程,具有多专业性、应急性、协同性、高风险性等特点,主要由院前急救、院内急诊科救护、重症监护病房救护和各专科救护四部分组成。完善的急诊医疗服务体系应具备:①完善的通信指挥系统;②足够数量的具有必要救护设备的运输工具,保证及时高效实施现场救护;③足够数量的专业救护人员;④保证临床实践-教学-科研的紧密结合,促进专业发展;⑤完善的规章管理制度,使急救工作规范、有章可循。

二、急救医疗服务网络的组成

急救医疗服务网络是公共卫生体系的重要组成部分,是在各级卫生行政部门的领导下,实施紧急救护服务的专业组织,主要承担院前急救、院内急诊科救护、重症监护病房救护和各专科救护等工作。它要求队伍专业化、工作社会化、设备现代化、教育规范化、组织网络化。

如何规划建设急救医疗服务网络,使之能够适应社会经济的发展和人民群众对急救医疗服务的需求,直接关系到人民群众的生命健康以及改革、发展、稳定的大局。各城市应逐步建立健全的急救中心(站)、医院急诊科(室)及基层卫生组织如街道卫生服务中心并联合起来形成急救网络,提高各种急危重症、创伤、灾难事故的急救效率。

 小 结

急危重症护理是研究各类急性创伤、急性病、慢性病急性发作以及危重患者的抢救、护理和科学管理的一门综合性应用学科。遵循"生命第一,时效为先"的急救护理理念,急危重症护理以挽救患者生命、提高抢救成功率、减少伤残率和死亡率为目的,以"培养能力"为总体目标,是护理专业的临床核心课程。

能力检测

简答题

1. 急危重症护理的范畴是什么?

2. 急危重症护理工作特点与人员素质要求有哪些?

3. 急救医疗服务体系是由哪几部分组成的?

4. 王某,男,46 岁,因骑摩托车逆向行驶与货车相撞,神志清楚,右侧大腿出血不止,伤势严重,此时你作为第一目击者应如何在现场对伤病员进行初步急救? 院前急救主要包括哪几个环节?

5. 急诊科同时出现下列几种创伤病情(窒息、骨折、伤口渗血、休克、内脏脱出),你首先抢救哪一种? 为什么? 医院急诊救护有何特点?

(马志华)

第二章
院前急救及护理

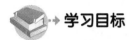 **学习目标**

掌握：院前急救的现场评估、救护措施和院前急救原则。

熟悉：院前急救的任务和紧急呼救方法。

了解：院前急救的重要性和特点。

情境导入

患者，男，28岁，在野外游玩过程中不慎触电，被亲友发现后，患者意识已丧失，亲友紧急拨打"120"急救电话。

工作任务

1. 患者发生了什么？
2. 如何对患者进行院前急救？

院前急救（pre-hospital emergency medical care）是指对遭遇各种急、危、重症的伤病员在进入医院以前所进行的所有医疗救护，包括现场的医疗救护、转运及途中监护等环节。院前急救有广义和狭义之分，广义的院前急救是指在医院以外由医护人员或目击者对突然发病或意外受伤的患者进行必要的紧急救护，从而维持患者基本生命体征以减轻其痛苦的医疗活动和行为的总称。狭义的院前急救是指由专业医疗急救机构在患者到达医院前实施的现场救护、转运及途中监护的医疗活动。院前急救是急诊医疗服务体系中的首要环节，与院内急救、重症监护密切相关，反映了整个城市和地区对于各种灾害应急防御的水平。

第一节　概　　述

一、院前急救的重要性

1. 从医疗角度看　在医疗救护中,院前急救是急诊医疗服务体系的首要环节,是整个急诊医疗服务体系的一个重要组成部分。需要进行院前急救的伤病员一般都是病情比较急且危险性高的患者,在不能及时进行抢救的情况下,任何延误都可能造成严重的后果,及时、正确、果断的现场救护,快速、安全地转送伤病员,可以赢得抢救时机,降低患者的死亡率,减少患者伤残率。

2. 从社会救灾角度看　院前急救也是整个城市和地区应急防御功能的重要组成部分,一个快速有效的院前急救体系可使人员伤亡减少到最低程度,可以为挽救伤病员生命赢得宝贵的抢救时机,为后续院内救治打下良好基础。

二、院前急救的特点

院前急救的环境与院内的医疗条件存在一定的差距,在进行急救的过程中需要更多的技巧,也有着更高的难度,因此院前急救与院内的医疗开展有着完全不同的特点。院前急救的特点大致如下。

1. 突发性　院前急救的患者通常是突发病情或者突如其来的车祸、中毒等灾难造成的突发情况,伤病员何时呼救,重大事故或灾难何时发生、在何地发生均不可预知,因此也没有相应的准备。尤其是突发公共安全事件,伤员人数多,现场环境混乱,易造成次生灾害,并且在发病之后也不能确定病情的发展方向,具有很大的突发性。院前急救医护人员要保持戒备状态,随时准备展开专业救援。对公民普及现场救护的知识和技能,一旦出现突发事件,能及时进行急救和互救。

2. 紧迫性　需要进行院前急救的患者病情比较急比较重,均需立即救治或紧急处理,院前急救要牢固树立"时间就是生命"的观念,不能拖延一分一秒,做到一有呼救必须立即出车、一到现场必须迅速抢救。此外,家属心情也十分焦急,希望患者能得到及时的救护。因此,院前急救时间紧迫性很强。

3. 艰难性　院前急救人员不足、设备受限、环境恶劣、伤病员病史不详、运送途中的颠簸等均给院前急救工作带来极大困难。

4. 多样性　院前急救时患者或者伤员的病情并没有得到诊断,因此救护人员并不知道患者的病情属于哪一个科室的哪种情况,在进行急救的过程中可能会遇到各种病情,因此院前急救人员必须具备扎实的急救知识、熟练的急救技术,针对不同病情迅速进行合理的紧急救护。

5. 灵活性　急危重症发生时,在现场缺医少药的情况下就地取材,机动灵活地在伤病员周围寻找代用品,挽救垂危生命,等待救援到达。

6. 社会性　院前急救很重要,它可以为后续院内治疗争取时间。只有建立强有力的组织指挥系统和科学资源,协调当地以至全国的相关行业力量,密切协作,才有可能共同完成救护任务。因此院前急救活动需要社会各个方面共同参与和多方沟通协调,院前急救具有显著的社会性。

三、院前急救的任务

院前急救总的任务是采取及时有效的急救措施和技术,最大限度地减少伤病员的疾苦,降低伤残率、死亡率,为医院内抢救打好基础。

1. 常态普通事件的常规医疗服务 常态普通事件是指在正常的生活和(或)工作中个体发生的健康意外事件,该事件包括突发的急病或慢性病急性发作、非疾病因素导致的伤害,一般伤员不超过2人。院方在接到急救电话之后需要尽快出动救护车,赶往事发地,医护人员要随车前往,到达现场之后要开始现场急救和(或)尽快将患者或者伤员运送回医院进行急救。

2. 突发群体事件或战争中的紧急医疗救护 突发群体事件是指突然发生的、非意料之中的由各种自然或人为原因所引起的威胁群体人员健康、生命,并造成一定影响的事件。该事件包括自然灾害、各种事故及灾难、公共卫生事件、社会安全事件,一般伤员超过2人。救护人员需要及时赶往现场,并与其他救灾专业队伍密切配合,在保护自身安全的基础上,对灾难现场的受伤人员进行分批运送,同时对情况不严重的伤员进行现场包扎,并协助维护伤员的人身安全。

3. 大型集会活动的医疗保障工作 承担大型集会或活动,如体育活动、重要会议、外国元首或重要外宾来访时的急救医疗保障,现场值班防止意外情况发生。

4. 急救知识的普及 面向社区群众和服务行业人员开展急救知识宣传、教育和普及工作。

四、院前急救的原则

院前急救的总原则是"先救命后治病,先重伤后轻伤",具体原则分述如下。

1. 先排险后施救 到达急救现场后,首先应评估现场环境是否安全,排除险情或使伤病员脱离险情后再实施救护。进行院前急救的过程中首先要阻断环境给患者或者伤员带来的危害,如火灾现场要迅速将伤员带离,有外伤的伤病员要尽量对伤口进行消毒处理,防止环境污染带来的感染等。

2. 急救与呼救并重 面对大批伤员时,若有多人可急救和呼救分工同时进行,尽快争取到急救外援。如现场只有1个人时,应先紧急施救,再在短时间内进行呼救。

3. 先复苏后固定 遇有心跳、呼吸骤停合并骨折者,先进行心肺复苏至心跳、呼吸恢复,再固定骨折,利用周边的材料和药品对伤病员进行救护,最大限度地挽救伤病员的生命。

4. 先重伤后轻伤 遇有成批伤病员而不能同时进行抢救的情况下,要优先救助情况更严重的伤病员,避免耽误时间造成重症者的死亡,降低伤病员的死亡率。当伤病员有多处伤情时,要优先处理危及生命的伤情,再处理一般伤情。

5. 先止血后包扎 遇有开放性损伤合并出血者,立即用指压、止血带、药物等方法进行止血,防止因持续性失血而导致失血性休克,然后再进行消毒包扎。

6. 保留标本　一些特殊情况如车祸或者机械事故等,患者可能会出现断肢等情况,在时间允许的情况下,患者的断肢是可以进行再植的,因此医护人员要对患者的断肢等进行妥善的保管。

7. 先救护后转送　在急救现场,应先争分夺秒挽救伤病员的生命,待生命体征稳定后再进行运送。搬运伤病员身体的过程中,要尽可能避免对患者的身体造成伤害,同时在运送的过程中也要随时观察患者的情况,如果出现变化应进行及时的救护,并对患者生命体征数据的变化进行记录,供医院抢救作参考。

五、院前急救服务系统的设置与管理

(一)院前急救人员的配备

目前国内大多数院前急救组织是以救护车为单位配备人员。救护车一般有两种类型,即普通型和危重症监护型。普通救护车一般由 1 名急救医师、1 名护士、1 名驾驶员组成;危重症监护车至少由 1～2 名专科急救医师、1～2 名护士及 1 名驾驶员组成。

(二)急救包装备

急救包装备要以最小的容量容纳下必要的药物和器材。常见急救包如下。

1. 常用急救包

(1)器材:听诊器、表式血压计、体温表、舌钳、开口器、压舌板、口咽通器管、氧气面罩或鼻塞、叩诊锤、手电筒、止血带、针灸针、一次性注射器(5 mL、10 mL、50 mL)若干、各种长针头(腹穿、胸穿和心内注射)、剪刀、镊子、消毒敷料、棉花、胶布、绷带。

(2)急救药品:尽可能放置能携带安瓿剂型含药量最大者,这样可减少安瓿的数量。各种急救药品根据需要可备 3～5 支,比较常用的急救药品可备 6～10 支,将其分别装盒,并在盒外标以醒目的标志,以便使用时一目了然,随手可取,常用的急救药品有中枢神经兴奋剂(尼可刹米、二甲弗林、山梗菜碱、佳苏仑等)、拟肾上腺素药(肾上腺素、多巴胺、去甲肾上腺素、异丙肾上腺素等)、强心药(地高辛、西地兰、毒毛旋花子甙 K 等)、抗心律失常药(利多卡因、溴苯胺等)、血管扩张药(硝普钠、硝酸甘油、罂粟碱、苯妥拉明等)、利尿剂[双氢克尿噻、呋塞米(速尿)、丁脲胺等]、激素类药(地塞米松、垂体后叶素、泼尼松等)、抗胆碱药(阿托品、山莨菪碱、东莨菪碱等)、镇痛镇静药[哌替啶、吗啡、苯巴比妥钠、地西泮(安定)、氯丙嗪等]、解毒药(纳洛酮、氯解磷定、解磷注射液、硫代硫酸钠、亚甲蓝等)、止血药(酚磺乙胺、氨甲环酸、维生素 K1 等)、其他(0.9%氯化钠溶液、5%葡萄糖溶液、5%碳酸氢钠溶液、10%葡萄糖酸钙溶液、50%葡萄糖溶液、酒精、碘酒、碘伏棉球等)。

2. 外科急救包　外科急救包要求配备的器材和药物能够在现场对一般开放性外伤进行初步清创处理、止血、缝合,并包扎伤口、固定骨折。

(1)器械类:除常用急救包的器械外还需要一些外科专用器械。外科器械包括大、小止血钳若干把,刀片、缝针、缝线若干、弯盘两个、缝线、敷料等各类用具,由供应室清洁后包在一起灭菌,打开即可使用。

(2)敷料类:绷带、纱布块、三角巾、方巾、洞巾、宽窄胶布、棉花、棉球、橡皮手套、油纱条等,还应备以大小消毒布单、烧伤衣等。上述物品根据情况适量配备。

(3)药物类:常用皮肤消毒药物如酒精、碘伏棉球等,还需备有止痛、止血、强心、升压等药物,配备各种冲洗液如弱酸、弱碱液体及生理盐水,还需配备麻醉药品如普鲁卡因、利多卡因等。

3.产科急救包

(1)器械类:胎心听诊器、骨盆测量器、弯盘、侧切剪刀、血管钳、持针钳、阴道拉钩、头皮牵引器、手套、大小圆针、皮针、缝线及纱布块、消毒铺巾、绷带等。

(2)药品类:以常用急救包为基础,另增加垂体后叶素、催产素等子宫收缩剂,同时配备酒精、碘酒或碘伏棉球等。

(三)救护车及其车内装备

车内除放置供患者躺卧的担架外,还应设置有氧气装置(氧气袋等)、输液装置(输液瓶装置等)、吸引装置(电动吸引器等)、各类抢救药品(中枢兴奋药、升压药、强心药、抗心律失常药、止血药、镇静镇痛药、解毒药、激素类药等)、气管插管、一次性气管切开包、心肺复苏器、简易呼吸器、电除颤器和心脏起搏器、床边 X 光机、急诊检验设备、洗胃机、心电图机及固定用骨科夹板等。

(四)院前急救服务系统管理

1.人员管理培训医护人员 培训急诊护士,使他们熟练掌握心肺脑复苏技术和早期有效抢救方法等,如气管插管、气管导管,洗胃,鼻饲管,输液,胸部闭式引流,血气分析,动脉取血和心电监护等。

2.责任制度 应建立急症医护人员岗位责任制度、急症抢救制度,做到责任明确,任务清楚,有督检制,有奖惩制,以利开展工作。

3.管理制度 应建立救护车及其设备的管理制度,相关责任到人。

知识链接

其他类型救护车

德国在 1980 年运用直升机运送伤病员,也称"空中救护车"。它具有许多优点,如速度快、携带的急救仪器和药品齐全。脊柱骨折、脑部伤等危重患者躺在气垫床上,不受震、不受伤害、无痛苦、非常舒服。到 1980 年底已发展到 30 个直升机救护站,覆盖全国总数的 95%。实行 50 km 半径空中救护,10 分钟赶赴现场,成为世界上空中急救最发达的国家。近 10 年来又出现"轻型救护飞机",即喷气式救护飞机,速度更快,机内宽大,有病室,更有利于医护人员急救。

第二节　院前急救护理流程

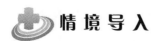 情境导入

十一假期乘车回家途中,高速公路发生严重车祸,3 辆小轿车连续追尾,其中中间的小

轿车变形严重,车内满载 5 人被困,2 人已无意识,有血液从车内流出,前面的小轿车内困有 3 人,后面的轿车内 2 人,司机腿被卡死不能活动。

工 作 任 务

1. 现场该如何正确紧急呼救?
2. 现场救护应遵循的原则是什么?
3. 如何对伤员进行正确评估?

一、紧急呼救

(一)快速启动急诊医疗服务体系

意外事故发生或急症发作时,"第一目击者"需快速评估现场、判断病情,立即紧急拨打"120"急救电话或大声求救,同时对危重患者实施现场救护,快速启动急诊医疗服务体系。

(二)电话呼救

电话呼救是指打电话求救于附近的急救站、医疗单位、有关领导机关等。"120"急救电话是我国统一的急救呼叫电话,遇意外事故或急危重症时,拨打"120"急救电话是启动急救医疗服务体系最直接、最有效的方法。拨打呼救电话时,语言必须要精练、准确、清楚。电话呼救内容注意以下几个方面的事情。

(1)伤病员的一般情况:性别、年龄,以及目前最危急的情况(呼吸、脉搏消失,大出血,昏迷,呼吸困难等)。

(2)第一目击者的情况:呼救人有效电话号码、姓名,便于急救医务人员与呼救人随时保持联系;呼救人员的救治能力、现场已经采取的救治措施。

(3)事件情况:事故发生的原因、详细地址(周围明显地标),通往事故现场的最佳道路等;若为灾害事故,有多位伤病员时,则要说明伤害性质、发生原因、受伤人数及严重程度。

(4)如有大批伤病员时,需请求对方协助向有关方面呼救,争取多一些单位来援助。

(5)伤病员如果是儿童,应将家长名字、电话号码告诉对方。

(6)如直接送往医院、急救站,要问清路途和注意事项。

知识链接

国内外常用急救电话

在紧急事件发生时,为了尽早启动急诊医疗服务体系,各国均设有统一的、易于记忆的急救呼叫电话:美国为"911";法国为"15";日本为"119"。我国 1986 年将"120"定为医疗急救电话。近年来,中国红十字会系统建立了"999"急救电话,我国香港地区急救电话也为"999"。

二、现场评估

在医院外的各种环境中，面对意外伤害、突发事件，作为救护人员首先要尽快对现场情况进行评估，对患者所处的状态进行判断，注意现场安全，分清病情的轻重缓急，才能有针对性地采取相应的急救措施避免患者死亡，降低伤残率。

（一）现场安全评估

救护人员到达救护现场后，应迅速通过视、触、叩、听、嗅等方法观察周围的环境，评估现场是否安全、引起疾病或损失的原因、受伤人数、救护人员自身或患者及旁观者是否仍身处险境等。在救护中，如果不能消除存在的危险情况，应尽量确保伤病员与自身的安全，实施安全救护。

（二）病情评估

现场巡视后对急危重症伤病员病情进行评估，主要评估意识、气道、呼吸、瞳孔、循环等方面，并对伤病人员进行分类。首先处理危及伤病员生命的情况，注意尽量减少不必要的搬动，以免加重伤病情。

1. 意识 判断意识是否存在。

对于成年人可通过轻拍双肩、大声呼唤等方法，观察伤病员有无睁眼或有无肢体运动反应，以判断意识是否丧失；对婴幼儿则可通过痛觉刺激如拍打足跟或掐捏上臂，观察其是否睁眼、哭泣。如对前述刺激无反应，表明伤病员意识丧失，病情危重，需迅速启动急诊医疗服务体系进行呼救。

2. 气道 检查伤病员气道是否通畅。

若伤病员有反应但不能说话、不能咳嗽、口唇发绀，可能存在气道梗阻，需迅速查明原因。检查口鼻内有无异物，有异物时要及时清理；有活动性义齿者需取出；对于昏迷并排除头颈部损伤者，可采用仰面抬颏法开放气道，保持气道通畅。

3. 呼吸 观察呼吸是否存在。

正常人每分钟呼吸 12~25 次，危重患者呼吸变快、变浅乃至不规则。在畅通气道以后，对无反应的患者进行呼吸检查来判断患者是否存在呼吸。检查方法如下。

一看：抢救者用眼睛观察胸、腹起伏情况。呼吸停止者胸、腹部无起伏活动。

二听：抢救者耳朵贴近患者口鼻处，听呼吸道有无气流响声。

三感觉：抢救者以自己面部接触患者口鼻，感觉有无气体排出。

如患者无呼吸、嘴唇青紫，应立即进行口对口人工呼吸，并呼喊其他人来协助急救。对于有呼吸者，应观察呼吸频率、节律、深度等。如有呼吸困难、气道梗阻等情况应及时解除。

4. 脉搏 判断有无脉搏。

成人可通过触摸颈动脉来判断有无脉搏，儿童可触摸股动脉，婴儿则应触摸肱动脉或股动脉。当脉搏细数、面色苍白、皮肤湿冷时，提示伤病员循环障碍。若脉搏、呼吸消失，则应立即进行心肺复苏。

5. 瞳孔 观察瞳孔的大小、形状、对光反射。

正常人双眼的瞳孔是正大、等圆。双侧瞳孔散大，应考虑颅脑损伤、颠茄类药物中毒或濒死状态；双侧瞳孔缩小，应考虑有机磷杀虫药、吗啡、氯丙嗪中毒；单侧瞳孔散大则提示同侧颅内病变或小脑幕切迹疝。瞳孔对光反应减弱甚至消失时考虑患者昏迷或者颅脑损伤。

（三）伤病员分类

1. 按伤情轻重分类　在灾害事故现场伤员较多，为了减少抢救的盲目性，应按照伤情轻重缓急进行有组织的救护，救护人员在评估病情的同时进行伤员分类，按照伤情轻重分为以下几类。

（1）轻伤：伤病员身体的重要部位和脏器均未受到损伤，发生率为35%～50%，在一定时间（数小时以上）内即使没有得到治疗也不会有生命危险，预后很好，基本不会留下后遗症。

（2）次重伤：也称中度伤，伤情介于重伤与轻伤之间，伤病员身体的重要部位或脏器有损伤，发生率为25%～35%，在若干小时内得到救治或手术则完全可以存活，且预后良好，部分可能留下后遗症。

（3）重伤：伤病员身体的重要部位或脏器遭受严重损伤，发生率为20%～25%，这类伤病员如果能得到优先有效的救治则生存希望较大。

（4）极重伤：受伤极其严重，即将发生临床死亡或已经死亡。大多数情况下死亡已经不可逆转，多数在伤后1小时内死亡，这类情况占伤亡总数的5%～20%。

（5）污染伤：伤病员具有放射污染和传染污染的表现，或有与传染患者接触史、污染区停留史等。

2. 按标志分类　在院前急救时，如果现场有大批伤病员，一般用彩旗显示救护区的位置，用彩色标牌显示伤病员的伤情程度，使混乱的现场变得井然有序。

（1）第Ⅰ类：红色标记牌标识，适用于重伤的伤病员，见于严重出血、呼吸道异物堵塞、张力性气胸、较重的脑挫裂伤、特殊部位的损伤（如吸入热气导致的呼吸道烧伤、颌面部及颈部损伤）等。

（2）第Ⅱ类：黄色标记牌标识，适用于次重伤的伤病员，见于胸腔脏器损伤、腹腔脏器损伤、严重的长骨骨折、多发性肋骨骨折、较高位的脊柱损伤、盆腔及相应脏器损伤、严重的挤压综合征、较大面积烧伤等。

（3）第Ⅲ类：绿色标记牌标识，适用于轻伤的伤病员，见于生命体征平稳、皮肤及软组织损伤或远端肢体闭合性骨折等。

（4）第Ⅳ类：黑色标记牌标识，适用于极重伤的伤病员，见于已死亡、生命体征丧失、颈部断离、胸腔及心脏破裂、头颅严重变形、颈动脉等大动脉严重破裂出血等。

（5）第Ⅴ类：蓝色标记牌标识，适用于污染伤的伤病员，见于放射污染和传染污染等。

3. 按照伤病员的情况进行分区安置

（1）收容区：伤病员集中区，在此区挂上分类标识，进行必要紧急复苏等抢救工作。

（2）急救区：用以接受红色和黄色标识的中重度伤病员，进行进一步抢救工作，此区用红色彩旗或牌标识。

（3）后送区：接受能行走的和轻度伤病员，用绿色彩旗或牌标识。

（4）太平区：停放死亡者，用黑色旗或牌标识。

三、现场救护

对伤病员进行快速评估判断后，急救人员应立即按病情轻重缓急对伤病员实施救护，救护措施的实施可穿插在评估和体检的过程中。

（一）体位安置

在不影响抢救的情况下，根据伤病员病情为伤病员安置安全舒适的体位。

1. 无意识、无呼吸、无心跳者 应立即置复苏体位即仰卧位，并置于平坦地面或者硬木板上，立即进行现场心肺复苏。

2. 意识不清有呼吸和心跳者 应将伤病员置恢复体位即侧卧位或平卧位头偏向一侧，以防止分泌物、呕吐物吸入气管导致窒息。

3. 特殊病情者 特殊病情伤病员体位要求如表 2-2-1。

表 2-2-1 院前急救体位

伤 情	合 适 体 位
气道开放	去枕平卧位，头向后仰，下颌角与耳垂的连线与地面垂直
心肺复苏	仰卧于坚实平地上或身下垫硬木板
休克	头部及躯干抬高 20°～30°，双下肢抬高 15°～20°或平卧位
脑出血	头高脚低仰卧位
脑缺血	去枕平卧，四肢略抬高
颈部损伤	注意不轻易改变其原有体位，固定颈部
脊柱损伤	应平卧于硬担架上，不可任意搬运或扭曲其脊柱部，防止二次损伤
胸部损伤	坐位或半坐卧位
腹部损伤	仰卧位，屈曲下肢
急性胆囊炎	仰卧位，屈曲下肢
急性腹膜炎	半卧位
肢体损伤	抬高患肢
急性左心衰竭	坐位或半坐位，两腿下垂

（二）安全松解或脱去伤病员衣物

院前急救时为了做出正确的诊断或给予适当处理，某些情况下需脱下或者破坏伤病员的衣物，但总体来说，应视实际情况能少脱尽量少脱，尽量不破坏伤病员的衣物，注意保护其隐私。

1. 脱除头盔法 如伤员无颅脑损伤且呼吸良好，不主张去除头盔；只有在头盔遮住颜面部影响呼吸或严重头部外伤时，才应该卸除头盔。伤病员情况允许，最好能由自己动手摘下头盔；伤病员情况不允许，救护人员用力将伤病员头盔外侧板掰开，再将头盔向后上方脱去，整个动作应稳妥，以免加重伤病员病情。

2. 脱上衣法 解开衣扣，将衣服尽量推向同侧肩部，背部衣服向上平拉。脱衣袖时应先健侧后患侧，提起健侧手臂，使其屈曲，将肘关节、前臂及手从腋窝部位拉出。再将衣服从颈后平推至患侧，拉起衣袖，从患侧上臂脱出。如情况紧急或穿套头衣服，可直接用剪刀将受伤侧的衣袖沿缝合线剪开，争取急救时间。

3. 脱长裤法 伤病员平卧，解开腰带及裤扣，从腹部将长裤推至髋下，保持双下肢平直,不可随意抬高或屈曲伤肢,将长裤平拉脱去。如果需要,可以割开裤脚内侧的缝合线。

4. 脱鞋袜法 应一手托起并固定踝部,另一手向下、向前顺脚型方向脱去鞋袜。如果穿着长靴,可用小刀沿着靴后侧的缝合线将它割开。

(三)维持呼吸功能

清除伤病员口腔、鼻腔、喉管、气管内的分泌物及异物,保持呼吸道通畅。有缺氧征象者给予吸氧;对昏迷者,用口咽管通气或用舌钳将舌牵出固定,防舌后坠;对呼吸停止者,立即实施口对口人工呼吸或面罩-气囊通气,或协助医生行气管插管后呼吸支持;有张力性气胸者要进行穿刺排气;对开放性气胸者,立即封闭包扎伤口。

(四)维持循环功能

严密监测伤病员脉搏、血压、心电及皮肤的颜色和温度等循环指标。伤病员心跳、呼吸骤停,应立即为心脏提供能量,进行胸外心脏按压、呼吸支持、电除颤、心电监护及药物治疗等;对急性心力衰竭、急性心肌梗死、各种严重心律失常、高血压急症、休克等应快速建立静脉通路,并实施相应的救治措施。

(五)维持中枢神经系统功能

严密监测伤病员的意识、瞳孔、肢体的感觉和运动、有无颅内压增高的表现等。对颅内压升高患者,迅速建立静脉通路,积极脱水降低颅内压,减轻症状;对脑外伤、意识障碍者,应及早应用冷敷、冰帽、酒精擦拭、冰袋等头部降温措施降低脑细胞代谢,保护脑细胞的功能;对癫痫大发作及持续状态的患者,应及时供氧、制止抽搐等,防止脑细胞进一步损伤。

(六)保护脊柱,避免瘫痪

对怀疑有脊柱损伤者应立即给予制动,以免造成瘫痪。对颈椎损伤者,有条件时可用颈托或头部固定器加以制动保护。搬运时必须保持脊柱制动,以免造成或加重脊髓损伤而发生截瘫。

(七)紧急对症处理

1. 出血 人体血液流失量超过全身血量的 1/4 ~ 1/3 时,就有生命危险。根据出血者出血情况应立即选用不同方法进行止血。

直接压迫法:将敷料直接加压在身体表面的开放性伤口的整个区域。

抬高肢体法:对于四肢严重出血的开放性伤口,抬高患肢,使受伤肢体高于心脏水平线。

压迫供血动脉法:针对确定动脉出血者,需要压迫出血点近心端进行止血。

包扎法:使用绷带、毛巾、布块等材料压迫止血,保护伤口,减轻疼痛。

2. 开放性伤口 包扎所有开放性伤口,其目的是保护伤口、止血、减轻疼痛、减少污染、防止感染。包扎前可用生理盐水、碘伏棉球,将伤口和周围皮肤上沾染的泥沙、污物、水分及渗血等清理干净,再进行初步消毒。在没有消毒条件的情况下,可用清洁水冲洗伤口,最好用流动的自来水冲洗,然后用干净的布或敷料吸干伤口。

3. 骨折 固定、保护头颈部和脊柱等,固定术是针对骨折的急救措施,可以减轻疼痛,防止骨折部位移动损伤血管、神经等组织造成严重并发症。

4. 烧伤 应先去除烧伤源,将伤病员尽快转移到空气流通的地方,用较干净的衣服把伤面包裹起来,防止再次污染。在现场,除了化学烧伤可用大量流动清水冲洗外,对创口一般不做处理,尽量不弄破水泡,保护表皮。

5. 急性中毒 口服毒物应尽快催吐、导泻及对症治疗;皮肤染毒应立即清洗皮肤及对症治疗;及时应用各种特效解毒剂,如阿托品、氯解磷定、纳洛酮、亚甲蓝、二巯基丙醇等药物。

(八)分流

经现场检伤、分类和初步急救后,根据伤病员的不同病情进行快速分流,进行确定性诊断、治疗和护理。

1. 轻度损伤 经一般处理后送回住处或暂住点或社区卫生站。

2. 中度损伤 经对症应急处理后分流到附近有条件的医院。

3. 重度损伤 经现场急救、采取维持生命的措施后,待病情稳定再分流到附近有条件的医院。

4. 死亡者 做好善后与遗体处理。

四、转运与途中监护

伤病员经过现场急救后,必须迅速安全地送到医院或救护站进行进一步治疗。快速安全地转运使伤病员迅速得到医疗机构的及时抢救治疗,并及早离开受伤现场,以免延误抢救治疗时机,对提高抢救成功率、减少伤残率有重要作用。转运过程中要加强监测和救护,防止转送途中病情恶化或损伤加重,尤其是要防止脊髓再次受损伤。是否稳妥的转运成为院前救护成败的关键。

(一)搬运

搬运是指把伤病员从受伤现场搬至担架,从担架搬至救护车、船艇、飞机等,然后再搬下,送到医院内。搬运是急救过程的重要组成部分,搬运伤病员时应根据伤病员病情特点,因地制宜地选择合适的搬运工具。最常用的搬运方法是担架搬运及徒手搬运。搬运时的注意事项如下。

(1)搬运过程中,动作要轻巧、平稳,尽量避免震动,减少伤病员痛苦。

(2)搬运脊柱损伤伤病员,应用硬板担架转送,并保持伤处绝对稳定。

(3)搬运输液的伤病员时,要注意妥善固定输液管道,防止滑脱,保持输液通畅,并注意输液速度。

(4)注意加强对伤病员的保护,如保暖、遮阳、避风、挡雨等。

(二)转送与途中监护

由于现场救护条件有限,在伤病员病情允许的情况下,应尽快安全地将伤病员就近转运至有条件的医院,尽早接受进一步的诊断与治疗。正确、稳妥、迅速转运伤病员对伤病员的抢救、治疗和预后至关重要,如操作不当会加重病情,引发严重后果。转运伤病员的车辆、船艇、飞机等不仅是交通工具,同时也是伤病员的抢救场所。在转运途中要注意以下事项。

1. 安置合适体位 一般采取平卧位,恶心呕吐的伤病员采取侧卧位,意识障碍者应去枕平卧头偏一侧。

2. 运送前评估道路状况　救护车在行驶过程中要尽量保持平稳,在拐弯、上下坡时要防止颠簸,以免伤病员病情加重或发生坠落。空运中温度、湿度较地面低,应注意保暖和湿化呼吸道;颅脑损伤致颅内高压者,应将骨片摘除减压后再空运;脑脊液漏的患者要用多层纱布保护,以防逆行感染;腹部外伤合并腹胀者先行胃肠减压后再空运。在行进途中,伤病员头部在后、足在前,以利于观察病情,注意途中安全,以在担架上捆绑安全带为佳,并注意防雨、防寒、防中暑。对脊柱损伤者应立即制动,将其固定在硬质担架上,保持脊柱轴线稳定,以防脊髓损伤的加重。

3. 密切观察病情　转运途中要注意密切观察伤病员的意识、呼吸、脉搏、瞳孔、血压、面色以及主要伤情的变化。途中一旦出现窒息、呼吸停止、抽搐等紧急情况,应立即进行急救处理。

4. 加强生命支持　转运途中要加强生命支持,做好输液、吸氧、吸痰、保暖等相关护理,保证气管插管等各种管道的畅通与妥善固定。

5. 做好交接准备　做好转运途中抢救、监护、观察等有关医护文件的记录,为伤病员的交接做好准备。

6. 加强转运途中心理护理　急危重症伤病员普遍有恐惧、焦虑的心理,因而护士要热情体贴、和蔼可亲、言语温柔,给人以充分的信任感,也可给予适度的病情介绍,以减轻或消除其恐惧感。

7. 做好伤病员的交接　安全运送伤病员到达急救中心或医院急诊科后,应向接诊护士详细交班,如伤病员现场情况、途中变化、已采取的急救措施及目前情况等,以便对伤病员做进一步的救治及护理。

院前急救任务完成后,应及时补充急救药品,维护急救仪器,并对救护车进行消毒处理,使其处于完好的备用状态,急救人员待命。

小 结

院前急救工作自有人类以来,在不断同伤病做斗争中有了雏形,同时在人类不断繁衍中延续了下来。随着科学技术的进步和社会发展的需要,急救医学逐步形成一门崭新而独立的学科,目前正处于发展和成熟阶段。本章节主要内容包括院前急救的重要性、院前急救的特点、院前急救的任务、院前急救的原则,以及院前急救现场评估、现场救护、转运与途中监护等。通过章节学习要熟悉院前急救的基本原则、任务等,学会如何院前对伤病员进行评估及救护,以便更好地主动配合医生救护伤病员,提高救护成功率。

能力检测

一、简答题

1. 院前急救有哪些特点和原则?

2. 院前急救的基本程序有哪些?

二、选择题

[A₁型题]

1. 院前急救的主要经常性任务是（　　　）。

A. 患者呼救　　　　　　　　B. 灾害遇难者急救　　　　　　　C. 救护值班

D. 紧急救护枢纽　　　　　　E. 以上都不是

2. 院前急救的成功率在很大程度上取决于（　　　）。

A. 城市救护站的分布　　　　B. 通信网络　　　　　　　　　　C. 救护设备

D. 医护人员的救护水平　　　E. 公民的自救与互救能力

3. 大批伤员中，对于大出血的患者应用何种颜色进行标记？（　　　）

A. 黄色　　　　B. 绿色　　　　C. 棕色　　　　D. 红色　　　　E. 黑色

4. 意外事故现场，急救人员对患者进行评估的主要内容为（　　　）。

A. 呼吸、循环、受伤经过及严重程度　　　　　B. 受伤部位、意识、血压、尿量

C. 受伤部位、意识、呼吸、尿量　　　　　　　D. 意识、气道、呼吸、循环

E. 以上都不是

5. 关于伤病员的转送，下列哪项错误？（　　　）

A. 对昏迷患者，应将头偏向一侧

B. 生命体征尚不稳定的患者应暂缓汽车长途转送

C. 途中严密观察病情

D. 遇有导管脱出应立即插入

E. 途中不能中断抢救

6. 现场急救多发伤患者时应优先转运的患者是（　　　）。

A. 已死亡者　　　　　　　　　　　　　　　　B. 伤情严重但救治及时可以存活者

C. 经救护后伤情已基本稳定者　　　　　　　　D. 骨折已固定者

E. 以上都是

[A₂型题]

高女士，30岁，在车祸中腹部受伤，搬运过程中应取的最佳体位是（　　　）。

A. 俯卧位，下肢屈曲　　　　B. 侧卧位，下肢屈曲　　　　　　C. 俯卧位，下肢抬高

D. 仰卧位，下肢屈曲　　　　E. 以上都不是

（杨丽娟）

能力检测
部分答案

第三章
急诊科管理及护理

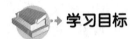 **学习目标**

掌握:急救绿色通道的概念、急诊分诊的概念、急诊救护处理。

熟悉:急诊科的任务和特点、急诊工作流程、绿色通道的范围。

了解:急诊科的布局与设置、急诊科人员要求。

医院急诊科是急救医疗服务体系的重要组成部分,是院前急救的延续,24小时不间断地对来院的各类急危重症患者及时实施救治,为患者获得后续的专科诊疗服务提供支持和保障。

第一节 急诊科的设置与任务

一、急诊科的设置

(一)建筑要求

急诊科应独立或相对独立成区,设置于医院的前部或一侧。作为区域急救中心的三级医院应建立独立的急诊工作区或急诊楼。急诊科应设置醒目准确的路标和标志,并确保昼夜可见,便于就诊者寻找。急诊科应设有单独出入口,运送患者的车辆可直接到达急诊通道门口,方便就诊和抢救。

(二)科室设置

医院急诊科设置应与其任务、功能、规模相适应,以保证急诊工作顺利开展。其设置一般分为医疗区和支持区。

1. 医疗区 医疗区设置包括预检分诊处(台)、急诊抢救室、诊疗室、清创室、急诊手术室、治疗室、处置室、急诊观察室、急诊重症监护室、急诊病房等。

2. 支持区 支持区设置包括急诊医技科室和相关辅助科室。医技科室应设置急诊药房、急诊化验室、急诊心电图室、急诊超声室、急诊 X 线室等。相关辅助科室包括急诊挂号处、收费及保安处、后勤处等部门。医技科室 24 小时均安排人员值班,随时为患者提供服务。

（三）仪器设备及药品

1. 仪器设备 心肺复苏机、除颤器、简易呼吸气囊、呼吸机、心电图机、心电监护仪、洗胃机、负压吸引装置、便携式超声设备和床旁 X 线机等。有条件的医院还可配备床旁血液净化设备和快速检验设备。

2. 急救药品 抢救室需配备心肺复苏药物、血管活性药物、呼吸兴奋药物、利尿及脱水药物;抗心律失常药物;镇静药;解热、镇痛药物;常见的解毒药物、平喘药、纠正水电解质酸碱失衡药物及各种静脉补液液体、局部麻醉药物、激素类药物等。

二、急诊科的任务

（一）急诊医疗

承担急救中心转运及自行就诊的各类急、危、重症患者的抢救、诊治和留院观察工作。

（二）急救医疗

制订各种急诊抢救的实施预案。对各种威胁生命的急、危、重症患者立即组织人力、物力进行及时有效的抢救。

（三）灾难事故紧急救护

自然灾害或意外事故发生时,急诊医护人员应遵从上级指令,参与紧急救援。

（四）教学科研

①培训急诊专科医生和护士;②开展急危重症相关病因、发病机制、诊断、治疗及护理方面的研究工作;③研究急诊工作质量的监控,提高急诊质量;④开展公众健康知识宣传普及工作。

第二节 急诊护理工作

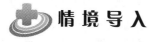 情境导入

患者,男,16 岁,因骑自行车上学途中发生严重车祸被一目击者送往急诊科。值班护士小刘接诊时发现患者神志不清,一侧瞳孔对光反射消失,头右侧颞部有约 5 cm×5 cm 大伤口,护士立即通知神经外科接诊,并开通急救绿色通道。

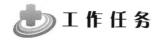 工作任务

1. 什么是急救绿色通道?

2. 小刘分诊时应对该患者进行哪些评估？

3. 按 4 级分诊分类，该患者分诊类别属于哪一类别？为什么？

一、急诊护理工作的特点

（一）急迫性

急诊患者发病急骤、病情变化快，所以急诊护理工作一切以"急"为中心，时间就是患者的生命。任何情况下都要争分夺秒，迅速处理，争取抢救的最佳时机。

（二）复杂性

急诊患者病种复杂，疾病谱广，涉及多个学科，需要临床多学科多部门人员通力合作，共同努力。另外，急诊救治经常涉及交通事故、群体中毒、传染病暴发甚至社会刑事案件，工作充满了风险和不确定性。

（三）随机性

急诊患者就诊的人数、时间、病种及危重程度都难以预料，这就决定了急诊护理工作随机性强的特点。

（四）社会性

急诊科是医院对外的窗口，急诊水平的高低和服务质量的优劣直接反映了一家医院的管理水平和综合救治实力。遇到灾难事故和社会突发事件时，急诊科还需要与政府、军队、公安、消防、交通、卫生等各界力量通力协作，积极参与救护。

二、急诊护理工作流程

急诊护理工作流程包括接诊、预检分诊和急诊救护处理。各个工作流程职责明确，紧密衔接，以确保急诊患者得到最快速和准确的救治。

（一）接诊

接诊是指预检护士快速、妥善地接待前来就诊的急诊患者及其家属，并给予准确的就诊指导和处理。接诊是医护人员的基本功，也是一门艺术，能否熟练掌握接诊方法并灵活运用，将直接反映急诊医护人员业务水平的高低。急诊科面向全社会，急诊患者来自社会各个阶层，其个人素质、文化修养、经济条件及社会背景差异很大，对疾病的认识和承受能力也不尽相同。来就诊时患者一般症状十分突出，且认为自己的疾病是最严重的，就医心情迫切，护患关系建立的时间短，这就对急诊护士的接诊提出了很高的要求。首先，护士要着装整洁，精神饱满，带着高度的责任感和同情心，急患者之所急。此外，还应动作迅速，要用清晰且流畅的语言与患者及其家属准确交流。另外，护士一定要注意掌控自己的情绪，不能把生活情绪带到工作中去，因为护士情绪的变化对患者及其家属有着直接的影响。

接诊护士不仅要了解急诊患者就诊时的主要症状和体征，还需了解其心理状况，进行有效的协调工作，以维护良好的就诊秩序。另外，接诊时所有的急诊患者都需要进行急诊信息登记，以便日后及时总结。

（二）分诊

急诊分诊是急诊患者在救治过程中第一个重要环节。分诊就是分类或挑选的意思，是指急诊护士根据急诊患者的主诉、症状和体征快速、准确地评估其病情严重程度,按照患者病情的轻重缓急安排就诊次序和就诊区域。急诊护士在分诊时应进行紧急、快速的分类,一般要求在3～5分钟内完成,这样才能把握危重患者重要的抢救时机,合理分配急诊医疗资源。

知识链接

分　诊

分诊最早的雏形来源于第一次世界大战时的检伤分类。在20世纪50年代后期和20世纪60年代早期,美国最先将分诊理念引入急诊医学界,80年代起急诊分诊成为医院质量认证必须具备的服务内容。现在,包括美国、加拿大、英国、法国等世界各国的医疗机构已普遍实行急诊分诊。我国近年来积极吸取国外先进的经验,并于2013年2月1日正式实施卫计委发布的《医院急诊科规范化流程》(WS/T390-2012)。通过急诊分诊,可以合理安排就诊顺序、进行患者登记、对患者进行紧急处置、并且还可以建立公共关系,并对统计资料进行收集与分析。

1. 问诊　问诊的目的是了解患者就诊的原因。急诊护士初步了解患者的基本信息后,进一步对患者、家属进行有目的的提问。问诊应该简短且有针对性地收集患者主诉及其相关伴随症状,了解与现病史有关的既往史、用药史、过敏史等。意识模糊的患者可由家属、朋友、救护人员等提供有效信息。在问诊过程中分诊护士应注意识别患者及家属倾向性的表述,对某些繁杂的主诉进行分析,了解患者来院急诊的主要原因,使收集的资料真实、全面。

2. 初级评估　初级评估的目的是快速识别有生命危险需要立即进行抢救的患者。其评估内容包括气道及颈椎、呼吸功能、循环功能、神经缺失和暴露患者/环境控制,可简单记忆为ABCDE。在评估过程中只要有其中任何一项不稳定,应立即将患者送往抢救室进行抢救。评估是为了判断疾病的严重程度,而不是为了诊断。

(1) A(airway patency with simultaneous cervical spine protection for trauma patient)气道和颈椎:评估患者气道是否通畅,颈椎有无损伤。一旦患者气道有部分或完全阻塞,应立即观察造成气道阻塞的原因,并采取措施开放气道,同时立即将患者送入抢救室抢救。颈椎损伤患者应立即固定颈椎予以制动。

(2) B(breathing effectiveness)呼吸功能:评估患者有无自主呼吸,胸廓有无起伏。若有呼吸则要判断呼吸的频率、节律、深浅度及皮肤颜色是否正常,两侧胸廓起伏是否正常。若患者无呼吸或呼吸不正常,应立即送入抢救室,予以辅助呼吸或进行气管插管。

(3) C(circulation)循环功能:评估患者有无脉搏,脉搏的频率、节律、强弱是否正常;有无外出血,皮肤颜色及毛细血管充盈时间是否正常;血压是否正常。如果患者循环功能不良,应立即将患者送入抢救室,开放静脉通道,予以心电、血压监护。若颈动脉搏动消失,应立即进行心肺复苏。

(4) D(disability)神经缺失:评估患者是否清醒,对语言和疼痛刺激有无反应。如有意识改变,可进行格拉斯哥昏迷量表(Glasgow coma scale,GCS)评分,对任何刺激无反应者应立即送入抢救室抢救,保持气道通畅,维持呼吸功能。

(5) E(exposure/environment control)暴露患者/环境控制:评估时可移除患者的衣物以评估和识别任何潜在的疾病或损伤症状。注意保护患者的隐私并保暖。

3. 次级评估 若患者经初级评估后情况较稳定,无生命危险,则应进行次级评估来识别疾病与损伤的指征。

(1) 生命体征:评估患者体温、脉搏、呼吸、血压及血氧饱和度。这些是反映患者当前生理状况的重要指征。

(2) 重点评估项目:①精神:包括精神状态、说话能力、行为能力及外表。②脑:评估头、面、颈是否对称,有无损伤,意识是否清醒,有无头晕、恶心、呕吐及异常步态等。③眼:评估眼部有无外伤、异物和流泪,瞳孔内有无出血,瞳孔大小和对光反射是否正常,眼球活动是否正常,有无视力模糊、复视等。④耳:评估有无外伤、耳聋、耳漏、耳痛、耳鸣、眩晕等。⑤口:评估口唇颜色,有无张口困难及口腔内卫生情况。⑥鼻:评估鼻部有无外伤,有无出血、鼻漏、异物等;⑦心脏:评估有无胸痛、气促,心率或脉搏的强度是否正常,有无面色苍白、颈静脉怒张和下肢水肿。⑧肺:评估胸部有无外伤;有无气促、费力呼吸、咳嗽、咳痰;呼吸的频率、节律、深浅度;胸廓起伏是否对称。⑨胃、肠:评估有无恶心、呕吐及腹泻;有无褐色呕吐物和黑便;有无腹痛及背痛;观察腹部情况及肠鸣音,有无胃、肠手术史。⑩泌尿系统:评估有无尿频、尿急、尿痛、血尿和排尿困难及尿量的变化,有无腰痛或肾区叩击痛。⑪生殖系统:女性患者评估经期,如为妊娠期,评估其胎儿和腹痛、阴道流血及分泌物情况。⑫骨骼与肌肉:评估有无红、肿、变形、骨折、关节脱位、局部疼痛等。

4. 分诊公式 临床上将常用分诊技巧概括为分诊公式。分诊公式简单易记,实用性强。常用的分诊公式如下。

(1) OLDCART 公式:OLDCART 为英文单词或词组第一个字母组成的缩写,用于询问患者病史,评估各种不适症状。其中 O(onset):开始,指询问患者开始发病的时间。L(location):部位,指询问患者不适的部位。D(duration):持续,指询问患者症状持续的时间。C(characteristic):特征,指询问患者不适的特点。A(aggravating factor):加重情节,指询问患者导致症状加重的因素。R(relieving factor):缓解因素,指询问患者可以使症状缓解的因素。T(treatment prior):治疗史,指询问患者来院就诊前所接受过的治疗。

(2) SOAP 公式:SOAP 为四个英文单词的第一个字母组成的缩写。S(subjective):主观感受,收集患者的主观感受资料,包括主诉及伴随症状。O(objective):客观现象,通过评估收集患者的客观资料,包括体征及异常征象。A(assess):估计,将收集的资料进行综合分析,得出初步判断。P(plan):计划,根据判断结果进行专科分诊,按轻、重、缓、急有计划地安排就诊。

(3) PQRST 公式:PQRST 为五个英文单词的第一个字母组成的缩写,适用于疼痛的评估。P(provoke):诱因,指疼痛发生的诱因及引起加重或缓解的因素。Q(quality):性质,指疼痛的性质,如绞痛、钝痛、电击样痛、刀割样痛、针刺样痛、烧灼样痛等。R(radiate):放射,指是否有放射痛及向哪些部位放射。S(severity):程度,指疼痛的程度如何。T(time):时间,指疼痛开始、持续、终止的时间。

5. 分诊级别 根据病情将急诊患者的分诊级别确立为 4 级。

Ⅰ级:急危症,需即刻抢救。患者生命体征极不稳定,如得不到紧急救治,很快会危及生命,如心搏骤停、呼吸骤停、休克、突发意识丧失、反复持续抽搐、急性大出血、严重持续的胸痛或胸闷、气道阻塞、急性中毒危及生命、致命性的创伤、特重度烧伤、脐带脱垂等。

Ⅱ级:急重症,不需要即刻抢救,但有潜在的危险,病情有可能急剧变化,需要紧急处理与严密观察,响应时间应<10分钟,如活动性胸痛怀疑急性冠脉综合征但不需要立即进行抢救、外科危重急腹症(如疑似绞榨性肠梗阻、消化道穿孔、急性腹膜炎等)、突发意识改变、中毒(不符合Ⅰ级标准)、糖尿病酮症酸中毒、骨筋膜室综合征、精神障碍(自伤或伤人倾向)、阴道出血、宫外孕等。

Ⅲ级:急症,一般急诊,患者生命体征尚稳定,没有严重的并发症,可动态观察病情变化,在一定时间内安排就诊,如闭合性骨折、小面积烧伤等。

Ⅳ级:亚急症,没有急性发病情况或特殊门诊患者,如轻度烧伤、中度烧伤、皮疹、擦伤等。

(三)急诊救护处理

急诊护士对急诊患者进行评估分诊后,应根据不同的病种和病情,给予进一步的处理。

1. 一般急诊患者 根据患者病情级别按专科急诊就诊处理,将患者送入专科诊室就诊。各急诊室护士应注意动态观察候诊患者的病情变化,并随时调整就诊次序。

2. 急危重症患者 对于急危重症患者应开通急救绿色通道,立即送入抢救室紧急抢救或送入急诊手术室实施急诊手术,之后送入重症监护病房加强护理。在紧急情况下,若医生暂时未到现场,急诊护士可采取必要的应急措施,如吸氧、吸痰、建立静脉通路、心肺复苏、气管插管等,争取最佳抢救时机。

3. 传染病患者 对疑患传染病患者应进行隔离,确诊后及时转入相应病区或转入传染病医院进一步处理,同时做好传染病报告工作与消毒隔离措施。

4. 特殊患者 对于因交通事故、吸毒、自杀等涉及法律问题的患者,给予相应处理的同时应立即通知有关部门,无家属的患者应先处理,同时设法找到其亲属。

5. 成批伤患者 遇到成批伤患者时应立即报告上级部门,同时按所在医疗机构的规章制度启动应急预案,快速进行检伤、分类、分流处理。

三、急救绿色通道

急救绿色通道(green channel of emergency treatment)即急救绿色生命安全通道,是指对进入医院急诊科的急危重症患者一律实行"优先抢救、优先检查、优先住院"的原则,医疗相关手续酌情补办。建立急救绿色通道能有效缩短救治时间,提高抢救成功率和生存质量。

(一)急救绿色通道的纳入范围

原则上所有生命体征不稳定和可能危及生命的各类急危重症患者均应纳入急救绿色通道,但能否实施还应与医院自身的人力资源、医疗配置、医疗水平、急救制度、患者结构等诸多因素相结合。另外,无家属陪伴、身份不明及突发群体事件患者都应纳入急救绿色通道范围。

（二）急救绿色通道的人员要求

设立急救绿色通道抢救小组，抢救小组由医院业务院长领导，包括急诊科主任、急诊科护士长和各相关科室领导。急救绿色通道的各个环节 24 小时均有医护人员值班，随时准备投入抢救。各个环节医护人员必须有两年以上的急诊工作经验，并能熟练胜任各自的工作。另急救绿色通道的医护人员应定期进行经验交流，开展业务学习及相关培训，不断完善急救绿色通道的衔接工作。

（三）急救绿色通道的硬件要求

1. 采用方便通畅的通信设备　综合医院应设立急救绿色通道专线，选用现代化的通信设备，如对讲机、移动电话、可视电话等，不间断地接收急救信息。

2. 设立急救绿色通道流程图　在急救大厅设立简单明了的急救绿色通道流程图，方便患者及家属快速进入急救绿色通道的各个环节。

3. 张贴急救绿色通道的醒目标志　急救绿色通道的各个环节都应有醒目的绿色标志，包括预检台、收费处、急诊抢救室、急诊手术室、急诊药房、急诊 CT 室、急诊 B 超室、急诊心电图室、急诊留观室和急诊输液室等。

4. 配备齐全的医疗设备　结合各医院实际情况配备平车、输液泵（可充电或带电池）、常规心电图机、多参数心电监护仪、固定和移动吸引装置、气管插管设备、除颤器、简易呼吸器、人工呼吸机等。

（四）急救绿色通道的规章制度

1. 首诊负责制　第一个接诊急诊患者的科室和医护人员为首诊科室和首诊医护人员。首诊医护人员根据患者病情决定是否启动急救绿色通道。若启动，则应立即通知相关环节，并及时报告急诊科主任、急诊科护士长或医院相关领导组织协调抢救。首诊医护人员在急救绿色通道开通时要确保通道各环节顺畅开展。

2. 记录制度　首诊医护人员应详细登记纳入急救绿色通道患者的情况，包括姓名、性别、年龄、住址、就诊时间、陪护人员姓名及联系电话、生命体征和初步诊断等。进入急救绿色通道患者的处方、辅助检查申请单、住院单等单据上须加盖"急救绿色通道"的专用章，以保证患者抢救、转送的畅通。若遇到无法确认身份的患者，应及时向上级部门报告，并积极寻找家属及联系信息。

3. 转送制度　首诊医护人员在转移急救绿色通道患者前必须电话通知相关人员，转送途中必须由首诊医护人员陪同并携带好相关的药物及抢救设备，以便随时能进行抢救。首诊医护人员与患者接收科室医务人员交接时应明确交代患者的病情、注意事项及可预见的各种病情发展情况。

4. 用药管理制度　急诊科应准备齐全的常规抢救药物，并由专人和班次负责清点、保管、添置，以保证随时可用。抢救急救绿色通道患者时可根据其病情先用药，后付款。

5. 抢救记录制度　在抢救急救绿色通道患者时，护理文书应书写规范、及时、完整，表述准确。若因抢救未能及时记录的，参与抢救的医务人员应在抢救结束后 6 小时内补充记录并说明。护理记录具有法律效应，必须真实记录，避免涂改。

四、护患沟通

良好的护患沟通是做好急诊患者心理护理的前提条件。急诊科是医疗活动较为集中的场所，急诊患者多起病急，患者和家属心理上都处于高度的应激状态，他们不仅需要得到快速精准的医疗处理以解除躯体的痛苦，还应享受医护人员真诚的关心。这就要求我们急诊护士一方面要在短时间之内为患者提供优质的护理服务，另一方面还得掌握急诊患者和家属心理特点，与其进行有效沟通，相互尊重，相互理解，建立良好的护患关系，保证医疗工作顺利进行。

（一）急诊患者的心理特点

1. 焦虑 面对突发疾病、急诊科陌生的环境，以及各种仪器设备和病痛折磨，患者容易滋长紧张、焦虑的负面情绪。

2. 恐惧 患者担心病情恶化，对疾病的发生、发展和预后缺乏认识，对治疗手段的不了解往往造成内心恐惧。

3. 悲观 患者对疾病的预后有担忧，面临即将可能产生的巨额治疗费用往往心生消极、悲观的心理。

4. 优先 许多急诊患者往往认为自己的疾病最重，要优先处理，对分诊护士安排的急、重、轻、缓的就诊次序不理解，出现不满的情绪，如烦躁甚至发怒等，从而加重病情。

（二）建立良好的护患关系

1. 树立良好的"第一"印象 患者来急诊科就诊，良好的第一印象对急诊工作起着事半功倍的效果。急诊护士应该保持整洁统一的服装、良好的精神面貌、文明礼貌的服务态度和严谨的工作作风，这样能有效缓解患者的恐惧，让患者获得安全感。

2. 练就娴熟的急救技能 娴熟高超的急救技能可以有效缓解患者及家属的恐惧心理，赢得他们的信任。

3. 巧妙应用沟通技巧 有效沟通在护患关系中起到了重要作用，急诊护士应掌握一些沟通技巧。

（1）语言沟通技巧：①与患者交流时，护士应表情自然，语言清晰，表达准确，遵循逻辑性、情感性与道德性，针对不同的患者采用不同的语速和语调；②尊重患者及其家属对各项治疗护理操作的知情权，做好解释工作，语言通俗易懂，恰当使用安慰性话语，消除患者疑虑；③避免在患者面前说悄悄话，医院急诊科是一个公众场所，说悄悄话会让患者心生疑虑，造成患者心理上的不安。

（2）非语言沟通技巧：①用微笑迎接患者，用眼神交流情感；②对婴儿、老人等患者可适当地抚摸，缓解身体的痛苦；③对患者及其家属的诉说要用心倾听，不要随意打断其讲话，不要急于做出判断。

4. 创造温馨舒适的沟通环境 给患者提供安静、舒适、整洁的就医环境，减少不良刺激和心理应激。

5. 强调法律意识 不能向患者及其家属随意承诺或保证预后。

第三节　急诊科工作管理

一、急诊科的人员管理

（一）急诊科人员的资质

急诊科应配备足够数量的受过正规专业培训的具备独立工作能力的医护人员。一般要求急诊医生有 3 年以上的临床工作经验，具备独立处理常见急诊病症的基本能力和急救技能。急诊护士应当具备 3 年以上的临床工作经验，熟练掌握常见急救技能、常见急救操作技术配合及急诊护理工作的流程与内涵。

（二）急诊科人员的基本素质

（1）急诊科人员必须具备高尚的医德，全心全意为患者服务。

（2）急诊科人员必须拥有良好的身体素质和团结合作的团队精神。

（3）急诊科人员必须具备良好的心理素质，能承受外界压力、突发事件及各种变化。

（三）急诊科人员的业务素质

1. 专业技能　急诊科人员必须接受急危重症监护技术的专业培训，具备熟练的急救技能，熟悉各类抢救药物和仪器的正确使用方法，能准确分析、判断各类常见急危重症的病情。

2. 沟通能力　急诊科人员必须具备良好的沟通技巧，能在短时间与患者及其家属建立良好的护患关系。

3. 学习能力　急诊科人员必须具备较强的学习能力，能学习更新各种急救相关知识，不断拓宽知识领域。

4. 观察能力　急诊科人员必须具备敏锐的观察能力，善于捕捉有用的信息，能从复杂多变的工作状态中做出快速准确判断，妥善处理各种问题。另外，还需培养评判性思维，勇于技术创新。

5. 相关法律知识　急诊科人员必须掌握相关的医疗法律知识，既要尊重患者的各项权利，又要保证自己的安全利益。

二、急诊科的设备管理

（一）增设设备专管护士

在医院现有护理人力资源的基础上增设设备专管护士。可由工作经验丰富、专业知识扎实的高年资护士承担，由急诊科护士长直接监管。其主要工作任务就是负责各种急救设备的日常管理、维修保养，以及新设备使用的培训考核，同时加强对设备使用环境的检查，保证仪器设备的顺利使用。

（二）严格遵守操作规程

急诊仪器设备必须由专业医护人员进行操作。对于新购设备，应组织维修和使用人员到生产厂家或已使用该设备的单位进行培训,掌握设备的正确操作规程、维修知识及保养知识,使用中严格按照其说明和步骤进行,以避免人为故障。

（三）建立定期保养制度

改变"重修理、轻维护、轻保养"的观念,定期进行良好的日常维修和保养。

（1）每天应擦拭仪器外壳,如有被血液、体液污染的仪器还应用消毒液进行消毒。

（2）呼吸机、洗胃机、电动吸引器管道等应注意检查其管道是否老化,并且做到一用一消毒。多参数心电监护仪、除颤器等应注意设备安全及防电措施,经常检查地线是否接好,防止漏电和干扰,特别注意对附件的清洁、存放。如血氧饱和度传感器使用后要用75％乙醇擦拭,血压袖带使用后应用清洁剂清洁并晾干备用。

（3）每周对所有急诊设备进行一次全面的维护,包括零部件的清洁与检查,并将维护结果详细登记在设备维护登记本上。

（四）建立设备档案

每台仪器建立设备档案,包括其名称、产地、购买日期、附件、保修时间及使用说明书。另外,还应记录仪器使用时间、运转情况、有无故障及维修情况,作为对仪器使用的评估依据。

小　结

医院急诊科是急救医疗服务体系的重要组成部分,不仅承接院前急救任务,还是医院内急救的一线,24小时不间断对来院的各类急危重症患者实施救治。本项目内容包括:急诊科的设置与任务、急诊护理工作、急诊科工作管理。作为一名急诊专科护士,我们不仅要掌握临床各科专业理论,更要熟练掌握各项急救技术。在抢救时,应具有救死扶伤、乐于奉献的职业精神,良好的沟通协调能力和精诚合作的团队精神。

能力检测

一、简答题

1. 什么是急救绿色通道？其范围包括哪些？

2. 简述 SOAP 公式代表的意义。

二、选择题

[A_1 型题]

1. 下列不属于急救物品的是（　　）。

A. 除颤器　　　B. 纤维胃镜　　　C. 心电图机　　　D. 电动洗胃机　　E. 简易呼吸器

2. 一位急诊创伤患者同时出现下列病情,你先抢救哪一项？（　　）

A. 窒息　　　　B. 昏迷　　　　C. 骨折　　　　D. 心律失常　　E. 伤口有少量出血

3. 一名急诊胸前区疼痛的患者应用的分诊技巧是（　　）。

A. SOAP 分诊公式　　　　　B. PQRST 分诊公式　　　　　C. CRAMS 评分法

D. QRS 分诊公式　　　　　E. RSTRS 评分法

4. 关于分诊不正确的是(　　　)。

A. 一般分诊时间为 3~5 分钟　　　　　B. 护士应用知识和经验

C. 收集客观资料　　　　　　　　　　　D. 按照患者要求分诊

E. 评估、判断、分析患者资料

[A₂ 型题]

1. 李某,冠心病史 3 年,今晨于公交车上突然出现四肢抽搐,两眼上翻,呼吸心跳减弱,司机与乘客立即送到急诊科,分诊护士处理正确的是(　　　)。

A. 分诊护士立即协助医生进行心肺复苏

B. 分诊护士立即开通急救绿色通道进行抢救

C. 分诊护士立即进行心肺复苏

D. 分诊护士立即协同其他护士进行心肺复苏

E. 分诊护士立即呼叫医生进行抢救

2. 刘某,交通事故后送往急诊科,意识丧失,闭合性左下肢骨折,呼吸 20 次/分,心率 62 次/分,血压 90/60 mmHg,身上无任何证件,护士处理不正确的是(　　　)。

A. 协助医生处理骨折　　　　　　　　　B. 等待家属办理手续后再处理

C. 处置同时通知保卫部　　　　　　　　D. 先处理后再等家属补办手续

E. 处置同时通知医务部

3. 某日,一商场突然发生爆炸事件,其中 40 名伤员被送至急诊科,接诊护士第一步该做什么?(　　　)

A. 为休克患者开放静脉通道　　　　　　B. 为骨折患者进行固定

C. 将患者安置在抢救区　　　　　　　　D. 分诊分区让患者就诊

E. 立即报告护士长或医院总值班,启动灾难批量伤员的应急预案

[A₃ 型题]

(1~2 题共用题干)

某综合医院准备新建急诊大楼,其布局和设置要求如下。

1. 急诊科的布局哪项错误?(　　　)

A. 急诊科要设置在医院的最前面或者一侧

B. 急诊科需要设置白天和晚上都能看得见的醒目标志

C. 运送患者的车辆可直达急诊科门口,方便患者出入

D. 儿童急诊和成人急诊应设置在同一区域

E. 预检分诊台应设置在急诊科入口最醒目的位置

2. 急诊科的设置哪项是错误的?(　　　)

A. 常备急救药品

B. 常备抢救器械,如除颤器、简易呼吸球囊等

C. 应设有通信装置,如电话、对讲机等

D. 配备能用于急救转运和基本手术的各种器械

E. 配备自动排队系统,便于患者有秩序就诊

[A₄ 型题]

（1～2 题共用题干）

龚某,30 岁,高热 1 天,最高体温 39.2 ℃,来院急诊科就诊。查体:神清,胸前、耳后出现散在水痘,无鼻塞、咳嗽症状。

1. 分诊护士处理正确的是（　　　）。

A.按高热患者分诊　　　　　　B.按急重症患者分诊　　　　　　C.安排隔离室就诊

D.按轻症患者分诊　　　　　　E.安排儿科就诊

2. 护士对患者健康教育不正确的是（　　　）。

A.指导隔离相关知识　　　　　　　　B.指导皮肤护理知识

C.指导用药的注意事项　　　　　　　D.告知患者体温降至正常即可上班

E.指导患者饮食

（3～5 题共用题干）

王某,男,42 岁,因酗酒后突发腹部剧烈疼痛,送医院急诊科。查体:神清,反应迟钝,屈膝卧位,呼吸 26 次/分,血压 70/40 mmHg,脉搏 50 次/分。

3. 患者到急诊科就诊的流程首先是（　　　）。

A.分诊护士简单询问病史进行分诊　　　　B.妇产科就诊

C.急诊内科就诊　　　　　　　　　　　　D.急诊外科就诊

E.急诊神经科就诊

4. 该患者分诊后应怎样处理?（　　　）

A.输液　　　　　　　　　　B.请多科室会诊　　　　　　　　C.送入手术室

D.启动急救绿色通道　　　　E.明确诊断

5. 在患者抢救结束后,必须在多长时间内补充抢救记录?（　　　）

A.1 小时　　　B.2 小时　　　C.4 小时　　　D.6 小时　　　E.8 小时

（向　华）

能力检测
部分答案

第四章
重症监护病房
管理及护理

 学习目标

掌握:ICU 常用监测技术的方法及护理,ICU 患者营养支持监护及并发症防治。
熟悉:ICU 患者代谢特点、营养状态评定、营养支持方式及适应证。
了解:ICU 的设置与管理。

重症监护病房(intensive care unit,ICU)又称加强医疗病房,是指受过专门训练的医护人员对急危重症患者集中进行连续的病情监测、强化治疗的特殊医疗场所。ICU 的建设直接体现医院整体医疗实力,已经成为衡量一个国家、一所医院急救医疗水平的重要标准。我国卫计委已将建立急诊科和 ICU 列为医院等级评定的条件之一。

第一节　ICU 的设置与管理

一、ICU 的设置

(一) ICU 的模式

各医院的 ICU 根据医院的规模、条件设置,目前主要有以下 3 种 ICU 模式。

1. 专科 ICU　它是临床二级科室,大多数从属于专业科室管理,专门收治某专科危重患者。如心脏外科 ICU(cardiac surgical intensive care unit,CCU)、呼吸内科 ICU(respiratory care unit,RCU)等。专科 ICU 对监护、抢救本专科的危重患者具有较丰富的临床经验,但病种单一,不能接受其他专科危重患者。

2. 部分综合 ICU　它是一个独立的临床一级科室,即以医院内较大的专业临床科室为基础组成的 ICU,收治医院较大的专业临床科室的所有危重患者,如外科 ICU、内科 ICU 等。

3. 综合 ICU 它是一个独立的临床一级科室,收治医院各科室的危重患者,直接从属于院部管理。其优点在于能科学、合理使用卫生资源,充分发挥高科技设备优势,因人而异,集中监护、治疗各专科危重患者。综合 ICU 抢救水平代表全院的最高水平。目前国内医院 ICU 以综合 ICU 和专科 ICU 为主。

（二）ICU 的人员配备

ICU 必须配备足够数量的受过专门训练、具备急危重症护理基本知识和基本技能、能够独立工作的医护人员。医生人数与床位数之比应在 0.8:1 以上,护士人数与床位数之比应在(2.5～3):1 以上,要求护士年轻化和相对固定。护士是 ICU 的主体,承担着监测、治疗、护理等任务,对患者进行 24 小时的监护,直接获得患者第一手的临床资料,并能在患者病情变化的几分钟,甚至几秒钟内给予准确、及时的处理。因此,ICU 的护士都要经过严格筛选和训练,毕业后应进行多科室(包括内科、外科、急诊科等)的轮转实习,然后再进行 ICU 专业监护技术培训,方可上岗。ICU 的护士要具备扎实的基础护理技能和较广泛的各专科护理技能;要熟练掌握各种现代化的监护装置的操作技能,能对各种常见急危重症及器官移植患者进行护理;具备特殊的沟通能力,学会用眼神、手势、体态、面部表情等非语言方式与患者进行有效沟通;具备积极稳定的情绪、开朗乐观的态度、清晰敏捷的思维、顽强坚韧的意志和精诚合作的团队精神;有较为强健的体魄,能适应各种艰苦环境,以满足不断汲取知识和承担繁重的体力和脑力工作的需要。

（三）ICU 的病房设置

1. 地理位置 专科 ICU 一般设在相应专科内。综合 ICU、部分综合 ICU 的位置尽量接近患者来源,便于收治和抢救,靠近联系频繁的相关科室,如化验室、血库、放射科、手术室等,以便于紧急检查、手术、输血和化验等。在横向无法实现"接近"时,可考虑楼上、楼下纵向"接近"。

2. 床位设置 ICU 的床位设置要根据医院规模、总床位数及实际收治患者需求来确定。一般情况下,国内三级综合医院综合 ICU 的床位数占全院总床位数的 2%～8%,专科 ICU 的床位数占专科病房床位数的 10%～20%。ICU 床位使用率以 75% 为宜,全年床位使用率平均超过 85% 时则表明 ICU 的床位数不能满足医院的临床需要,应该扩大规模。ICU 内每张床位占地面积建议以 15～18 m² 为宜,床间距大于 1 m,每张床均有围帘,以保证各种护理、抢救措施的实施。

3. 病房布局 ICU 病房应设置正压,ICU 病床应该是开放式的,另外配备负压隔离病房 1～2 间。需有中心监护站,中心监护站原则上应设置在所有病床的中央地区,以稍高出地面、能直接观察到所有病床的扇形设计为佳,内设中心监护仪及记录仪、电子计算机等设备,可以存放病历夹、医嘱本、治疗本、病室报告本及各种记录表格,也是各种监测记录的场所。

（四）ICU 的仪器配备

ICU 的仪器配备应根据 ICU 的规模、财力、任务、专业人员情况及医院资本的投资环境而定。一般应包括急救设备、治疗设备、监测设备和其他辅助设备。

1. 常用的急救设备 主要有简易人工呼吸器、气管插管和气管切开设备、抢救车等。

2. 常用的治疗设备 有心脏除颤器、多功能呼吸机、临时心脏起搏器、输液泵、微量注射泵、血液净化装置等。

3. 常用的监测设备 主要有多功能监护仪、血氧饱和度监测仪、心电图机、血气分析仪、血流动力学监测设备等。

4. 其他辅助设备 每张病床配备床头灯,床头应安置中心供氧、负压吸引、压缩空气等插头装置,并配备 12 个以上多功能电源插座。ICU 内应有备用电源并可自动转换。备有可移动光源,以便进行手术操作,同时还应有紫外线消毒设备等。ICU 应使用带有升降功能的输液轨。为减少交叉感染,两床之间最好配有洗手池,自来水开关最好具有自动感应功能,并备自动吹干机。

二、ICU 的管理

(一)ICU 收治程序与对象

1. 收治程序

(1)ICU 医护人员接到收治患者通知时,要简要询问患者的年龄、性别、诊断和病情,同时通知值班医生。

(2)准备床单元,根据掌握的病情准备相应的抢救设备及仪器,如呼吸机等,以便做好抢救准备工作。

(3)患者入科后,与护送人员认真交接病情和患者用物,并填写交接记录单。

(4)认真评估患者,包括生命体征、意识状态、各种引流管情况、实验室检查结果,了解专科护理要求,清醒患者可询问饮食结构、生活习惯、心理需求等。

(5)建立 ICU 的护理记录单,告知患者及其家属相关事宜,并签订 ICU 安全告知书。

(6)根据医嘱执行治疗和护理,实行严密监测。

2. 收治对象 ICU 的收治对象是经过集中强化治疗和护理后,能度过危险期而有望恢复的各类危重患者。慢性消耗性疾病的终末状态(如晚期肿瘤患者)、不可逆性疾病和不能从 ICU 的监护治疗中获得益处的患者,一般不是 ICU 的收治范围。

主要收治对象包括:①各种大手术后或年龄较大的手术后有可能发生意外的高危者;②严重的多发伤、复合伤者;③创伤、休克、感染等引起多器官功能障碍综合征者;④心肺脑复苏术后,需对其进行较长时间重要脏器功能支持者;⑤物理、化学因素导致急危重症,如中毒、中暑、溺水、触电、虫蛇咬伤者;⑥严重水、电解质和酸碱平衡紊乱者;⑦严重的代谢障碍性疾病,如甲状腺、肾上腺和垂体等内分泌危象者;⑧有严重并发症的心肌梗死、严重的心律失常、急性心力衰竭、不稳定型心绞痛者;⑨各种原因所致的大出血、昏迷、抽搐、呼吸衰竭等各系统器官功能不全需要支持者;⑩脏器移植患者术后及其他需要加强监测、救护的患者。

(二)监护内容及监护分级

1. 监护内容 临床上 ICU 监护的内容很多,包括体温、脉搏、呼吸、动脉血压、氧饱和度、心电图、中心静脉压、血浆电解质、动脉血气、血常规、肝肾功能、肺毛细血管楔压、心排出量等 20 余项。

2. 监护分级 根据不同的病种和病情的严重程度,选择适宜的必要的监护项目。临床上一般将监护分为 3 级(表 4-1-1)。①一级监护:病情危重,多器官功能衰竭,支持治疗及监护项目累及 2 个器官及以上者。②二级监护:病重,支持治疗和监护项目累及 1 个器官者。③三级监护:病重,保留无创监护,仍需在 ICU 内观察治疗者。

表 4-1-1 ICU 3 级监护

项目	一级监护	二级监护	三级监护
血压	持续(有创)	持续(有创)	持续(无创)
心电监护(含心率)	持续	持续	持续
体温	持续	每 4~6 小时一次	每 8~12 小时一次
一氧化碳	每 2~6 小时一次	必要时	必要时
中心静脉压	每 2~6 小时一次	每 2 小时一次	必要时
肺动脉楔压	每 2~6 小时一次	必要时	必要时
肺动脉阻力	每 2~6 小时一次	必要时	必要时
呼吸监测	每 2~6 小时一次	每 8 小时一次	必要时
血气分析	每 2~6 小时一次	每 12 小时一次	每 24 小时一次
酸碱分析	每 2~6 小时一次	每 12 小时一次	每 24 小时一次
血电解质	每 12~24 小时一次	每 24 小时一次	每 24 小时一次
血液学监测	每 12~24 小时一次	每 24 小时一次	每 24 小时一次
肝、肾功能	每 24 小时一次	每 48 小时一次	入室一次
出入量小结	每 6~8 小时一次	每 12~24 小时一次	每 24 小时一次

(三) ICU 质量管理—APACHE Ⅱ评分

临床上 ICU 质量管理常用的是急性生理学与慢性健康状况评价 Ⅱ(acute physiology and chronic health evaluation Ⅱ,APACHE Ⅱ)评分系统,其意义在于:①能较客观地预测病情严重程度及群体病员死亡率;②可对监护人群所需要的选择性操作进行预测和评估;③有助于指导资源的合理投向,充分发挥 ICU 的效益;④提供了客观的比较基础,有助于对医疗质量进行合理评价。APACHE Ⅱ评分系统将患者情况分成 3 部分进行评分。APACHE Ⅱ评分最高分为 71 分,分值越高入住 ICU 死亡率越高,预后越差。

1. 急性生理评分 共 12 项,包括体温、平均动脉压、心室率、呼吸频率、动脉血氧分压、动脉血 pH、血清钠、血清钾、血清肌酐、红细胞比容、白细胞计数、Glasgow 昏迷评分,其中前 11 项见表 4-1-2,Glasgow 昏迷评分见表 4-1-3。

表 4-1-2 APACHE Ⅱ中急性生理评分的各项目名称及计分标准(前 11 项)

生理参数	+4	+3	+2	+1	0	+1	+2	+3	+4
肛温/℃	≥41	39~40.9		38.5~38.9	36~38.4	34~35.9	32~33.9	30~31.9	≤29.9

续表

生理参数	+4	+3	+2	+1	0	+1	+2	+3	+4
平均动脉压/mmHg	≥160	130~159	110~129		70~109		50~69		≤49
心室率/(次/分)	≥180	140~179	110~139		70~109		55~69	40~54	≤39
呼吸频率/(次/分)	≥50	35~49		25~34	12~24	10~11	6~9		≤5
$FiO_2 \geq 0.5 PaO_2$/mmHg	≥500	350~499	200~349		<200				
$FiO_2 < 0.5 PaO_2$/mmHg					>70	61~70		55~60	<55
动脉血 pH	≥7.7	7.6~7.69		7.5~7.59	7.33~7.49		7.25~7.32	7.15~7.24	<7.15
Na^+/(mmol/L)	≥180	160~179	155~159	150~154	130~149		120~129	111~119	≤110
K^+/(mmol/L)	≥7	6~6.9		5.5~5.9	3.5~5.4	3~3.4	2.5~2.9		<2.5
Cr/(μmol/L)	≥309	169~308	133~168		53~132		<53		
HCT(%)	≥60		50~59.9	46~49.9	30~45.9		20~29.9		<20
WBC($\times 10^3$/L)	≥40		20~39.9	15~19.9	3~14.9		1~2.9		<1

注:在急性肾衰竭时血清肌酐计分加倍;血清钠 1 mmol/L=2.3 mg/dL;血清钾 1 mmol/L=3.91 mg/dL;血清肌酐 1 μmol/L=0.0113 mg/dL。

Glasgow 昏迷评分方法:包括运动反应、言语反应、睁眼反应 3 个项目,Glasgow 昏迷评分为 3 项积分相加,最高为 15 分,表示意识清楚,8 分以下为昏迷,最低为 3 分。各项评分见表 4-1-3。

表 4-1-3　Glasgow 昏迷评分

分值	运动反应	言语反应	睁眼反应
6	能按吩咐完成动作		
5	刺痛能定位,手举向疼痛部位	能对答,定向正确	
4	刺痛时肢体能回缩	能对答,定向有误	能自行睁眼
3	刺痛时双上肢呈过度屈曲	胡言乱语,不能对答	呼之能睁眼

续表

分值	运动反应	言语反应	睁眼反应
2	刺痛时四肢呈过度伸展	仅能发音,无语言	刺痛能睁眼
1	刺痛时肢体松弛,无动作	不能发音	不能睁眼

注:定向是指对人物、时间、地点的辨别。

2. 年龄因素评分 根据患者的年龄大小计分,计分标准为:≤44 岁为 0 分;45～54 岁为 2 分;55～64 岁为 3 分;65～74 岁为 5 分;≥75 岁为 6 分。

3. 慢性健康状况评分 不能承受手术或急诊手术者记 5 分。采用择期手术者记 2 分。凡有下列系统器官功能衰竭或免疫障碍者记 5 分:①肝:活组织检查证实肝硬化,伴门静脉高压,以往有上消化道出血、肝功能衰竭、肝性脑病或昏迷史;②心血管:休息或轻微活动时出现心绞痛或心功能不全;③呼吸系统:慢性限制性、梗阻性或血管性疾病,活动严重受限,不能上楼梯或做家务,或有慢性缺氧、高碳酸血症、继发性红细胞增多症、严重肺动脉高压（>5.3 kPa）或需要呼吸机支持;④肾:长期接受透析;⑤免疫障碍:接受免疫抑制剂、化疗、长期类固醇激素治疗,或近期使用大剂量激素,或患有白血病、淋巴瘤或艾滋病等导致免疫力低下的疾病。

（四）探视管理

ICU 严格限制探视人员,尽量减少不必要的访客探视。ICU 不允许家属陪护,实行全封闭式或半封闭式管理。全封闭式管理不允许家属直接探视患者,家属可以透过玻璃墙看到患者,并可以通过有线电视电话系统与患者交流,既解决了探视需求,又减少了因探视带来的污染或对正常医护工作的干扰。半封闭式允许家属按规定时间探视。探视时间和频率以不影响正常医疗护理工作为宜,每次探视不超过 2 人,严格按照医院规定时间进行探视。婴幼儿或探视人有疑似或已有呼吸道感染症状时,应禁止进入 ICU 探视,探视者进入 ICU 前穿隔离衣、戴口罩和穿鞋套。进入病室前后应洗手或用快速手消毒液消毒双手。探视期间尽量避免触摸患者及周围物体表面,对疑似有高传染性的感染应避免探视。

（五）ICU 护理人员的素质要求

1. 业务素质 ICU 护理人员必须具备:①扎实的基础护理技能,如为危重卧床患者进行床上擦浴、更换床单、翻身按摩、胸部体疗等;②熟练的急救技能,如心肺复苏、建立人工气道等;③掌握各种仪器的使用、故障的排除和报警的设置;④敏锐的观察技能,及时发现病情变化的前兆,抓住有利的抢救时机,挽救患者的生命;⑤特殊的沟通技能,ICU 患者常因气管插管、气管切开等原因失去了语言表达能力,需用面部表情、眼神、手势、实物、图片或文字书写等方式进行沟通交流。

2. 心理素质 ICU 护理人员要具备积极稳定的情绪、开朗乐观的态度、清晰敏捷的思维、顽强坚韧的意志和精诚合作的团队精神,无论是平时工作还是面对抢救或是死亡,始终不慌不乱、不离不弃,头脑清醒、思维敏捷,善于发现问题、分析问题和解决问题,能以最短的时间做出最佳护理方案,最快的速度做出最优质的抢救配合,并从容应对紧张的局面和复杂的情况。

3. 身体素质 ICU 护理人员必须有较为强健的体魄,能适应各种艰苦环境,以承担繁重的体力和脑力工作。

三、ICU 的感染控制

在 ICU 感染的患者相对较为集中,病情复杂;患者病情危重,机体免疫力降低,易感性增加;有创监测、治疗、护理操作较多;大量耐药菌株在 ICU 内常驻等。因此,ICU 是感染的易感区域,感染控制管理也就成了 ICU 一项重要护理工作。

1. 加强人员管理 限制探视人员以及尽量减少医师、护士不必要的出入。进入 ICU 要求工作人员必须更换室内工作服和鞋。护理感染患者时,应穿防护服,并戴手套。探视人员如有需要必须进入时,应戴帽子、口罩,更换无菌衣和穿鞋套,进行手消毒。

2. ICU 设施布局合理 首先 ICU 应建立工作人员与患者的专用通道,入口处应有缓冲间,内有更衣柜、鞋柜、浴室及手消毒设施;洗手池和便池的水龙头应为脚踏式或感应式自动开关,以减少交叉感染的机会。ICU 病室应有空气净化及通风设施,每张病床上方应安装紫外线消毒灯,以便每日进行室内空气消毒。

3. 严格执行消毒隔离制度 严格执行物品器械的消毒灭菌,凡患者使用过的器械均需进行消毒-清洗-灭菌这一流程。严格执行无菌技术操作,保持创面、穿刺部位和插管部位的无菌。呼吸机湿化液、湿化器、氧气湿化瓶每日更换,呼吸机管路每周更换。各种抢救或监护器械在更换使用者时应进行表面消毒,有条件时尽量浸泡消毒。医护人员在进行各种技术操作前、处理不同患者或接触同一患者不同部位前后,均必须按照"七步洗手法"洗手。严重创伤、大面积烧伤、器官移植、免疫缺陷的患者宜入住 ICU 的单间,做好保护性隔离;严重感染性疾病者应入住 ICU 的单间,切断传播途径,防止感染的扩散。做好病室的消毒处理,用 0.5% 过氧乙酸或 1000 mg/L 有效氯擦拭病室、物体,如病床、床头柜、门窗表面每日擦拭 1 次,墙角每周擦拭 1 次,病室地面每日拖擦 4 次以上;病室空气每日定时消毒、净化。定期进行物体表面及空气的细菌培养,严格控制细菌菌落数。要求:空气培养菌落数 <200 cfu/m³,手或物体表面培养菌落数 <5 cfu/m²。

4. 规范应用抗生素 对感染性疾病应按常规并反复做血、尿、痰、引流液、分泌物细菌培养与药物敏感试验,根据培养及药物敏感试验结果,规范应用抗生素。

第二节　ICU 患者营养支持

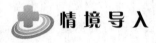

情 境 导 入

患者,男,23 岁,因交通事故胸腹部多处受伤入院。经一系列抢救后,病情基本控制。但 2 天后发现患者小肠穿孔,腹腔内化脓性感染。

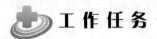

工 作 任 务

1. 目前患者可选择何种营养支持方法?

2. 对患者进行营养支持该如何进行监测护理？

机体在应激状态下可出现一系列代谢改变，如严重创伤、感染、大手术后、并发器官功能衰竭等危重患者可出现高分解代谢状态、合成代谢受限、负氮平衡等，如不能予以及时适当的营养支持，纠正代谢紊乱，就会导致机体蛋白大量丢失、伤口愈合减慢、肠道功能受损、对炎症反应程度的改变等不良后果。因此，进行合理的营养支持，促进患者尽快恢复健康，减少并发症的发生，避免或减少营养支持带来的不利影响，在危重患者救治过程中日趋重要。

一、ICU 患者代谢特点

1. 能量代谢增高 静息能量消耗（resting energy expenditure，REE）是指人体在卧床时的能量消耗值。REE 增加是急危重症患者能量代谢的基本特征。基础能量消耗（basal energy expenditure，BEE）指人体在清醒而极度安静的状态下，不受肌肉活动、环境温度、食物和精神紧张等因素影响时的能量代谢，一般情况下 REE 约为 BEE 的 1.1 倍。研究表明，创伤、感染、大手术后，患者的 REE 可增加 20%～50%，烧伤患者更为突出，可增加 100% 以上。

2. 糖代谢变化导致高血糖 在创伤、手术、感染等情况下，机体发生应激反应。一方面，应激反应使体内儿茶酚胺、糖皮质激素、胰高血糖素、甲状腺素的分泌增加，糖异生明显加强，葡萄糖生成增加；另一方面，胰岛素分泌减少或相对不足，机体对胰岛素的反应性降低，使胰岛素不能发挥正常作用，而刺激组织对葡萄糖的摄取和利用，这种现象称为胰岛素抵抗，机体呈高血糖状态。

3. 蛋白质代谢变化易出现负氮平衡 ICU 患者在创伤或感染后蛋白质丢失及分解代谢增加。消耗增加用于维持急性应激反应所需的蛋白质与能量，总体上蛋白质合成降低，尿氮排出增加，机体出现明显的负氮平衡。和饥饿时不同，蛋白质的分解呈进行性。这种分解代谢的持续难以被一般外源性营养所纠正，称为自身相食现象。

4. 脂肪动员、分解代谢增强 脂肪分解氧化仍然是体内主要的供能方式，与饥饿时的营养障碍有所不同，ICU 患者周围组织利用脂肪的能力受损，即脂肪分解产物不能得到充分利用，致使血中游离脂肪酸和甘油三酯都升高。另外，酮体是联系肝脏与肝外组织间的一种能源的特殊运输形式，可以通过血脑屏障参与脑组织的能量代谢。轻度创伤或感染时，酮体生成稍增多；严重休克、创伤和感染后，酮体生成则降低或缺乏。

5. 严重创伤或感染可导致水、电解质与酸碱平衡失调 应激反应时抗利尿激素及醛固酮分泌增加，可导致水钠潴留，以保存血容量，但随着 K^+、Mg^{2+} 排出增多而 Na^+ 排出减少，可出现水、电解质及酸碱平衡失调。

二、营养状态评估

营养状态评估是通过人体组成测定、人体测量、生化检查、临床检查及多项综合营养评定方法等手段，判定人体营养状态，确定营养不良的类型及程度，评估营养不良所致后果的危险性，并监测营养支持疗效的方法。

完整的营养评估包括：①测量身高、体重、体重指数（body mass index，BMI）；②与营养不良相关的体征,如脸色苍白、水肿、腹水等;③生化检查,包括血清蛋白、胆固醇、甘油三酯、低密度脂蛋白胆固醇(LDL-C),以及血红蛋白、红细胞比容、平均红细胞体积(MCV)、淋巴细胞计数、测量氮平衡等指标;④询问饮食习惯、体重变化等。

(一)营养状态的测定方法

1. 人体测量 包括身高、体重、BMI、皮褶厚度、上臂围的测量等。

(1)体重测量:体重是营养状态的重要测量指标,若 6 个月内减少 10% 的体重,或 1 个月内减少 5% 体重,提示患者处于营养不良的风险中;若患者的体重比标准体重低 20%,提示营养不良。体重变化虽然可以反映营养状态,但是要排除患者缺水或水肿等因素的影响。BMI 正常值为 18.5～24 kg/m²,若 BMI>24 kg/m² 为超重,BMI<18.5 kg/m² 为慢性营养不良。BMI<14 kg/m² 的危重患者存活的可能性很小。

(2)皮褶厚度:人体皮下脂肪含量约占全身脂肪总量的 50%,通过皮下脂肪含量的测量可以推算体脂肪总量,并间接反映热量代谢变化。正常参考值男性为 12.5 mm,女性为 16.5 mm。实测值在正常值的 90% 以上为正常,80%～90% 为体脂肪轻度亏损,60%～80% 为中度亏损,<60% 为重度亏损。

(3)上臂围和上臂肌围:测量上臂围时,被测者上臂自然下垂,取上臂中点,用软尺测量上臂的周径,男性<23 cm、女性<22 cm 表示有营养消耗。上臂肌围代表体内骨骼肌量,男性<15 cm、女性<14 cm 表示骨骼肌有明显消耗。

2. 生化及实验室检查

(1)蛋白质测定:血红蛋白(Hb)、血清白蛋白(ALb)、肌酐/身高指数(creatinine height index,CHI)、氮平衡(nitrogen balance,NB)及血浆氨基酸谱测定等。

(2)细胞免疫功能评定:细胞免疫功能在人体抗感染中起重要作用。蛋白质缺乏常伴有细胞免疫功能的损害,从而增加了患者术后感染和死亡率。①总淋巴细胞计数(total lymphocyte count,TLC):是评价细胞免疫功能的简易方法。计算公式为 TLC=淋巴细胞百分比×白细胞计数。TLC>20×10⁸/L 时为正常,12×10⁸～20×10⁸/L 时为轻度营养不良,8×10⁸～12×10⁸/L 时为中度营养不良,<8×10⁸/L 时为重度营养不良。②皮肤迟发性超敏反应(skin delayed hypersensitivity,SDH):将不同的抗原在前臂屈侧面不同部位进行皮下注射,量为 0.1 mL,48 小时后测量接种皮肤硬结直径,若>5 mm 为正常。常用试验抗原包括链激酶/链道酶、流行性腮腺炎病毒毒素、白色念珠菌提取液、植物血凝素和结核菌素。

3. 综合营养评定 单一指标评定人体营养状况的方法局限性强而误差较大,目前多数学者主张采用综合性营养评定方法,以提高灵敏性和特异性。常用指标包括预后营养指数、营养评定指数、主观全面评定和微型营养评定。若要判断患者有无营养不良,应对其营养状况进行全面评价。

(二)能量与蛋白质需要量的评估

1. 能量需要量评估 一般患者能量需要量为 25～35 kcal/(kg·d)。不同个体、不同病情及不同活动状态下的能量需要量差别较大,评估时要综合考虑。目前常采用 Harris-Benedict 公式计算 BEE,并且以 BEE 作为参考指标计算实际能量消耗(actual energy expenditure,AEE)。其中 BEE 与 AEE 的单位均为千卡(kcal),W 为体重(kg),H 为身高

(cm)，A 为年龄(岁)，AF 为活动系数，IF 为应激系数，TF 为体温系数。

$$男性\ BEE=66.5+13.7W+0.5H-6.8A$$

$$女性\ BEE=66.5+9.6W+1.7H-4.7A$$

$$AEE=BEE\times AF\times IF\times TF$$

2. 蛋白质需要量评估 利用氮平衡来评估蛋白质的实际水平及需要量。若氮摄入量大于排出量，为正氮平衡，反之为负氮平衡。氮平衡的计算公式如下所示。

$$氮平衡(g/d)=摄入氮量(g/d)-[尿氮量(g/d)+3]$$

三、营养支持方式及适应证

凡有营养不良风险或可能发生手术并发症的高危患者、连续 7 天以上不能正常进食者、近期体重下降大于正常体重的 10% 者或明确诊断存在营养不良者，均应及时给予营养支持。营养支持是指经口、肠内管饲及肠外等方式提供营养，目的是提供适当营养以支持人体所需、减少并发症、促进康复等。根据营养补充途径不同，临床营养支持分为肠外营养(parenteral nutrition，PN)与肠内营养(enteral nutrition，EN)两种方法。肠外营养主要通过外周或中心静脉途径给予机体营养液；而肠内营养主要通过口服或喂养管经胃肠道途径给予机体营养物质。若患者的肠道结构和功能完整，应首选肠内营养。但危重患者多有胃肠功能减退，常首选肠外营养。为防止长期肠外营养造成胃肠道功能减退，可逐步从肠外营养过渡到肠内营养，其营养支持大致分为 4 个阶段：①肠外营养与管饲结合；②单纯管饲；③管饲与经口摄食结合；④正常肠内营养。根据患者的临床情况，营养支持的程序与方法选择应个别制定，选择肠外营养者需确定周围静脉营养还是中心静脉营养，肠内营养者也需确定输注途径和方式。

(一)肠内营养

1. 适应证

(1) 胃肠道功能正常但营养物质摄入不足或无进食能力者，如吞咽或咀嚼困难、意识障碍或昏迷、严重感染、复杂大手术后、大面积灼伤及急危重症(非胃肠道疾病)患者等。

(2) 胃肠道功能不良但处于消化道疾病稳定期者。如消化道瘘、短肠综合征、炎症性肠病和胰腺炎者等。

(3) 胃肠道功能基本正常但伴其他脏器功能不良者。如糖尿病、肝肾衰竭者。

2. 输注途径 包括口服、鼻胃管、鼻十二指肠管、鼻空肠管、胃造口、空肠造口等多种方式。具体途径选择取决于疾病情况、喂养时间长短、患者精神状态及胃肠道功能。

(1) 口服途径：是最经济、最简便、最安全的投给方式，且符合人体正常生理过程。

(2) 鼻胃管、鼻十二指肠管、鼻空肠管途径：适用于营养治疗不超过 4 周的患者，最理想的治疗途径是放置细鼻胃管。此途径简单易行，是目前临床最常采取的给养方式。其优点在于胃的容量大，对营养液的渗透压不敏感，适合于各种完全性营养配方。缺点是有反流与吸入气管的危险，长期使用者可出现咽部红肿、不适，呼吸系统并发症增加等不良反应。

(3) 胃造口途径：适用于较长时间不能经口进食者，此方式接近正常饮食，方法简便。操作方法有两种，一种为剖腹胃造口术，一种为经皮内镜辅助的胃造口术(percutaneous

endoscopic gastrostomy,PEG)。PEG 是近几年发展起来的新型胃造口方法,具有不需剖腹和麻醉、操作简便、创伤小等优点。

（4）空肠造口途径：是目前临床肠内营养治疗应用最广泛的途径之一。其优点为：①呕吐和误吸的发生率低；②肠内营养与胃肠减压可同时进行,对肠外瘘及胰腺疾病患者尤为适宜；③可长期放置喂养管,尤其适用于需长期营养治疗的患者；④患者可同时经口进食；⑤患者无明显不适感,心理负担小,机体活动方便,生活质量好。

3. 输注方式　肠内营养的输注方式有一次性投给、间隙性重力滴注和连续性经泵输注 3 种方式。具体采用哪种方法取决于营养液的性质、喂养管的类型与大小、管端的位置及营养素的需要量。①一次性投给将营养液用注射器缓慢地注入喂养管内,每次 200 mL左右,6～8 次/天。该方法容易引起腹胀、腹泻、恶心、呕吐,患者难以耐受,目前临床上已很少使用,仅适合于经鼻胃置管或经胃造口的患者。②间隙性重力输注,将营养液置于输液瓶或塑料袋中,经输液管与肠道喂养管连接,借重力将营养液缓慢滴入胃肠道内,4～7次/天,10～20 分钟内要输注 200～400 mL。此法临床上常用,适用于鼻饲的患者。优点是患者有较多的自由活动时间,类似正常饮食,耐受性好。③连续经泵输注,用输液泵将营养素输入胃和小肠内的方法,适用于十二指肠或空肠近端喂养的患者。临床上多主张采用此方式进行肠内营养治疗。开始输注时速度宜慢,浓度宜低,从 40～60 mL/h 逐渐增至100～150 mL/h,浓度亦逐渐增加,以便胃肠道逐步适应,耐受肠道营养液。临床实践表明,连续经泵滴注时,营养素的吸收较间隙性输注佳,大便次数及大便量也明显少于间隙性输注,患者胃肠道不良反应也较少,营养效果好。

（二）肠外营养

1. 适应证

（1）胃肠道消化吸收障碍者。

（2）腹泻、呕吐严重者。

（3）因疾病或治疗不能经胃肠道进食者。

（4）高代谢状态、胃肠营养不能满足者,如严重感染、严重创伤、大面积烧伤、大手术后。

（5）肿瘤放疗、化疗时期有严重消化道反应无法进食者。

2. 输入途径

（1）中心静脉营养支持(central parenteral nutrition,CPN)：是指全部营养要素通过中心静脉补充的营养支持方式。适用于肠外营养超过 2 周者及营养液渗透浓度高于 800～900 mmol/L 者。主要通过颈内静脉、锁骨下静脉或经外周的中心静脉（股静脉）插管(PICC)。其优点是：①中心静脉管径粗,血液流速快,血流量大,输入液体很快被血液稀释,不受输入液体浓度、pH 和输注速度的限制,对血管壁的刺激小；②能在 24 小时内持续不断地进行液体输注,可依据机体的需要最大限度地调整输入液量、浓度和速度,保证供给机体所需的热量和各种营养物质；③一次穿刺置管后可长期使用,减少了反复穿刺的痛苦。但需要熟练的置管技术及严格的无菌技术,且易引起损伤、感染、空气栓塞、导管意外等多种并发症。

（2）周围静脉营养支持(peripheral parenteral nutrition,PPN)：是指通过外周静脉导

管全面输送蛋白质和热量的方法。适用于病情轻、用量少的短期（2 周内）肠外营养者，营养液渗透浓度低于 800～900 mmol/L 者，中心静脉置管禁忌或不可行者，以及导管感染或有脓毒症者。其优点是任何可穿刺的周围静脉均可选用，能避免中央静脉置管的潜在并发症，并降低初始治疗费用。

3. 供给方式

（1）全营养混合液输注：是目前临床最常用的营养液输注方式。全营养混合液（total nutrient admixture, TNA）输注法，又被称为"全合一"营养液输注法，就是将每天所需的营养物质在无菌条件下按次序混合输入由聚合材料制成的输液袋或玻璃容器内再输注。其优点为：①全部营养物质混合后同时均匀输入体内，有利于更好地代谢和利用，增加节氮效果；②简化输液过程，节省护理时间；③降低了与肠外营养有关的代谢性并发症发生率；④配制时不需要用进气针，减少了被污染和发生气栓的机会。

（2）单瓶输注：在无条件应用全营养混合液供给方式时可采用单瓶方式输注营养液。缺点是各营养素非同步输注而造成某些营养素的浪费或负担过重。

四、营养支持监护及并发症防治

（一）肠内营养支持的监护及并发症防治

1. 肠内营养支持的监护

（1）鼻胃及鼻十二指肠、空肠置管的监护：①喂食开始前，必须确定导管的位置。胃内置管可通过吸出胃内容物而证实，十二指肠或空肠内置管可借助 X 线片或内镜定位而确定。导管内抽吸物的 pH 测定对确定导管位置亦有价值，如为碱性说明导管在十二指肠内，如为酸性说明在胃内。②保持喂养管固定可靠，防止脱落。肠内喂养结束后，胃管末端用纱布包好夹紧，固定于患者的衣肩上。③保持喂养管通畅。每次喂食前后均要用生理盐水冲洗喂养管，冲洗液量至少为 50 mL。④每天检查鼻、口腔、咽喉部有无不适及疼痛，防止喂养管位置不当或长期置管引起的并发症。

（2）胃肠道状况的监护：①监测胃内残留液量，最少每 4 小时测定 1 次，保证胃内残留液量少于 150 mL，以防引起误吸；②监测胃肠道耐受性，胃肠道不耐受表现有恶心、呕吐、腹痛、腹泻、腹胀，可降低输入速率或营养液浓度，保持一定的温度及防止营养液的污染，使患者逐渐适应。

（3）代谢方面的监护：①每日记录 24 小时出入量；②营养开始阶段，每日查尿糖及酮体，以后可改为每周 2 次；③定期测定血清胆红素、谷丙转氨酶、谷草转氨酶、碱性磷酸酶等。开始时每 3 天测 1 次，以后可每周测 1 次；④定期查血糖、尿素氮、肌酐、电解质、碳酸氢盐，开始阶段根据情况监测，稳定后每周测 1 次；⑤定期测定血细胞计数及凝血酶原时间，初期每周 2 次，稳定后每周 1 次；⑥每日留 24 小时尿测定尿素氮或尿总氮，必要时测尿电解质，病情稳定后每周测 1～2 次。

（4）营养方面的监护：①治疗前应对患者进行全面的营养状况评定，根据营养状况确定营养素的补给量；②体重、皮褶厚度、上臂肌围、TLC 应每周测定 1 次，长期肠内营养者 2～3 周测 1 次；③测定内脏蛋白，开始时每周测 1 次，以后根据病情 1～2 周测 1 次；④初期应每天测定氮平衡，病情稳定后每周测 1～2 次；⑤长期肠内营养者，应根据患者情况对容易出现缺乏的营养素,如锌、铜、铁、维生素 B_{12}、叶酸等进行不定期测定。

2. 肠内营养支持的并发症防治

(1)感染性并发症:吸入性肺炎是最常见的感染性并发症;误吸导致的吸入性肺炎是肠内营养最常见和最严重的并发症。救护原则:①一旦有误吸,立即停用肠内营养,并将胃内容物吸尽;②立即从气管内吸出液体或食物颗粒;③即使小量误吸,亦应鼓励咳嗽,咳出气管内液体;④如果食物颗粒进入气管应立即行气管镜检查并清除食物颗粒;⑤行静脉输液及皮质激素消除肺水肿;⑥应用抗生素治疗肺内感染。预防措施:①将患者置于半卧位,床头抬高 $30°\sim45°$;②经常检查胃潴留情况,如胃内潴留液体超过 150 mL,应停止滴入;③呼吸道原有病变时,可考虑行空肠造瘘;④必要时选用渗透浓度低的营养液。

(2)机械性并发症:①黏膜损伤,可因置管操作不当或喂养管对局部组织的压迫导致,进而引起黏膜水肿、糜烂或坏死。护理时护士应选择直径适宜、质地柔软且有韧性的喂养管,熟练掌握操作技术,置管时动作轻柔。②喂养管堵塞:最常见的原因是膳食残渣或粉碎不全的药片黏附于管腔壁,或药物与膳食不相溶形成沉淀附于管壁所致。发生堵塞后可用温开水低压冲洗,必要时也可借助导丝疏通管腔。③喂养管脱出:喂养管固定不牢或患者躁动及严重呕吐均可导致喂养管脱出,不仅使肠内营养不能顺利进行,而且经造瘘置管的患者还有发生腹膜炎的危险。护士置管后应妥善固定导管,加强护理与观察,严防导管脱出,一旦喂养管脱出应及时重新置管。

(3)胃肠道并发症:①恶心、呕吐与腹胀:接受肠内营养的患者有 $10\%\sim20\%$ 可发生恶心、呕吐与腹胀,主要见于营养液输注速度过快、乳糖不耐受、膳食口味不耐受及膳食中脂肪含量过多等。护士应根据情况减慢输注速度、加入调味剂或更改膳食品种等。②腹泻:是肠内营养最常见的并发症,主要见于低蛋白血症和营养不良时小肠吸收力下降;乳糖酶缺乏症者,应用含乳糖的肠内营养膳食;肠腔内脂肪酶缺乏,脂肪吸收障碍,应用高渗性膳食;营养液温度过低或输注速度过快;同时应用某些治疗性药物等。一旦发生腹泻应首先协助医生查明原因,针对病因进行处置,必要时可遵医嘱对症给予止泻剂。

(4)代谢性并发症:高血糖和低血糖都是最常见的代谢性并发症。高血糖常见于高代谢状态的患者、接受高碳水化合物喂养者及接受糖皮质激素治疗的患者;而低血糖多发生于长期应用肠内营养突然停止时。对于接受肠内营养的患者应加强对其血糖的监测,出现血糖异常时应及时报告医生进行处理。另外,停止肠内营养时应逐渐减量,避免突然停止。

(二)肠外营养支持的监护及并发症防治

1. 肠外营养支持的监护

(1)常规监护:①体重:可帮助判断患者的水合状态及营养量供给是否适当。若体重增加>250 g/d,说明可能存在体液潴留。肠外营养支持者前 2 周每日测体重 1 次,以后每周监测 1 次。②体温:可帮助及时了解是否并发感染。每日测量体温 4 次。如患者出现高热、寒战等,应及时寻找感染源,进行抗感染治疗。③输入速度:最好用输液泵匀速输入总液量。记录 24 小时出入量。④营养评价:在静脉营养期间应根据患者病情进行营养状态的动态评价,指导制定肠外营养计划。⑤环境:保持环境清洁,空气清新;物品表面、地面每日用消毒液擦拭;保持床单位干燥、清洁。

(2)特殊监护:①中心静脉插管后监护:插管后应通过 X 线片证实导管尖端是否在下

腔静脉的根部;导管穿刺点应每日用碘伏进行局部消毒,更换无菌贴膜;每次输注结束时应用生理盐水冲洗导管,防止堵管。②实验室监护:应根据患者具体情况动态监测血糖、氮平衡、血浆蛋白、血电解质、全血细胞计数、肝肾功能、穿刺部位的微生物培养等。

2. 肠外营养支持的并发症防治

(1)感染性并发症:是肠外营养最常见、最严重的并发症。感染的主要原因是插管时污染伤口、输入器具或溶液污染和静脉血栓形成。导管引起局部或全身性感染是肠外营养主要的并发症。化脓性静脉炎严重者可引起脓毒症,并且发生局部和全身真菌感染的机会较多。应严格无菌操作,操作动作要轻柔,选择合适的导管,固定的导管不能随意拉出或插进,避免从导管抽血或输入血液制品,液体输入要现用现配,输液袋每天更换,出现原因不明的寒战、高热时应拔出导管,并对导管尖端进行微生物培养,根据致病菌种类进行针对性治疗。

(2)机械性并发症:①导管堵塞:护士在巡视过程中应注意调整输液速度,输液结束时应根据患者病情及出凝血功能状态使用生理盐水或肝素溶液进行正压封管。②置管操作并发症,如气胸、血胸、血管与神经损伤等。护士的熟练操作技术与流程规范、操作过程动作轻柔等可减少此类机械性损伤。③空气栓塞,可发生在置管、输液及拔管过程中。护士置管时应让患者置头低位,操作者严格遵守操作规程,对于清醒患者应嘱其屏气;输液过程中加强巡视,液体输完应及时补充,最好应用输液泵进行输注;导管护理时应防止空气经导管接口部位进入血液循环,拔管引起的空气栓塞主要是由于拔管时空气可经长期置管后形成的隧道进入静脉;拔管速度不宜过快,拔管后应密切观察患者的反应。

(3)代谢性并发症:患者可发生电解质紊乱,如低钾血症、低镁血症、低血糖和高血糖等。因此,应在肠外营养时严密监测电解质及血糖与尿糖变化,及时发现代谢紊乱,并配合医生实施有效处理。

第三节　常用监护技术

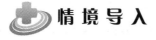

情 境 导 入

患者,男,58岁。主因间断咳嗽、咳痰2个月,加重伴高热、意识模糊、烦躁不安1小时。拨打呼救电话,救护队伍到现场紧急抢救后,送到医院急诊科抢救,初步诊断:1.肺部感染;2.感染性休克。因病情严重转入ICU救治。

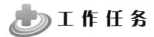

工 作 任 务

1. 应该为患者进行哪些项目的病情监测?

2. 如何为患者进行各项监测?

一、循环系统监测

（一）心率监测

心率可通过心电监护仪器的心率视听装置和脉搏搏动而获得数据，监护仪屏幕上显示的是心率数值。

1. 心率的正常值 正常成人安静时心率为 $60\sim100$ 次/分，随着年龄的增长而变化。

2. 心率监测的意义

（1）估计心肌耗氧：心肌耗氧（MVO_2）与心率的关系极为密切。心率的快慢与 MVO_2 的大小呈正相关。心率与收缩压的乘积（rate-pressure product，Rpp）反映了心肌耗氧情况。$Rpp=SBP\times HR$。正常值应小于 12000，若大于 12000 提示心肌负荷增加，心肌耗氧增加。

（2）判断心输出量：心率对心输血量影响很大。在一定的范围内，随着心率的增长心输血量会增加。心输出量（CO）=每搏输出量（SV）×心率（HR），但当心率太快（>160 次/分）时，由于心室舒张期缩短，心室充盈不足，每搏输出量减少，虽然心率增加了，但由于每搏输出量减少而使心排血量减少。心率太慢时（<50 次/分），虽然充盈时间增加，每搏输出量增加，但由于心搏次数减少而使心输出量减少。

（3）求算休克指数：失血性休克发生时，心率的改变最为敏感，心率增快多在血压降低之前发生。休克指数=HR/SBP。血容量正常时，休克指数应等于 0.5。休克指数等于 1 时，提示失血量占血容量的 $20\%\sim30\%$。休克指数大于 1 时，提示失血量占血容量的 $30\%\sim50\%$。

（二）心电监护

心电监护则是通过显示屏连续观察心脏电活动情况的无创的监测方法，可适时观察病情，提供可靠的有价值的心电活动指标，并指导实时处理。心电监护对各种类型的心律失常都具有独特的诊断价值。特征性的心电图改变和演变是诊断心肌梗死最可靠和最实用的方法，心律失常或传导障碍、心肌损害、药物及电解质改变等均可导致心电图特征性改变。因此，心电图监测被列为急危重症患者常规的监测手段。

1. 心电监护的临床意义

（1）监护心律失常：心电监测对发现心律失常、识别心律失常的性质具有独特的诊断价值。还可及时评价、指导心律失常的治疗。

（2）监护心肌损害：特征性的心电图改变是临床诊断心肌梗死可靠且实用的方法。持续的心电监测可及时发现心肌缺血或心肌梗死，还可及时评价、指导心肌损害的治疗。

（3）监护电解质紊乱：危重患者在治疗过程中很容易发生电解质紊乱，最常见的是低钾和低钙，持续心电监测对早期发现电解质变化有重要意义，还可及时评价、指导电解质紊乱的治疗。

2. 心电监护仪的种类

（1）心电监护系统：是 ICU 最常用的心电图监测方法。综合心电监护系统由一台中央监测仪和数台床边监测仪组成，用于同时监测和记录若干个患者的心脏功能、呼吸、有创血压和无创血压、血氧饱和度等数据。具有以下功能：①床边监测仪配置了多种探头，可以同时监测心电图、无创或有创血压、血氧饱和度、呼吸和体温,实时显示各种数据与波形;②记忆和监测项目参数的上下限报警功能;③图像冻结功能,可使心电图波形显示停下来,以供仔细观察和分析。④显示和记录数小时至 24 小时各参数的趋向。

(2) 动态心电图监护仪:记录仪部分是随身携带的小型心电图磁带记录装置,通过胸部皮肤电极可记录 24 小时心电图波形和心脏不同负荷状态下的心电图变化,便于动态观察。分析仪部分可应用微机进行识别。动态心电监测主要用于冠心病和心律失常诊断,也可用于监测起搏器的功能,寻找晕厥原因及观察应用抗心律失常药的效果。

(3) 遥控心电图监护仪:该监护仪不需用导线与心电图监测仪相连,遥控半径可达 30～100 m,中心台可同时监测 4～8 个患者,患者身旁可携带 1 个发射仪器。

3. 心电导联连接及其选择 监护使用的心电图连接方式有 3 只电极、4 只电极及 5 只电极不等。①综合 I 导联:正极放在左锁骨中点下缘,负极放在右锁骨中点下缘,无关电极置于剑突右侧,其心电图波形类似 I 导联;②综合 II 导联:正极置于左腋前线第 4 肋间,负极置于右锁骨中点下缘;无关电极置于剑突下偏右,其优点为心电图振幅较大,心电图波形近似 V_5 导联;③CM 导联:是临床监护中常选用的连接方法,见表 4-3-1。临床应用时,II 导联的 P 波清晰,主要用于监测心律失常。II、V_5 导联是临床上监测心肌缺血的最常用导联。

表 4-3-1 CM 导联连接方法

标准肢体导联	正极	负极	无关电极
I	左上肢(LA)	右上肢(RA)	左下肢(LF)
II	左下肢(LF)	右上肢(RA)	左上肢(LA)
III	左下肢(LF)	左上肢(LA)	右上肢(RA)

4. 心电监护的注意事项

(1) 放置电极前,应清洁局部皮肤,必要时刮去体毛,避开电除颤及做常规心前区导联心电图的位置。

(2) 定时观察患者粘贴电极片处的皮肤,每 24 小时更换一次电极片,防止皮肤损伤。

(3) 应选择最佳的监护导联放置部位,QRS 波的振幅>0.5 mV,以能触发心率计数。如有心房的电活动,要选择 P 波清晰的导联,通常是 II 导联。

(4) 若需分析 ST 段异常或更详细地观察心电图变化,应做常规导联的心电图。

(5) 密切观察心电图波形,注意避免各种干扰所致的伪差。对躁动患者,应当固定好电极和导线,避免电极脱落以及导线打折缠绕。

(三) 动脉压监测

1. 概述 血压是重要的生命体征之一,是评估循环的常用指标。准确、及时地监测血压对于了解患者的病情、指导医护人员循环支持治疗具有重要意义。根据测量动脉血压的方法是否造成创伤,可分为无创血压监测和有创血压监测。

(1) 无创血压监测:该监测方法分手动测压法和自动测压法。但低温、外周血管收缩、血容量不足以及低血压时,可能会低估患者的血压水平,同时也容易受一些机械因素的影响,如体位变化造成的测量结果不准确等。因此对于危重患者有时需进行有创动脉血压监测。

（2）有创血压监测：该监测方法最常用的部位为桡动脉、足背动脉等。该方法将动脉导管置入动脉内，通过压力监测仪直接进行动脉血压连续监测。该方法能够反映每一个心动周期的血压变化情况，可直接显示收缩压、舒张压和平均动脉压，对于严重的周围血管收缩、休克、体外循环转流的患者，其测量结果较无创血压监测更为可靠。

2. 测量方法

1）无创血压监测

（1）手动测压法：为经典的血压测量方法，即袖套测压法，适用于一般患者的监测。优点是所用设备简单，费用低，易携带。缺点是手法控制袖带充气，费时费力，不能连续监测，不能动态反映血压变化，易受袖带或听诊因素影响，容易产生误差。常用听诊法：测量时将患者的测压部位、血压计置于与心脏同一水平，袖带充气至动脉搏动声消失后再升高20～30 mmHg后缓慢放气，首次听到柯氏音时的压力即为收缩压，柯氏音变调时的压力为舒张压。

（2）自动测压法：该法是当今临床麻醉和 ICU 中使用最广的血压监测方法，它克服了手动测压的缺点，是现代心血管监测史上的重大突破。①自动间断测压法：又称自动无创性测压法（automated noninvasive blood pressure，NIBP）。主要采用振荡技术，内装充气泵可定时使袖套自动充气和排气，能够自动定时显示收缩压、舒张压、平均动脉压和脉率。测压时应防止患者肢体活动和袖套受压导致血压测不出或频繁充气，避免频繁测压引起肢体缺血等并发症发生。②自动连续测压法：主要通过红外线、微型压力换能器或光度测量传感器等实现对瞬时血压的测量，能瞬间反映血压的变化。目前主要有 3 种方法：Peanz 技术、动脉张力测量法、动脉波推迟检出法。

2）有创血压监测　有创血压监测是一种经动脉穿刺置管后直接测量的方法，能够反映每一个心动周期的血压变化情况，可根据动脉压波形初步判断心脏功能。优点是对于血管痉挛、休克、体外循环转流的患者其测量结果可靠。缺点是操作不当可出现血肿、血栓等并发症。

（1）有创血压监测测压器材及物品：主要包括动脉穿刺针、压力换能器、测压管道系统、肝素稀释液、加压袋、多功能监测仪等。

（2）动脉穿刺置管与测压：常用桡动脉、肱动脉、股动脉、足背动脉等，以左手桡动脉为首选。患者取平卧位，左手臂外展成 90°，取动脉搏动最明显处为穿刺点。常规皮肤消毒、铺洞巾、戴无菌手套、利多卡因局部麻醉。将穿刺针与皮肤成 30°左右朝向近心方向斜刺向动脉，见动脉血喷出后，应立即将外套管继续推进少许，拔出针芯，连接已经排气及肝素化的测压管道系统，通过压力换能器与监护仪相连（图 4-3-1）。监护仪提前调到测动脉压频道，连接后进行校零，换能器高度同右心房水平，临床上通常将腋中线第 4 肋间水平作为确定仰卧位患者的参照点（图 4-3-2）。转动三通开关使压力换能器与大气相通，监护仪上显示零。转动三通开关使压力换能器与动脉相通，监护仪上显示患者收缩压、舒张压、平均动脉压的动态变化。

（3）有创血压监测时注意：①严格无菌操作，每天消毒和更换无菌贴膜，管道保持密闭，置管时间＜7 天，肝素盐水应 24 小时更换，按需要做穿刺管道的微生物培养。②妥善

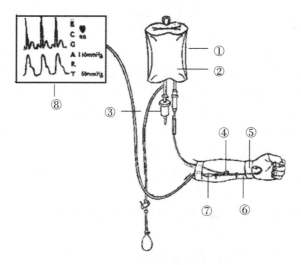

图 4-3-1 有创动脉血压监测装置示意图
①压力袋;②袋装肝素生理盐水;③压力计;④持续冲洗装置;⑤桡动脉穿刺套管针;
⑥旋锁接头延长管;⑦换能器;⑧监视仪

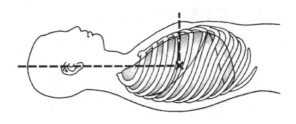

图 4-3-2 压力监测参照点标志(腋中线第 4 肋间水平)

固定穿刺针、测压肢体。③压力袋压力 300 mmHg,肝素盐水 2.5 U/mL 以 3 mL/h 的速度持续动脉滴注,保持测压管道通畅。④患者体位改变时,应及时校零。⑤管道拔除后压迫止血 15~30 分钟,防止局部出血、血肿。⑥密切观察肢端颜色、温度,发现异常及时处理。

3. 正常值及临床意义 血压正常值收缩压:90~140 mmHg;舒张压:60~90 mmHg。直接测压一般比间接测压高 5~20 mmHg。①收缩压:主要代表心肌收缩力和心排血量。收缩压小于 90 mmHg 为低血压;小于 70 mmHg 时器官血流灌注明显不足;小于 50 mmHg时易出现心搏骤停。②舒张压:主要影响冠状动脉血流。③脉压:代表每搏量和血容量,等于收缩压与舒张压的差值,正常值为 30~40 mmHg。④平均动脉压:是一个心动周期中每一瞬间动脉血压的平均值。平均动脉压=舒张压+1/3 脉压。

(四)中心静脉压监测

中心静脉压(central venous pressure,CVP)监测是指胸腔内上、下腔静脉的压力。严格地说是指腔静脉与右心房交界处的压力,是反映右心前负荷的指标。主要决定因素有循环血容量、静脉血管压力、右室功能等。主要适用于各种严重创伤、休克、急性循环衰竭等危重患者的监测。

1. 测压途径 常用的途径有颈内静脉、锁骨下静脉,在某些特殊情况下也可选用重要静脉或股静脉。

2. 测压方法 可通过压力测量仪测量或简易中心静脉压测量两种方法监测。

1）压力测量仪测压 中心静脉置管,连接已经排气及肝素化的测压管道系统,通过压力换能器与监护仪相连,监护仪提前调到测 CVP 频道,连接后进行校零。换能器高度同右心房水平,临床上通常将腋中线第 4 肋间水平作为确定仰卧位患者的参照点。转动三通开关使压力换能器与大气相通,监护仪上显示零。转动三通开关使压力换能器与中心静脉相通,监护仪上显示患者的 CVP。不测压时可采用此液路进行肠内营养或输注其他液体。

2）简易 CVP 测量方法(图 4-3-3)

(1) 生理盐水袋连接输液器,排气备用。

(2) 确定零点位置(患者仰卧位,将玻璃管零点放于肋间腋中线第 4 水平,即相当于右心房水平)。

(3) 固定好 CVP 木尺,木尺成直角,尺尖与患者腋中线第 4 肋间平齐(即右心房水平)。

(4) 用三通连接 CVP 导管、输液器和测压管。

(5) 测压时,先将三通转向生理盐水和测压管(阻断 CVP 导管),待测压管内液体流至高于预计的 CVP 时,阻断生理盐水并放松 CVP 导管,使测压管内液体下降,到降至一定水平不再下降时,测压管液面在 CVP 尺上的刻度数即为 CVP 值。

(6) 停止测压时,在测压软管末端盖上三通上的小盖。

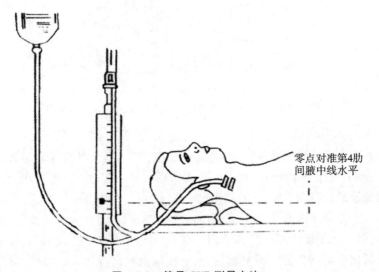

零点对准第4肋间腋中线水平

图 4-3-3 简易 CVP 测量方法

3. 正常值及临床意义 CVP 的正常值为 5～12 cmH_2O。若 CVP<5 cmH_2O,提示右心充盈欠佳或血容量不足,应用扩张血管的药物等也会使 CVP 降低;若 CVP>15 cmH_2O,提示右心功能不良,胸腔或腹腔压力增加、使用升压药物及血容量超负荷时 CVP 也会升高。临床上常结合血压(BP)进行综合分析与病情评估(表 4-3-2)。

表 4-3-2 CVP 与 BP 综合判断的临床意义与处理原则

CVP	BP	临床意义	处理原则
↓	↓	血容量不足	积极补液

续表

CVP	BP	临床意义	处理原则
↓	—	血容量不足	适当补液
↑	↓	血容量相对较高,心功能不全	强心、限制补液
↑	—或↑	周围血管阻力增加,循环血量增多	扩血管、利尿、控制补液
—	↓	心功能不全,血容量不足	强心、补液试验、升压

注:↑表示升高,↓表示下降,—表示正常。

4.并发症及防治

(1)出血和血肿:颈内静脉穿刺时,穿刺点或进针方向偏内时易穿破颈动脉,进针太深可能穿破椎动脉和锁骨下动脉,在颈部可形成血肿,肝素化后或凝血机制不好的患者更易发生。因此,穿刺前应熟悉局部解剖,掌握穿刺要点,一旦误穿入动脉,应做局部压迫,对肝素化患者更应延长局部压迫时间。

(2)心律失常:导管插入过深时,其顶端会进入右心房或右心室,对心肌造成机械性刺激从而诱发心律失常。预防的方法为在操作过程中确保导管前端位于距右心房入口 2 cm 的地方。

(3)感染:中心静脉置管感染率为 2%～10%,因此在操作过程中应执行严格的无菌操作技术,加强置管护理,每天用肝素溶液冲洗导管,穿刺点每天消毒并更换无菌贴膜。

(4)其他:包括气胸、血胸、气栓、血栓、神经和淋巴管损伤等。虽然发病率很低,但后果严重。因此,必须加强预防措施,熟悉解剖,认真操作,一旦出现并发症,应立即采取积极处理措施。

知识链接

肺动脉压监测

1970 年,Swan 和 Ganz 首次成功使用气囊漂浮导管行右心插管测量肺动脉楔压,从而使危重患者的血流动力学监测取得了重大进展。其应用的原理是在心室舒张终末,主动脉瓣和肺动脉瓣均关闭,二尖瓣开放。这样就在肺动脉瓣到主动脉瓣之间形成了一个密闭的液流内腔,如肺血管阻力正常,则左心室舒张末压(1eft ventricular end diastolic pressure,LVEDP)=肺动脉舒张压(pulmonary arterial diastolic pressure,PADP)=肺动脉楔压(pulmonary arterial wedge pressure,PAWP)=肺毛细血管楔压(pulmonary capillary wedge pressure,PCWP)。可以看出,LVEDP 代表左心室前负荷,但临床测量 LVEDP 较困难,故通常监测 PAWP 来间接预测左心功能。

二、呼吸系统监测

通过呼吸功能监测了解急危重症患者通气与换气功能的动态变化,便于调整治疗方案及对呼吸治疗的有效性做出合理评价等。呼吸系统的监测包括呼吸运动的观察,如呼吸频率、节律、深浅度等;呼吸功能的测定,如肺容量测定、肺通气与换气功能测定;血氧情况的监测,如血氧分压、血氧容量、血氧饱和度和动静脉氧分压差等,全面血氧监测需要进行动脉血气分析。

（一）呼吸运动监测

1. 呼吸频率(respiratory rate,RR) 呼吸频率是呼吸功能最简单的监测项目。正常成人静息状态下,呼吸为 $16\sim20$ 次/分,呼吸与脉搏之比为 $1:4$。小儿随年龄减少而增快,8岁为 18 次/分,1 岁为 25 次/分,新生儿为 40 次/分左右。

2. 呼吸幅度 浅快呼吸见于肺限制性通气障碍、急性呼吸窘迫综合征和肺外疾病等,有时呈叹息样,常见于濒死的患者。深度呼吸常见于糖尿病等引起的代谢性酸中毒的患者。

3. 呼吸节律 重症患者可出现潮式呼吸(Cheyne-Stokes breath)、间断呼吸(Biot's breath)、紧促式呼吸和叹息式呼吸等节律异常。

4. 声音 呼吸声音异常表现为蝉鸣样呼吸和鼾音呼吸。

5. 呼吸困难 呼吸功能不全的一个重要症状,是患者主观上有空气不足或呼吸费力的感觉,而客观上表现为呼吸频率、幅度和节律的改变。分为吸气性呼吸困难、呼气性呼吸困难和混合性呼吸困难 3 种类型。

（二）肺通气功能监测

1. 潮气量(VT) 指在平静呼吸时,一次吸入或呼出的气量。正常值为 $8\sim12$ mL/kg。急性呼吸窘迫综合征、肺水肿等患者因呼吸浅快而潮气量减少;药物引起呼吸中枢抑制、肺实质病变等患者潮气量显著减少;代谢性酸中毒、高通气综合征患者潮气量增加。对于使用呼吸机的患者,可通过测定吸气与呼气 VT 的差值反映呼吸管道漏气的状况。

2. 补吸气量(IRV)与补呼气量(ERV) 补吸气量是指在平静吸气后,用力做最大深吸气所能吸入的气量,或称吸气储备量。正常成年男性为 2100 mL,女性为 1400 mL。补呼气量是指在平静呼气后,用力做最大呼气所能呼出的气量。正常成年男性为 900 mL,女性为 560 mL。补吸气量与补呼气量反映胸廓的弹性和呼吸肌的力量。

3. 残气量(RV)与功能残气量(FRC) 残气量是指最大呼气后肺内残留的全部气量。残气量与肺总量的比值可评价肺气肿的严重程度,正常为 $20\%\sim25\%$。功能残气量是指平静呼气后肺内残留的气量,等于残气量与补呼气量之和,正常约为 40 mL/kg。功能残气量增高见于肺组织弹性减退、末梢支气管狭窄、任何原因引起的呼气受阻或胸廓畸形等;减少主要见于各种原因引起的胸肺弹性回缩增加、肺泡缩小或塌陷。

4. 肺活量(VC)与用力肺活量(FVC) 肺活量是指最大吸气之后缓慢呼出的最大气量(呼气肺活量)或最大缓慢呼气后用力吸入的最大气量(吸气肺活量)。它反映肺每次通气的最大能力,正常为 $65\sim75$ mL/kg。肺活量减少见于任何使呼吸幅度受限的疾病,如胸廓活动受限、肺组织受损、膈肌活动受限等。用力肺活量为深吸气后用最快速度、最大用力呼气所能呼出的全部气量,亦称用力呼气量(FEV)。通常以用力呼气量所占用力肺活量的百分数表示。正常时,第一秒钟的 FEV_1/FVC 为 80%,第二秒钟的 FEV_2/FVC 为 96%,第三秒钟的 FEV_3/FVC 为 99%。主要用来判断较大气道的阻塞性病变,其中以 FEV_1/FVC 意义最大。

5. 分钟通气量（MV） 在静息状态下每分钟呼出或吸入的气量称为分钟通气量。MV＝VT×RR。正常值为 6～9 L/min，是肺通气功能常用的测定指标之一，成人 MV＞10 L/min 提示通气过度，MV＜4 L/min 提示通气不足。

6. 分钟肺泡通气量（VA） VA 是指在静息状态下每分钟吸入气量中能到达肺泡进行交换的有效通气量。VA＝（VT－VD）×RR，其中 VD 为生理无效腔。VA 正常值为 4.2 L/min，它反映真正的气体交换量。

（三）肺换气功能监测

1. 脉搏血氧饱和度（SpO_2） 目前使用脉氧仪器大部分仍以 Beer's 定律为基础，基本原理是血红蛋白吸收光线的能力与其含氧浓度具有相关性。通过发光二极管发射出一定波长的红光和红外光线，氧合血红蛋白与去氧合血红蛋白对这些特定波长的光线吸收度不同，可以用来推测血氧饱和度，又称双光光谱法。临床上 SpO_2 与动脉血氧饱和度（SaO_2）有显著的相关性，故被广泛应用于各种急危重症的监护。正常值为 96%～100%，＜90% 常提示有低氧血症。

2. 呼气末二氧化碳分压（$PetCO_2$） $PetCO_2$ 主要是根据红外线原理、质谱原理或分光原理等测定呼气末部分气体中的 CO_2 分压。$PetCO_2$ 数值近似于动脉血二氧化碳分压（$PaCO_2$），比 $PaCO_2$ 略低 1～3 mmHg。$PetCO_2$ 数值可反映患者肺通气功能状态和计算二氧化碳的产生量，对使用呼吸机的患者具有指导呼吸机参数调节的意义。

3. 通气与血流比例 正常人每分钟肺泡通气量约为 4 L，肺血流量约为 5 L，则通气血流比值（V/Q）正常为 0.8。V/Q 值增大，意味着通气过剩，血流相对不足，部分肺泡气体未能与血液气体充分交换，致使肺泡无效腔增大。反之，V/Q 值下降，则意味着通气不足，血流相对过多，部分血液流经通气不良的肺泡，混合静脉血中的气体不能得到充分更新，犹如功能性动-静脉短路。因此，无论 V/Q 值增大或减小，都会妨碍有效的气体交换，导致机体 O_2 缺乏和 CO_2 潴留，其中主要是 O_2 缺乏。

4. 血气分析 可为临床医师提供患者气体交换功能的基本数据，包括 pH、动脉血氧分压（PaO_2）、$PaCO_2$、碳酸氢根（HCO_3^-）浓度、SaO_2、碱剩余（BE）、肺泡-动脉血氧分压差（$A-aDO_2$）等。关于各项血气分析指标的具体意义将在后边血气分析部分详细介绍。

（四）机械通气的监测

1. 平台压（P_{plat}） （P_{plat}）是指在机械通气吸气末屏气（吸气阀和呼气阀均关闭，气流为零）时的气道压力，反映肺泡峰压。机械通气时，平台压高于 30～35 cmH_2O，发生气压伤的可能性增加；同时，过高的平台压会使循环受到影响。

2. 气道峰压（P_{peak}） （P_{peak}）是指整个呼吸周期中气道的最高压力。气道峰压过高易致气压伤的发生，在机械通气过程中应尽量保持气道峰压＜40 cmH_2O。

3. 平均气道压（P_{mean}） （P_{mean}）是指整个呼吸周期中气道压力的平均值。气压伤的发生与平均气道压更为密切。平均气道压在机械通气过程中对气体交换、循环功能的影响中起重要的作用。

4. 呼气末压力 即呼气即将结束时的压力，等于大气压或呼气末正压（PEEP）。

5. 内源性 PEEP（P_{EEPi}） （P_{EEPi}）指呼气末气体陷闭在肺泡内产生的正压。主要与呼气阻力增加、呼吸系统顺应性增高、呼气时间不足、呼气气流受限和通气参数设置不当等因素有关。过高的 P_{EEPi} 导致气道压力增加,可通过减少潮气量、呼吸次数和降低气道阻力来消除 P_{EEPi}。

6. 气道阻力(Raw) 机械通气时气道阻力为患者的气道阻力与气管插管、呼吸机管道的阻力之和。监测气道阻力可直接反映气道阻塞情况。在定容控制通气时,吸气气道阻力=(气道峰压-平台压)/流速。

7. 压力-容积曲线(P-V曲线) 可通过其斜率监测肺顺应性。静态 P-V 曲线吸气末对应的压力为平台压,动态 P-V 曲线吸气末对应的压力为气道峰压。P-V 曲线斜率减小提示顺应性降低,斜率增大提示顺应性增加。

三、动脉血气和酸碱监测

(一)常用监测指标及其临床意义

1. 血 pH pH 反应血液的酸碱度,正常值为 7.35~7.45,平均值为 7.40。pH<7.35 为酸中毒,pH>7.45 为碱中毒。pH 是一个综合性指标,它既受代谢因素影响又受呼吸因素影响。

2. PaO_2 PaO_2 是血液中物理溶解的氧分子所产生的压力,是判断缺氧程度的指标,正常值为 80~100 mmHg。轻度缺氧 PaO_2 为 60~80 mmHg,中度缺氧 PaO_2 为 40~60 mmHg,重度缺氧 PaO_2<40 mmHg。临床上以 PaO_2<60 mmHg 作为诊断呼吸衰竭的实验室依据。

3. SaO_2 SaO_2 是指动脉血单位血红蛋白结合 O_2 的百分比,正常值为 96%~100%。

4. $PaCO_2$ $PaCO_2$ 是指血液中物理溶解的二氧化碳分子所产生的压力,正常值为 35~45 mmHg,主要受呼吸因素影响。临床上以 $PaCO_2 \geq 50$ mmHg 作为诊断 II 型呼吸衰竭的实验室依据。

5. 动脉血 HCO_3^-(AB 和 SB) 动脉血 HCO_3^- 是以标准碳酸氢盐(SB)和实际碳酸氢盐(AB)来表示的。SB 是血浆温度在 37 ℃、SaO_2 为 100% 的条件下,经用 $PaCO_2$ 为 40 mmHg 的气体平衡后所测得的 HCO_3^- 浓度,正常值为 22~27 mmol/L;AB 是指经气体平衡处理的人体血浆中 HCO_3^- 的真实浓度(血气分析报告中的 HCO_3^- 即指 AB),正常值为 22~27 mmol/L。与 SB 相比,AB 包含了呼吸因素的影响。当两者都升高且 AB>SB 时,提示代谢性碱中毒或呼吸性酸中毒代偿;当两者均降低且 AB<SB 时,提示代谢性酸中毒或呼吸性碱中毒代偿。

6. BE BE 是指在标准条件下,即血浆温度为 37 ℃、$PaCO_2$ 为 40 mmHg、SaO_2 为 100%,将 1000 mL 动脉血 pH 滴定至 7.40 时所需的酸或碱量。正常值为 ±3 mmol/L。

(二)影响血气分析结果的因素

1. 采血时机 患者在吸氧情况下会明显影响动脉血气分析结果,如情况允许可停止吸氧或机械通气 30 分钟后采血进行血气分析。

2. 心理因素 恐惧、精神紧张等会诱发患者呼吸加速进而导致 $PaCO_2$ 降低;因疼痛或害怕出现屏气时可发生通气不足进而导致 $PaCO_2$ 升高。

3. 采血量及肝素浓度 肝素用量过多可造成稀释性误差,使血 pH、$PaCO_2$ 偏低,PaO_2 值偏高,出现假性低碳酸血症。肝素用量过少起不到抗凝作用。国际临床化学联合会

(IFCC)推荐血气标本中肝素的最终浓度为 50 U/mL。

4. 标本送检时间 $PaCO_2$、PaO_2 和乳酸的检测必须在 15 分钟内完成,其余项目要求在 60 分钟内完成。需做乳酸检测的标本检测前必须冷藏保存,其他项目检测标本可在室温或冷藏条件下保存,但都不超过 1 小时。

四、消化系统监测

(一)胃肠功能监测

1. 胃肠黏膜内 pH(intramucosal pH,pHi)监测 研究表明,由于机体的自我调节以及胃肠黏膜对低灌注和缺氧的特殊敏感性,机体在许多应激情况下,如败血症、低血容量时组织灌注和氧合不足最先影响的是消化道。pHi 反映其组织灌注和氧代谢情况,以及是否存在组织黏膜缺血缺氧低灌注。pHi 正常值及其有临床意义的低限尚未完全确定,但一般认为 pHi 在 7.35～7.45 时为正常范围,而 7.32 为最低限,此值可信度能达到 90% 以上。

机体缺血缺氧首先减少胃肠黏膜等相对次要器官的灌注,因此胃肠黏膜 pHi 监测可判断复苏和循环治疗效果;预估脓毒症患者预后时最有价值的指标是 pHi 和动脉血乳酸值;当发生严重并发症时,其他生命体征改变前数小时甚至数天,pHi 已发生明显变化,因此 pHi 可用于危重患者并发症的预测。

测量 pHi 最准确的方法是采用 pH 微电极直接进行检测,但无法普及临床,目前应用较多的是运用胃张力计进行间接测定。应用 Henderson-Hasselbalch 平衡方程计算出 pHi。

$$pHi = 6.1 + lg(动脉血 HCO_3^- / 0.03 × 半透膜内生理盐水 PCO_2)$$

2. 胃潴留监测 有以下指标之一应考虑胃潴留:①饭后 4 小时仍有 300 mL 液体存于胃内;②口服硫酸钡餐 4 小时后仍有 60% 以上在胃内;③禁食过夜后仍有 200 mL 以上胃内容物残留。

(二)肝功能监测

1. 病原学检测 检测患者的甲、乙、丙、丁及戊型肝炎病毒。

2. 血清酶监测 正常人体血清丙氨酸转氨酶(ALT)<40 U/L,血清天冬氨酸转氨酶(AST)<40 U/L,肝细胞受损时转氨酶活性随之升高。

3. 蛋白质代谢监测 测定血清蛋白水平和分析其组织化学的变化可以了解肝脏对蛋白质的代谢功能。主要测定血清总蛋白、血清白蛋白和血清球蛋白。3 种正常值分别是 60～80、40～50、20～30 g/L。血清白蛋白:血清球蛋白的比值为(1.5～2.5):1。肝功能异常时血清白蛋白降低,白蛋白与球蛋白的比值降低,甚至倒置。当白蛋白低于 25 g/L 时可出现腹水。

4. 凝血功能监测 肝脏合成凝血因子,肝功能衰竭导致凝血因子合成减少,进而导致凝血功能障碍、凝血酶原时间延长、凝血酶原活动度降低。

5. 黄疸监测 黄疸是肝功能障碍的主要表现,出现早且进展迅速。黄疸与血清总胆红素水平直接相关,血清总胆红素正常值为 3.4～17.1 μmol/L。

6. 血氨检测 正常肝脏将血氨合成尿素经肾脏排出体外。血氨正常值为 18～72 μmol/L,肝功能受损时血氨浓度升高,可诱发肝性脑病。

五、神经系统监测

(一) 一般观察

1. 意识 根据意识障碍的程度,可分为嗜睡、意识模糊、昏睡、昏迷。临床上采用国际通用的格拉斯哥昏迷分级法(Glasgow coma scale,GCS),简称昏迷指数法。根据患者的运动反应、言语反应、睁眼反应 3 项指标来计分,以其总分判断病情的严重性。GCS 计分最高为 15 分,8 分以下为昏迷,最低为 3 分。总分越低,表明意识障碍越重。

2. 瞳孔 瞳孔的变化是判断颅内疾病、意识障碍、药物中毒的一个重要指标。观察瞳孔形状、大小、边缘,双侧是否等大等圆,以及对光反射是否存在。

3. 各种反射及肢体活动 包括生理反射、病理反射、脑膜刺激征,肌力的大小,有无偏瘫、失语、听力障碍等。

(二) 颅内压监测

颅内压(intracranial pressure,ICP)是指颅内容物对颅腔壁产生的压力。颅内压监测是应用微型压力传感器将颅内压力转换为电能,再用记录器描记下来,对颅内压力的动态变化进行观察。持续颅内压监测对及时发现颅脑损伤患者的病情变化、指导治疗和判断预后有重要意义。

1. 监测方法

(1) 脑室内测压:经颅骨钻孔后,将硅胶导管插入侧脑室,然后连接换能器,接上监护仪即可测压。该法测压最准确,是目前临床上最常用的方法。但可能导致颅内感染、脑组织损伤和脑脊液漏出等并发症。

(2) 光导纤维颅内压监测:颅骨钻孔后,将传感器探头以水平位插入 2 cm,放入硬脑膜外。此法操作简单,可连续监测,活动时对压力影响不大,是一种比较先进的测压方法。

(3) 硬膜外测压:将压力换能器放置于硬膜外测压,避免压迫过紧或过松,以免读数不准。此法感染较少,可长期监测,但装置昂贵,不能普遍应用。

(4) 经腰椎穿刺测压:此法操作简单,但有一定危险,颅内高压时禁用。

2. 正常值及临床意义 正常成人平卧时颅内压为 10~15 mmHg。颅内压 15~20 mmHg 为轻度增高,20~40 mmHg 为中度增高,>40 mmHg 为重度增高。当颅内压>20 mmHg 时,脑组织微循环发生障碍,应行降低颅内压治疗;当颅内压≥平均动脉压,且无波动 5 分钟以上时可诊断为脑死亡。

3. 影响颅内压的因素

(1) $PaCO_2$:脑血管反应与细胞外液 pH 改变有关。$PaCO_2$ 下降时,pH 升高,脑血流量减少,颅内压下降,反之则增高。脑外科手术时,如用过度通气方式降低 $PaCO_2$,使脑血管收缩,脑血流量减少,颅内压降低。但若 $PaCO_2$ 过低致使脑血流量太少,则可引起脑缺血、缺氧,导致脑水肿,使其损害加重。

(2) PaO_2:PaO_2 下降至 50 mmHg(6.65 kPa)以下时,脑血流量明显增加,颅内压增高。如长期有低氧血症的患者常伴有脑水肿,即使提高 PaO_2 至正常水平,颅内压也不易恢复正常。PaO_2 增高时,脑血流量及颅内压均下降。

(3) 其他方面的影响:气管内插管、咳嗽、喷嚏、颈静脉受压均可使颅内压升高。颅内压与体温高低有关,体温每降低 1 ℃,颅内压下降 3.7%~5.5%。颅内压还与血压有关,随着血压的升高而升高。

（三）脑电图监测

脑电图显示的是脑细胞群自发而有节律的生物电活动,主要反映皮质锥体细胞产生的突触后电位的总和。脑电图监测在急危重症监护中主要应用于:①监测脑缺血缺氧情况;②监测昏迷患者的脑功能,协助判断病情及预后;③用于诊断、监测大脑癫痫放电及预后评估。

（四）脑血流监测

大脑的血液供应对于维持脑的功能和代谢非常重要,脑组织对缺血缺氧高度敏感且耐受性差。各种病理状态,如创伤、休克、感染及呼吸心搏骤停等可影响脑的血液供应,导致脑组织的损害并产生脑功能的改变。因此,通过脑血流的监测间接了解脑供氧及其功能状况,对了解神经系统功能和判断预后有一定的帮助。常用的脑血流监测方法有根据脑灌注压推测脑血流量、经颅多普勒超声监测、放射性核素测定脑血流量和脑血流图等方法。

六、泌尿系统监测

（一）尿液检查

1. 尿量监测 监测肾功能变化最直接的指标,肾功能正常时尿量减少常提示肾血流量灌注不足,间接提示全身血容量不足。如果患者每日尿量超过 2.5 L,称为多尿;24 小时尿量＜400 mL 或每小时尿量＜17 mL 称为少尿;24 小时尿量＜100 mL 或 12 小时无尿液产生者称为无尿。

2. 尿液检查项目

（1）尿常规检查:监测尿液的颜色、透明度、气味、酸碱度、比重、尿蛋白定性、尿糖定性等项目。

（2）尿细菌学检查:对尿路感染的诊治和护理有重要意义。常用尿沉渣涂片找细菌、尿液细菌学培养的方法确定病原菌。

（二）肾小球功能

1. 血尿素氮（BUN） BUN 是体内蛋白质的代谢产物,正常值为 3.2～7.1 mmol/L。BUN 大部分经肾小球滤过,经尿液排出,当肾实质有损害时,肾小球滤过功能降低,可使血中 BUN 增高。因此,通过血 BUN 的测定可判断肾小球的滤过功能。

2. 血肌酐 正常值为 88～177 μmol/L。肌酐主要从肾小球滤过而排出体外,故血肌酐浓度是反映肾小球滤过功能的常用指标。研究证实,只有当肾小球滤过率下降到正常的 1/3 及以下时,血肌酐才明显上升,所以该指标并非敏感指标。

3. 内生肌酐清除率 肾脏在单位时间内若干容积血浆中的内生肌酐全部被清除出去,称为内生肌酐清除率,是判断肾小球滤过功能的指标。正常值为 80～120 mL/min。由于肉类食物中含肌酐以及剧烈肌肉活动可产生额外肌酐,所以在进行内生肌酐清除率测定前应禁食肉类食物,避免剧烈活动,以确保血液中的肌酐来自常态下的肌肉代谢,从而保证内生肌酐清除率的准确。

4. 血 β_2 微球蛋白 一种小分子球蛋白,可经肾小球完全滤过,但在肾小管内几乎完全重吸收。正常值为 0.8～2.4 mg/L。血 β_2 微球蛋白浓度升高见于肾小球滤过功能下降、体内存在炎症和肿瘤等情况。

（三）肾小管功能

1. 尿 β₂ 微球蛋白 由于 β_2 微球蛋白在近曲小管内几乎被完全重吸收,因此,正常人尿中的 β_2 微球蛋白含量很低。正常值<0.2 mg/L。肾小管疾病时尿中 β_2 微球蛋白含量升高,常作为用药监测指标,亦可用于上、下尿路感染的鉴别。

2. 尿浓缩稀释试验 主要监测肾小管的重吸收功能。正常人昼尿量与夜尿量之比为(3~4)∶1,夜间 12 小时尿量应<750 mL。正常人尿比重正常值为 1.015~1.025,尿比重最高值应>1.020,最高尿比重与最低尿比重之差应>0.009。最高尿比重<0.018 常提示肾浓缩功能不全。

3. 尿/血渗透压比 是反映肾小管浓缩稀释功能的指标。正常情况下尿渗透压为 600~1000 mOsm/L,血渗透压维持于 280~310 mOsm/L,尿/血渗透压值为 2.5±0.8。急性肾功能不全时,尿渗透压接近血渗透压,比值常小于 1.1。

4. 酚红排泄率 反映肾小管排泄功能的指标。正常成人 15 分钟酚红排泄率为 25%~50%,60 分钟为 50%~75%,120 分钟为 55%~85%。若 5 分钟酚红排泄率<2%,120 分钟酚红排泄率<55%,无肾外因素影响,可判断有肾功能不全。

七、体温监测

体温根据测量部位分为中心温度和体表温度。内部温度称中心温度,血循环丰富,环境影响小,测温准确可靠,为真实体温。体表各部温差大,取平均值有临床意义。

1. 监测方法 因口腔测温在临床上有诸多不便,故腋下测温是常用于体表温度的监测方法。常用的中心温度监测方法如下。

(1)耳膜温度:将专用的耳鼓膜测温电极置于外耳道内鼓膜上,该处温度认为与脑温非常接近,故可用来了解脑部温度。测量结果常最准确,但易受大气温度的影响。

(2)鼻咽温度:将温度计插到鼻咽部,可间接了解脑部温度。准确性较高,但易损伤黏膜导致鼻出血。

(3)食管温度:将测温电极放置在咽喉部或食管下段邻近心房处。食管温度可用来了解心脏或主动脉血液温度,对体温迅速改变的反应迅速,但不易测量。

(4)直肠温度:将电子测温探头插入肛门,小儿 2~3 cm、成人 6~10 cm。因其方便、易测,临床上应用较多,但对体温迅速改变的反应较慢,且测量结果易受粪便影响。

2. 正常值及临床意义 正常成人体温随测量部位不同而异。口腔舌下温度为 36.3~37.2 ℃,腋下温度为 36.0~37.0 ℃,直肠温度为 36.5~37.5 ℃。正常情况下,中心温度与平均皮肤温度温差应小于 2 ℃。目前临床常用方法是将探头置于胸壁、上臂、大腿和小腿 4 个部位测温后计算平均皮肤温度,计算公式:平均皮肤温度=0.3×(胸壁温度+上臂温度)+0.2×(大腿温度+小腿温度)。大腿内侧皮肤温度与平均皮肤温度非常接近,也可直接将皮肤温度探头置于大腿内侧测得皮肤温度。连续监测皮肤温度与中心温度是了解外周循环灌注是否改善的有价值的指标。当患者出现严重休克时,温差增大,经采取有效措施治疗后,温差减少,提示病情好转,外周循环改善。温差逐渐进行性增大是病情恶化的指标之一。

小 结

　　ICU 内集中多专业的知识和技术,需对急危重症患者进行病理生理功能的监测、积极治疗和生命支持。本项目主要内容包括:①ICU 设置;②ICU 患者收治程序与对象;③监护内容及监护分级;④ICU 质量管理——APACHE Ⅱ评分;⑤探视管理;⑥ICU护理人员的素质要求;⑦ICU 的感染控制;⑧ICU 患者营养支持;⑨ICU 常用监测技术,包括循环系统监测、呼吸系统监测、动脉血气和酸碱监测、消化系统监测、神经系统监测、泌尿系统监测、体温监测。护理工作的中心是对患者进行系统监测和配合医生治疗。患者是否能够康复,护理工作起着至关重要的作用,要求护士一定要尽职尽责,人性化护理。

能力检测

一、简答题

1. 肠内营养支持胃肠道状况应如何监护?

2. 中心静脉插管后应如何监护?

3. 肠内营养支持如何预防吸入性肺炎?

4. 简述中心静脉压监测的临床意义。

二、选择题

[A₁ 型题]

1. ICU 的收治对象是(　　)。

A. 休克　　　　　B. 肝癌晚期　　　C. SARS　　　　D. 明确脑死亡　　E. 临终状态

2. 测量中心静脉压时调节零点应将换能器或玻璃管零点放在(　　)。

A. 腋前线第 5 肋间水平　　　　　　　　B. 腋前线第 4 肋间水平

C. 腋中线第 4 肋间水平　　　　　　　　D. 腋后线第 4 肋间水平

E. 腋中线第 5 肋间水平

3. 进行肠内营养为预防误吸需每 4 小时监测胃内残留液量,保证胃内残留液量少于(　　)。

A. 300 mL　　B. 250 mL　　　C. 200 mL　　　D. 150 mL　　　　E. 350 mL

4. 测量患者中心静脉压达 20 cmH₂O,判断与哪项无关?(　　)

A. 右心衰竭　　　　　B. 血容量超负荷　　　　　　C. 纵隔淋巴瘤

D. 大量腹水　　　　　E. 偶发室性早搏

5. 危重患者进行有创血压监测比袖带测量的血压一般高出(　　)。

A. 10～30 mmHg　　　　B. 10～20 mmHg　　　　　C. 2～8 mmHg

D. 8～10 mmHg　　　　　E. 5～20 mmHg

6. 肠内营养致命性的并发症为(　　)。

A. 机械性并发症　　　　B. 胃肠道并发症　　　　　C. 代谢性并发症

D. 吸入性肺炎　　　　　E. 胃肠炎

7. 下列哪项不是循环监测的指标?(　　)

A. 脉搏血氧饱和度   B. 心电图   C. 血压

D. 中心静脉压   E. 心率

8. 危重患者监测尿量每日少于多少提示患者少尿？（   ）

A. 17 mL   B. 30 mL   C. 100 mL   D. 400 mL   E. 500 mL

[A_2 型题]

1. 患者，男，55 岁，被诊断为肾衰竭，患者食欲不佳，为防止患者发生营养不良，应向患者提供下列哪种营养制剂？（   ）

A. 匀浆膳   B. 要素膳   C. 大分子聚合物

D. 高支链氨基酸配方   E. 必需氨基酸配方

2. 患者，男，23 岁，刀刺伤腹部 1 小时，剖腹探查术后入住 ICU，医嘱：中心静脉压监测，Q4 小时。以下操作错误的是（   ）。

A. 无菌操作

B. 管道系统紧密连接

C. 怀疑管腔堵塞时可挤压液体冲注

D. 只能让液面下降测压，不可通过静脉回血使液面上升来测压

E. 敷料每日更换一次，测压管、NS、输液管与三通接头等每日更换

[A_3 型题]

（1～2 题共用题干）

患者，女，67 岁，脑出血后 5 天，病情基本稳定但神志仍不清醒。

1. 患者应采取哪种营养支持方式？（   ）

A. 禁食   B. 经鼻胃管进行肠内营养

C. 经胃造瘘口进行肠内营养   D. 经中心静脉进行肠外营养

E. 经口进食

2. 该患者进行上述营养支持途径易发生下列哪种并发症？（   ）

A. 低血糖   B. 误吸   C. 感染   D. 高血糖   E. 电解紊乱

（3～4 题共用题干）

某肾炎患者需要做内生肌酐清除率试验。

3. 该试验反映（   ）。

A. 肾小球滤过功能   B. 近端肾小管功能   C. 远端肾小管功能

D. 体内蛋白质合成功能   E. 体内蛋白质分解功能

4. 试验前 3 天患者应（   ）。

A. 低蛋白质饮食   B. 低糖饮食   C. 低脂饮食

D. 低钠饮食   E. 低钾饮食

（狄树亭）

能力检测
部分答案

第五章
常用救护技术

第一节　外伤止血、包扎、固定、搬运

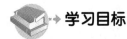 **学习目标**

掌握:外伤出血部位的判断方法,外伤止血、包扎、固定、搬运的方法、原则及注意事项。

熟悉:外伤止血、包扎、固定、搬运的评估方法。

了解:外伤止血、包扎、固定、搬运的目的。

情 境 导 入

患者,女,30岁,同朋友一起到大山探险游玩,走到一个险要之处,不慎失足坠落山崖。等被朋友找到时,处于昏睡状态,全身是伤,鲜血直流,朋友随即找当地人求救,后被紧急送往附近医院急诊科。

工 作 任 务

我们应该如何进行现场救护?

时间就是生命,对于外伤的院前急救,合理有效的止血、包扎、固定、搬运可减少伤员伤情的进一步恶化,减少伤残及并发症,为伤员入院后的进一步治疗打下良好的基础,为拯救生命赢得宝贵时间。

现场急救原则:先抢后救,先重后轻;先急后缓,先近后远;先止血后包扎,再固定后搬运。

一、止血

合理有效的止血措施对于外伤大出血的急危重症患者极为重要,直接关系到该类患者的生命转归。正常成人的血液占人体体重的 7％～8％,当失血总量达到总血量的 20％以上时,伤员出现精神紧张、面色苍白、出冷汗、四肢湿冷、呼吸浅而快、心慌气短等症状。当出血量达到总血量的 40％时,伤员出现意识淡漠甚至昏迷,肢端青紫,呼吸衰竭,脉搏速而弱或摸不清,血压测不出,少尿或无尿,如不及时进行有效的救护可危及生命。

(一) 出血判断

外伤的出血分为内出血和外出血,内出血指血液流向体腔内或组织间隙,外出血指血液由创面流出,院前现场急救主要针对外出血。对伤员除判断有无出血外,还需判断出血的部位、血管类型,以便采取正确有效的止血方法。

1. 动脉出血 鲜红色,血液随心脏的收缩呈喷射状流出,出血速度快而量大。

2. 静脉出血 暗红色,血液持续缓慢不断涌出,出血量逐渐增大。

3. 毛细血管出血 鲜红色,呈渗出性,危险性小,可自行凝固止血。伴有大的伤口出血时如不及时处理,也可引起失血性休克。

(二) 止血方法的选择

根据出血部位、出血性质的不同,止血方法也不同。毛细血管和静脉出血一般选用加压包扎止血法。中等或较大动脉出血紧急时可先选用指压止血法,后改用止血带止血法或其他止血方法。常用止血方法有以下几种。

1. 指压止血法

(1) 目的:用手指、手掌或拳压迫伤口近心端动脉经过骨骼表面的部位,阻断血液流通,达到临时止血的目的。

(2) 适应证:中等或较大动脉出血,以及较大范围的静脉和毛细血管出血。指压止血法属应急措施,因每条动脉都有侧支循环,效果有限,故应根据现场情况改用其他止血方法。

(3) 方法

①头顶部出血:压迫同侧耳屏前方颧弓根部的搏动点(颞浅动脉),将动脉压向下颌骨(图 5-1-1)。

②颜面部出血:压迫下颌骨下缘、咬肌前缘的搏动点(面动脉),将动脉压向下颌骨(图 5-1-2)。

③颈部、面深部、头皮部出血:用拇指或其他四指压迫同侧气管外侧与胸锁乳突肌前缘中点之间的搏动点(颈总动脉),用力向后将动脉压向第 5 颈椎横突上(图 5-1-3)。由于颈总动脉分出的颈内动脉为脑的主要供血动脉,故绝对禁止压迫双侧颈总动脉,以免引起脑缺氧。

④头后部出血:压迫同侧耳后乳突下稍后方的搏动点(枕动脉),将动脉压向乳突(图 5-1-4)。

⑤肩部、腋部、上臂出血:压迫同侧锁骨上窝中部的搏动点(锁骨下动脉),将动脉压向第 1 肋骨(图 5-1-5)。

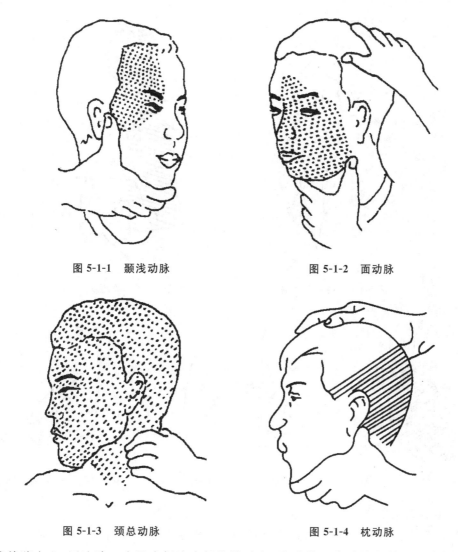

图 5-1-1 颞浅动脉　　　　　　图 5-1-2 面动脉

图 5-1-3 颈总动脉　　　　　　图 5-1-4 枕动脉

⑥前臂出血:压迫肱二头肌内侧沟中部的搏动点(肱动脉),将动脉向外压向肱骨干(图 5-1-6)。

⑦手掌、手背出血:压迫手腕横纹稍上处的内、外侧搏动点(尺、桡动脉),将动脉分别压向尺骨和桡骨(图 5-1-7)。

⑧大腿出血:大腿及其以下动脉出血,可用双手拇指重叠用力压迫大腿根部腹股沟中点稍下的搏动点(股动脉),将动脉压向耻骨上支(图 5-1-8)。

⑨足部出血:用双手示指或拇指压迫足背中部近脚腕处的搏动点(胫前动脉)和足跟与内踝之间的搏动点(胫后动脉)(图 5-1-9)。

2. 加压包扎止血法

(1)适应证:小静脉、小动脉或毛细血管出血。

(2)方法:将无菌敷料覆盖在伤口上,用绷带或三角巾以适当压力包扎,松紧度以能达到止血为目的。必要时可将手掌放在敷料上均匀加压,一般 20 分钟后即可止血。若伤处有骨折,须另加夹板固定。关节脱位及伤口内有碎骨存在时不用此法。

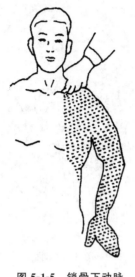

图 5-1-5 锁骨下动脉

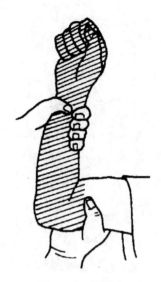

图 5-1-6 肱动脉

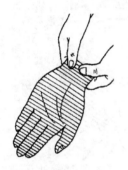

图 5-1-7 尺、桡动脉

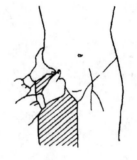

图 5-1-8 股动脉

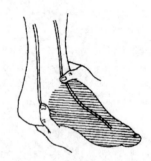

图 5-1-9 胫前、胫后动脉

3. 止血带止血法

（1）适应证：四肢大动脉出血，或采用加压包扎后不能有效控制大出血时选用。使用不当会造成更严重的出血或肢体缺血坏死。

（2）方法：专用的止血带有充气止血带和橡皮止血带两种，以充气止血带效果较好，在紧急情况下也可用绷带、布带等代替。橡皮止血带一定要用衬垫保护局部软组织。常用的方法有以下几种。

①勒紧止血法：在伤口上部用绷带或三角巾叠成带状或用手头有的布料等勒紧止血，第一道绕扎为衬垫，第二道压在第一道上面，并适当勒紧（图 5-1-10）。

②绞紧止血法：将三角巾叠成带状，绕肢体一圈，两端向前拉紧打一活结，并在一头留出一小套。取小木棒、笔杆、筷子等做绞棒，插在带圈内，提起绞棒绞紧，再将木棍插入小套拉紧固定即可（图 5-1-11）。

③橡皮止血带止血法：在肢体的近心端先用棉垫、绷带或布块等物作为衬垫，再用橡皮管沿肢体绕 2～3 圈后固定，借助橡皮管的弹性压迫血管以达到止血的目的。操作方法：以左手的示指、拇指、中指持止血带的头端，两手将止血带中段适当拉长的尾端绕肢体 1 圈后

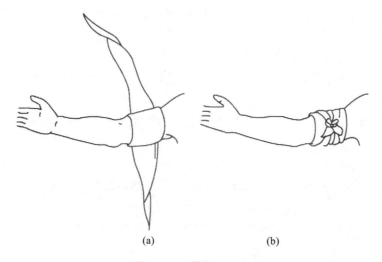

图 5-1-10 勒紧止血法

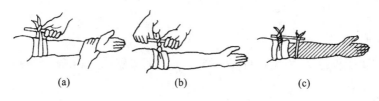

图 5-1-11 绞紧止血法

压住头端,再绕肢体 2 圈,用左手示指、中指夹住尾端后将尾端从止血带下牵出,使之成为一活结,如需放松止血带,将尾端拉出即可(图 5-1-12)。

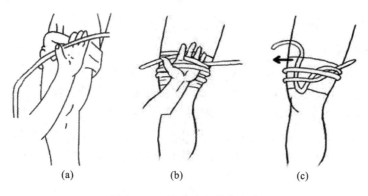

图 5-1-12 橡皮止血带止血法

(3)注意事项

①部位要准确:止血带应扎在伤口近心端,尽量靠近伤口,不强调"标准位置"。

②防止止血带勒伤皮肤:止血带不能直接缠在皮肤上,必须用三角巾、毛巾、衣服等作为衬垫,以免勒伤皮肤,严禁用电线、铁丝、绳索代替止血带。

③松紧适度:采用止血带止血是应急措施,也是危险措施,过紧会压迫和损害神经和软组织,过松起不到止血作用,以刚好使远端动脉波动消失、能止血为度。

④记录时间,定时放松:上止血带总时间不宜超过 5 小时(冬天可适当延长时间),以免引起缺血、坏死,甚至止血带休克危及生命。每隔 30～60 分钟放松一次,每次 2～3 分钟,再在稍高部位绑扎止血带,不可在同一部位反复缚扎,放松时注意伤口压迫止血。向医院转送时,应详细给护送者或接收者交代扎止血带的时间和放松的时间,以保持止血带绑扎、放松的连续性。

⑤标志明显:上止血带须在明显部位用标签注明上止血带的时间和放松止血带的时间。

4. 填塞止血法

(1)适应证:用于伤口较局限时,如肩部、腋窝、颈部和臀部较大而深的伤口出血,指压止血或加压止血无效时选用。

(2)方法:先用镊子夹住无菌纱布塞入伤口内,如一块纱布止不住出血,可再加纱布,最后用绷带或三角巾绕至对侧部位包扎固定。

二、包扎

(一)目的

保护伤口免受再污染,固定敷料、药物和骨折位置,压迫止血和减轻疼痛。

(二)适应证

除须暴露疗法外在体表各部位的伤口,均需包扎。

(三)用物

三角巾、多头带、卷轴绷带,紧急情况下如无纱布和绷带可用洁净的毛巾、衣服、被单等。

(四)种类及方法

1. 绷带包扎法

(1)环形包扎法:绷带包扎中最常用、最基本的方法,各种不同的绷带包扎的开始和终了都用这种缠法。要使绷带牢固,环形包扎的第 1 圈可以稍斜缠绕,第 2、3 圈用环形,并把斜出圈外的绷带的一角折回压住,再重叠缠绕,最后用胶布将绷带尾固定或将绷带尾中间剪开分两头,打结固定。适用于额、颈、胸、腹部等粗细均匀的部位(图5-1-13)。

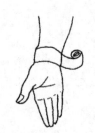

图 5-1-13　环形包扎法

(2)蛇形包扎法:先将绷带缠绕数圈,以绷带宽度为间隔斜行向上缠绕,各圈互不遮盖。适用于夹板固定、需由一处迅速延伸至另一处或做简单固定时(图 5-1-14)。

(3)螺旋包扎法:把绷带逐渐上缠,每圈盖住前圈的 1/3～1/2,成螺旋形。适用于包扎直径基本相同的部位,如上臂、手指、躯干、大腿等(图 5-1-15)。

(4)螺旋反折包扎法:每圈缠绕时均将绷带向下反折,并遮盖前圈的 1/3～1/2,反折部位应相同,使之成一直线。适用于直径大小不等的部位,如前臂、小腿等,不可在伤口上或骨隆突处反折(图 5-1-16)。

（5）"8"字形包扎法：在弯曲关节的上下方，把绷带由下而上，成"8"字形来回缠绕，每圈盖住前圈的1/3～1/2。适用于直径不一致的部位或屈曲的关节部位，如肩、髋、膝等（图5-1-17）。

（6）回返式包扎法：先将绷带以环形法缠绕数周，由助手在后部将绷带固定，反折后绷带由后部经指端或截肢残端向前，也可由助手在前部将绷带固定再返折向后，如此反复包扎，每一来回均覆盖前一次的1/3～1/2，直到包住整个伤处顶端，最后将绷带再环绕数圈把反折处压住固定。适用于包扎指端、头部或截肢残端（图5-1-18）。

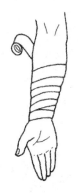

图 5-1-14　蛇形包扎法

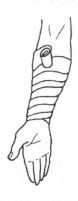

图 5-1-15　螺旋包扎法

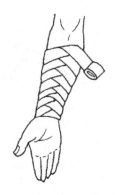

图 5-1-16　螺旋反折包扎法

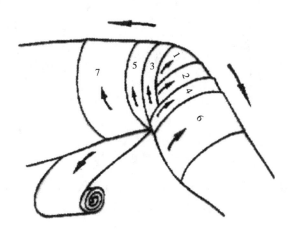

图 5-1-17　"8"字形包扎法

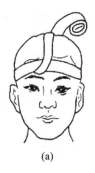

(a)

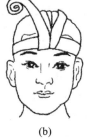

(b)

(c)

图 5-1-18　回返式包扎法

2. 三角巾包扎法 三角巾制作简单,应用方便,用法容易掌握,包扎部位广,还可折成带状作为悬吊带或用作肢体创伤及头、眼、下颌、膝、肘、手部较小伤口的包扎;可展开或折成燕尾巾或连成双燕尾巾用于包扎躯干或四肢的大面积创伤。

1) 头面部包扎

(1) 头顶部包扎法:将三角巾的底边向上反折约 3 cm,正中部放于伤员的前额,与眉平齐,顶角拉向头后,三角巾的两底角经两耳上方拉向枕后交叉,经耳上绕到前额打结固定,最后将顶角向上反折嵌入底边内(图 5-1-19)。

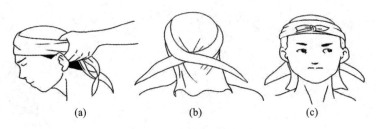

(a)   (b)   (c)

图 5-1-19 头顶部包扎法

(2) 风帽式包扎法:将三角巾顶角和底边中央各打一结,成风帽状,将顶角结放于额前,底边结放在枕部下方,包绕头部,两角向面部拉紧,向外反折包绕下颏后拉到枕后,打结即成(图 5-1-20)。

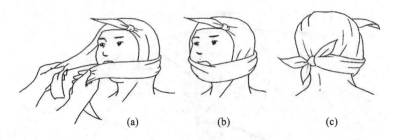

(a)   (b)   (c)

图 5-1-20 风帽式包扎法

(3) 下颌部包扎法:将三角巾折成三四横指宽的带状巾,于 1/3 处置于下颌处,长端包裹伤员下颌经左耳下至枕后、右耳前与短端交叉,长端经下颌下、左耳至头顶与短端打结即成(图 5-1-21)。

(4) 面具式包扎法:将三角巾顶角打一结,置于头顶部后将三角巾罩于面部(可在鼻孔、眼睛、口腔处各剪一个小口),将左、右两角拉到枕后交叉,再绕到前额打结(图 5-1-22)。也可将顶角结放在下颌,底边平放于头顶并拉向枕后,将底边左、右角提起拉紧,交叉压住底边,两角绕至前额打结。

2) 肩、胸背部包扎

(1) 燕尾巾包扎单肩:将燕尾巾夹角朝上,置于伤侧肩上。燕尾底边包绕上臂上部打结,两燕尾角分别经胸、背拉到对侧腋下打结(图 5-1-23)。

(2) 燕尾巾包扎双肩:将两燕尾角等大,夹角朝上对准项部,燕尾披在双肩上,两燕尾角分别经左、右肩拉到腋下与燕尾底角打结(图 5-1-24)。

(3) 三角巾包扎胸部:将三角巾底边横放在胸部,约在肘弯上 3 cm,顶角越过伤侧肩,

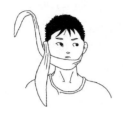

图 5-1-21 下颌部包扎法

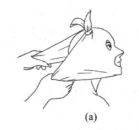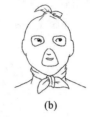

(a) (b)

图 5-1-22 面具式包扎法

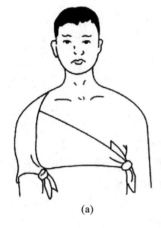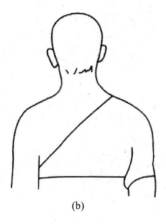

(a) (b)

图 5-1-23 燕尾巾包扎单肩法

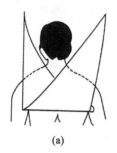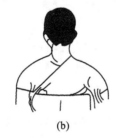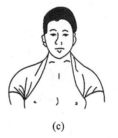

(a) (b) (c)

图 5-1-24 燕尾巾包扎双肩法

垂向背部,三角巾的中部盖在胸部的伤处,两端拉向背部打结,顶角也与该结一起打结(图 5-1-25)。

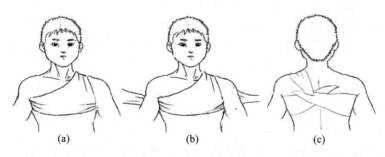

(a) (b) (c)

图 5-1-25 三角巾包扎胸部法

（4）燕尾巾包扎胸部：将三角巾折成鱼尾状，并在底部反折一道边，横放于胸部，两角向上，分别放于两肩上并拉至颈后打结，再用顶角带子绕至对侧腋下打结（图 5-1-26）。

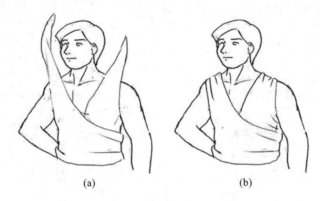

（a） （b）

图 5-1-26　燕尾巾包扎胸部法

三角巾、燕尾巾包扎背部方法与胸部相同，只是位置相反，结打于胸部。

3）腹、臀部包扎

（1）蝴蝶巾包扎腹（臀）部：首先将两块三角巾连成蝴蝶状，将打结放在腰骶部，上边的两角在腹部打结，下边的两角分别绕大腿与其底边打结（图 5-1-27）。

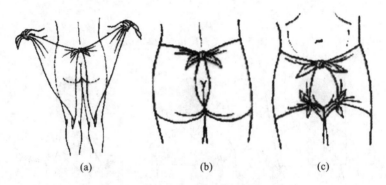

（a） （b） （c）

图 5-1-27　蝴蝶巾包扎腹（臀）部法

（2）三角巾包扎腹（臀）部：三角巾顶角朝下，底边横放于脐部，拉紧底角至腰部打结，顶角经会阴拉至臀上方，与底角余头打结。

4）四肢包扎

（1）三角巾包扎上肢：将三角巾底角打结后套在伤侧手上，余头留长备用，另一底角沿手臂后侧拉到对侧肩上，顶角包裹伤肢，前臂屈至胸前，拉紧两底角打结（图 5-1-28）。

（2）三角巾包扎手（足）：将手平放于三角巾的顶角中央，底边位于腕部，将顶角提起放于手背上，然后拉起两底角在手背部交叉，再绕回腕部，于掌侧或背侧打结（图 5-1-29）。足的包扎与手相同。

（3）带状三角巾包扎手：三角巾折成带状，将伤手的健侧置于三角巾中部，左右交叉包裹伤处，两侧再向前缠绕返回，系结于手腕处固定（图 5-1-30）。

（4）三角巾包扎小腿和足部：足趾朝向底边，将脚放在三角巾略偏一侧，提起三角巾较长的一侧包裹小腿打结，再用另一侧包足，绕至脚腕踝关节处打结固定（图 5-1-31）。

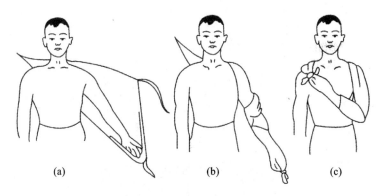

图 5-1-28 三角巾包扎上肢法

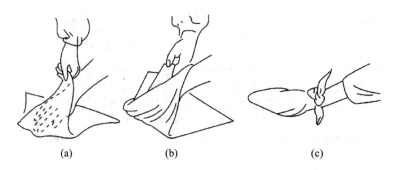

图 5-1-29 三角巾包扎手(足)法

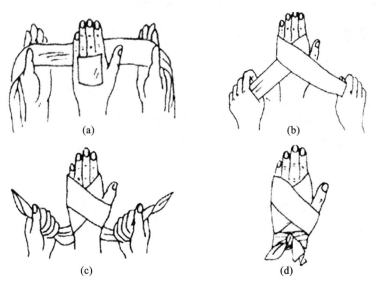

图 5-1-30 三角巾包扎手法

（5）上臂悬吊包扎法：先将三角巾底边的一端置于健侧胸部，屈曲伤侧肘80°左右，将前臂放在三角巾上后将三角巾反折，使底边的外侧端到伤侧肩部背后与另一端打结，再将三角巾顶角折平用安全针固定（大悬吊）（图5-1-32）；或将三角巾叠成带巾，将伤肢屈肘80°用吊带悬吊，两端在颈后打结（小悬吊）。

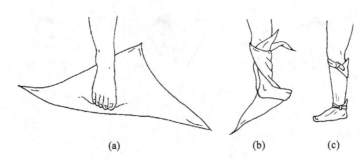

(a)　　　　　　　(b)　　　　　(c)

图 5-1-31　三角巾包扎小腿和足部法

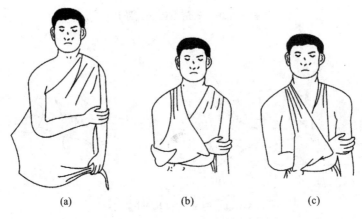

(a)　　　　　　　(b)　　　　　(c)

图 5-1-32　上臂悬吊包扎法

（五）注意事项

（1）包扎伤口时，应先简单清创并盖上消毒纱布后再包扎。

（2）根据包扎部位选用适宜的绷带和三角巾等。包扎时松紧适宜，过紧会影响局部血液循环，过松易致敷料脱落或移动。

（3）包扎时须使患者的体位保持舒适。皮肤皱褶处如腋下、乳下、腹股沟等应用棉垫或纱布衬隔，骨隆突处也须用棉垫保护。包扎的肢体须保持功能位置。

（4）包扎方向为自下而上、由左向右，从远心端向近心端包扎，以利于静脉血液的回流。

（5）解除绷带时，先解开固定结或取下胶布，然后用两手互相传递松解。紧急时或绷带已被伤口分泌物浸透或干涸时，可用剪刀剪开。

三、固定

（一）目的

限制受伤部位的活动度，减轻疼痛，避免骨折断端等因摩擦而损伤血管、神经甚至重要脏器；同时也利于防治休克，便于伤员的搬运。

（二）适应证

所有的四肢骨折均应进行固定，脊椎损伤和骨盆骨折在急救中应相对固定。

（三）用物

固定最理想的器材是夹板，有木质或金属夹板，以及可塑性或冲气性塑料夹板。在抢救现场还可因地制宜选用竹板、木棒、镐把、枪托等代替。紧急情况下，可直接借助患者的健侧肢体或躯干进行临时固定。另备纱布或毛巾、衣物、绷带、三角巾等。

（四）骨折临时固定法

1. 锁骨骨折 将三角巾折叠成带状，两端分别绕两肩呈"8"字形，毛巾或敷料垫于两腋前上方，拉紧三角巾的两头在背后打结，尽量使两肩后张（图 5-1-33）。还可在背后放一 T 字形夹板后在两肩及腰部用绷带包扎固定。如仅一侧锁骨骨折，用三角巾把患侧手臂悬兜于胸前，限制上肢的活动。

2. 肱骨骨折 取长、短两块夹板，长夹板放于上臂的后外侧，短夹板置于前内侧，在骨折部位上下两端固定。将肘关节屈曲 90°，使前臂呈中立位后用三角巾将上肢悬吊，固定于胸前（图 5-1-34）。

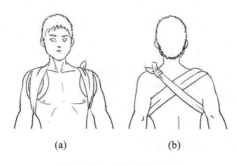

(a)   (b)

图 5-1-33 锁骨骨折固定

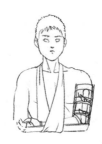

图 5-1-34 肱骨骨折固定

3. 前臂骨折 协助患者屈肘 90°，拇指向上。取两块合适的夹板，其长度超过肘关节至腕关节的长度，分别置于前臂的内、外侧后用绷带于两端固定，再用三角巾将前臂悬吊于胸前，呈功能位（图 5-1-35）。

4. 大腿骨折 将一长夹板置于伤腿的外侧，长度自足跟至腰部或腋窝部，另将一夹板置于伤腿内侧，长度自足跟至大腿根部，后用绷带或三角巾分段将夹板固定（图 5-1-36）。

5. 小腿骨折 取长短相等的夹板两块，长度自足跟至大腿，分别置于伤腿的内、外侧后用绷带分段扎紧（图 5-1-37）。紧急情况下无夹板时，可将伤员两下肢并紧，两脚对齐，后将健侧肢体与伤肢分段绷带包扎固定在一起，注意在关节和两小腿之间的空隙处垫以纱布或其他软织物以防包扎后骨折部位损伤加重（图 5-1-38）。

6. 脊柱骨折 立即将伤员俯卧于硬板上，胸部与腹部垫软枕以避免局部组织受压（图 5-1-39），为不使其移位，必要时可用绷带固定伤员。

（五）注意事项

（1）如有伤口和出血，应先止血、包扎，然后再固定骨折部位。如有休克，应先行抗休克处理。

（2）在处理开放性骨折时，不可把刺出的骨端送回伤口，以免加重感染。

（3）夹板的长度和宽度要与骨折的肢体相适应，其长度必须超过骨折的上、下两个关节。固定时除骨折部位上、下两端外，还要固定上、下两个关节。

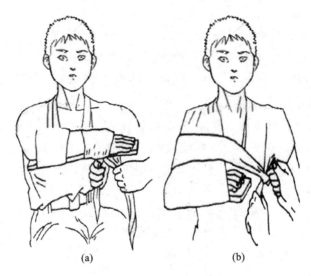

图 5-1-35　前臂骨折固定

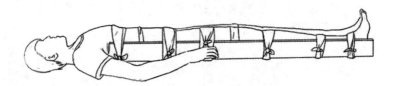

图 5-1-36　大腿骨折固定

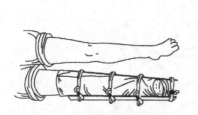

图 5-1-37　小腿骨折固定

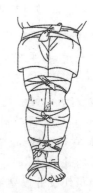

图 5-1-38　小腿骨折健肢固定

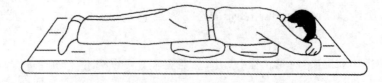

图 5-1-39　脊柱骨折固定

（4）夹板不可与皮肤直接接触，其间应垫棉花或其他软织物品，尤其在夹板两端、骨隆突部位和悬空部位应加厚衬垫，防止受压或无效固定。

（5）固定应松紧适度，以免影响血液循环。肢体骨折固定时，须将指（趾）端露出，以便随时观察末梢血液循环情况，如发现指（趾）端苍白、发冷、麻木、疼痛、水肿或青紫，显示血运不良，应立即松开重新固定。

（6）固定中避免不必要的搬动，不可强制伤员进行各种活动。

四、搬运

（一）基本原则

现场搬运伤员的基本原则是及时、迅速、安全地将伤员搬至安全地带，防止再次受伤。现场搬运多为徒手搬运，也可使用专用搬运工具或临时制作的简单搬运工具，切勿因寻找搬运工具而贻误搬运时机。

（二）搬运方法

1. 担架搬运法 最常用的搬运方法，对于路途较长、病情较重的伤员最为适宜。

（1）担架的种类

①帆布担架：帆布担架构造简单，由帆布一幅、木棒两根、横铁或横木两根、负带两根、扣带两根组成。

②绳索担架：临时制成，用木棒或竹竿两根、横木两根捆成长方形担架状，然后绕以坚实绳索即成。

③被服担架：取衣服两件或长衫大衣翻袖向内成两管，插入木棒两根再将纽扣妥善仔细扣牢即成。

④板式担架：由木板、塑料板或铝合金板制成，四周有可供搬运的拉手空隙。此种担架硬度大，适用于心肺脑复苏及骨折患者。

⑤铲式担架：由铝合金制成的组合担架，沿担架纵轴分为左、右两部分，两部分均为铲形。使用时可将担架从患者身体下插入，使患者在不移动身体的情况下置于担架上。主要用于脊柱、骨盆骨折的患者。

⑥四轮担架：由轻质合金制成并带四个轮子的担架，可从现场平稳地推到救护车、飞机、救生艇等舱内固定好，运至医院后，推人至抢救室进行进一步救治，可减少伤病员痛苦和搬动不当的意外。

（2）担架搬运的要领：由3～4人合成一组，将患者移上担架；患者头部向后，足部向前，后面的担架员可随时观察患者的病情变化；担架员步调要一致，平稳前进；向高处抬（如过台阶、过桥、上桥）时，前者放低，后者抬高，使患者保持水平状态；下台阶时则相反。

2. 徒手搬运法 在现场找不到担架，转运路程较近时，可采用徒手搬运法。此法对患者和搬运者双方都比较劳累，病情重的患者不宜采用此法。

（1）单人搬运法

①扶持法：对病情较轻、能够站立行走的患者可采取此法，救护者站在患者一侧，使患者靠近救护者的一臂揽着救护者的头颈，然后救护者用外侧的手牵着患者的手腕，另一只手伸过患者背部扶持患者的腰，使其身体略靠着救护者，扶着行走（图5-1-40）。

②抱持法：患者如能站立，救护者站于患者一侧，一手托其背部，一手托其大腿，将其抱起；患者若有知觉，可让其用手抱住救护者的颈部（图5-1-41）。

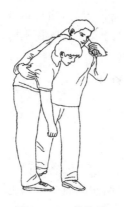

图 5-1-40　扶持法

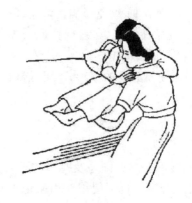

图 5-1-41　抱持法

③背负法：救护者站在患者前面，呈同一方向，微弯背部，将患者背起，胸部创伤患者不宜采用；如患者卧于地上，不能站立，则救护人员可躺在患者一侧，一手紧握患者后腰，另一手抱其腿，用力翻身，使其负于救护者背上，而后慢慢站起（图 5-1-42）。

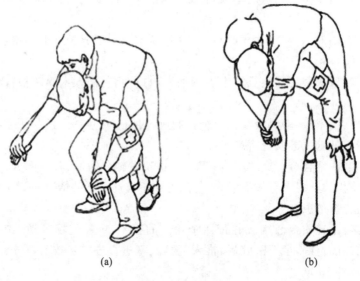

(a)　　　　　　　　　　　　　(b)

图 5-1-42　背负法

（2）双人搬运法

①椅托式：甲救护者以右膝、乙救护者以左膝跪地，各以一手伸入患者大腿之下并互相紧握，另一手彼此交替支持患者背部（图 5-1-43）。

②拉车式：一救护者站在患者头部，两手插到患者腋前，将其抱在怀内；另一救护者站在患者足部，跨在患者两腿中间；两救护者步调一致慢慢抬起患者，使患者卧式前行（图5-1-44）。

③平抱或平抬式：两救护者平排将患者平抱，亦可一前一后、一左一右将患者平抬（图5-1-45）。

（3）三人搬运或多人搬运：三人平排，将患者抱起齐步一致前进，六人可面对面站立将患者抱起。搬运过程中，动作要轻巧、敏捷、协调一致，避免震动，减少患者痛苦，对转运路途较远的患者，应寻找合适的交通工具进行转送（图5-1-46）。

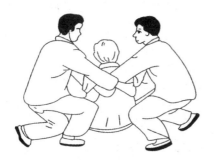

图 5-1-43　椅托式

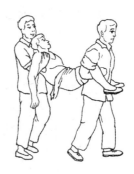

图 5-1-44　拉车式

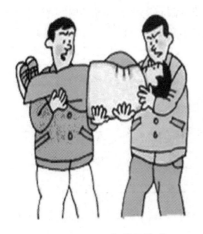

图 5-1-45　平抱或平抬式

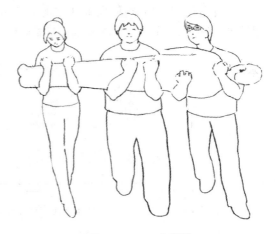

图 5-1-46　三人搬运

3. 特殊伤员的搬运方法

（1）腹部内脏脱出的伤员：先包扎保护脱出内脏，后搬运。

包扎方法：①伤员双腿屈曲，腹肌放松，防止内脏继续脱出；②脱出的内脏严禁送回腹腔，防止加重污染，可用大小适当的碗扣住内脏或取伤员的腰带做成略大于脱出内脏的环，圈住脱出的脏器后用三角巾包扎固定；③包扎后取仰卧位，屈曲下肢，注意腹部保暖，防止肠管过度胀气（图 5-1-47）。

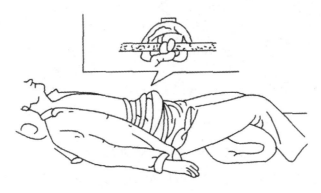

图 5-1-47　腹部内脏脱出伤员的搬运

（2）昏迷伤员：患者平卧或俯卧于担架上，头偏向一侧，以利于呼吸道分泌物引流（图5-1-48）。

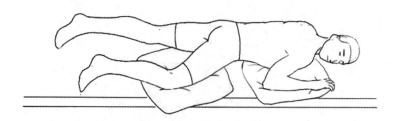

图 5-1-48 昏迷伤员的搬运

（3）骨盆损伤的伤员：应先将骨盆用三角巾或大块包伤材料进行环形包扎，然后让伤员仰卧于门板或硬质担架上，膝微屈，下部加垫，进行搬运（图5-1-49）。

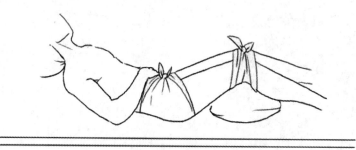

图 5-1-49 骨盆损伤伤员的搬运

（4）脊柱损伤的伤员：搬运时应严防颈部和躯干前屈或扭转，应使脊柱保持伸直。颈椎伤的伤员应四人搬动：一人专管头部的牵引固定，保持头部与躯干部成直线；三人蹲在伤员同一侧，一人托肩背部，一人托腰臀部，一人托双下肢，同时站起，将伤员放在硬质担架上，然后将伤员的头部两侧用沙袋固定或用颈托固定颈部（图5-1-50）。搬运胸腰椎伤员时，三人同在伤员右侧，一人托肩背部，一人托腰臀部，一人托双下肢，同时起立将伤员放到硬质担架上。

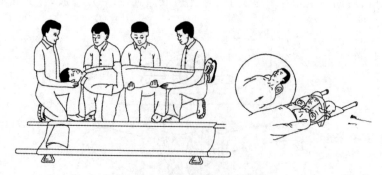

图 5-1-50 脊柱损伤伤员的搬运

（5）异物刺入体内的伤员：刀子、匕首、钢筋、铁棍以及其他异物因意外刺入体内。异物刺入体内后，切忌拔出异物再包扎。异物可能刺中重要器官或血管，如果盲目将异物拔出,会造成出血不止,甚至出现更严重的伤情。应先包扎后搬运。

正确的包扎方法:先将两块棉垫或替代品安放在异物显露部分的周围,尽可能使其不摇动,然后用棉垫包扎固定,使刺入体内的异物不会脱落。还可制作环形垫,用于包扎有异物的伤口,避免压住伤口中的异物。

搬运时应避免挤压、碰撞。刺入物外露部分较长时,要有专人负责保护刺入物。途中严禁震动,以防止刺入物脱出或深入。

（三）注意事项

（1）搬运过程中动作要轻巧、敏捷、步调一致,避免震动,以减轻伤员的痛苦。

（2）按不同的伤情和环境采取不同的搬运方法,避免再次损伤和由于搬运不当造成的意外伤害。

（3）搬运过程中,应注意观察伤员的伤势和病情变化。

（马志华）

第二节　抗休克裤的应用护理

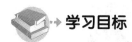
学习目标

掌握:抗休克裤的适应证与禁忌证及使用方法。

熟悉:抗休克裤的注意事项。

了解:抗休克裤的结构与原理。

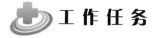
情 境 导 入

患者,男,23岁,同朋友一起到水库钓鱼,不慎失足坠落水库。当他被找到时,处于昏睡状态,鲜血直流,朋友随即找当地人求救,后被紧急送往附近医院抢救。

工 作 任 务

我们应该如何进行现场救护?

一、概述

抗休克裤专为紧急抢救各种原因所致的低血容量性休克患者设计,它通过对休克患者的腹部和下肢施加可测量和可控制的压力,使体内有限的血液实现最优分配,进而迅速改善心、脑重要脏器的供血。现场穿抗休克裤只需 1~2 分钟,可使自身输血达 750~1500 mL,迅速纠正休克。其次,抗休克裤对减缓其包裹范围内的创伤后活动性出血有一定作用,对其部位的骨折也起了固定作用。因此,目前抗休克裤常用于伤病员转运途中或急诊室。

二、结构和原理

(一)结构

我国自行设计的抗休克裤一般是用两层聚乙烯织物制成的中空气囊,由外套、气囊、充气嘴、压力表、尼龙搭扣、固定绊等组成。裤子为开片式,展开呈平面结构。腹部及两下肢片分别合拢并用尼龙搭扣固定绊扣,合成后形成裤腰及裤腿,还可按伤病员的身材调整搭扣的搭接长度,以保证穿着贴身束紧。囊内能耐受 13.3 kPa(100 mmHg)以上的压力,外包护套可供换洗。目前市场上销售的气囊主要有 2 种类型:①单囊型:腹部及双下肢为一相通气囊;②3 囊型:腹部、双下肢共有 3 个气囊。腹囊和下肢囊上设有充气阀门及气压表,用于充气、减压或监测囊内压,并配有脚踏式充气泵,用于气囊充气(图 5-2-1)。

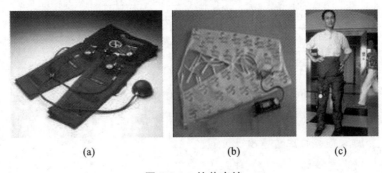

(a)   (b)   (c)

图 5-2-1　抗休克裤

(二)原理

1. 抗休克　通过充气抗休克裤包绕性加压,可增加血管外周阻力和心脏后负荷,使腹部和下肢的静脉池收缩,从而增加心输出量、升高血压,保证重要脏器如心、脑、肺的血液供给,促进休克患者的复苏。

2. 止血　一般抗休克裤充气后压力可达 2.67~5.33 kPa,可有效降低受压部位血管内、外压力梯度,以达到止血的目的。

3. 骨折固定　抗休克裤充气后可形成气性硬板,且紧贴肢体。因此,可作为临时夹板制动固定骨折部位,减轻疼痛,适用于骨盆骨折或两侧下肢骨折。

三、适应证与禁忌证

1. 适应证

(1)动脉收缩压<10.7 kPa(80 mmHg)的低血容量性休克、神经源性休克和过敏性休克,或动脉收缩压<13.3 kPa(100 mmHg),伴其他休克症状者。

(2)腹部或腹部以下的活动性出血,急需直接加压止血者。

（3）胸或脑外科手术过程中防止低血压。

（4）骨盆骨折或双下肢骨折急需固定者,或已伴有持续出血而出现低血压者。

2. 禁忌证

（1）脑水肿、肺水肿和充血性心力衰竭的患者。

（2）横膈以上有活动性出血灶或创伤的患者。

（3）腹部损伤伴内脏外露的患者。

（4）高血压者、孕妇。

四、使用方法

使用原则是先下肢后腹部,先单肢后双肢,选择性给双下肢及腹部包裹气囊。方法是将抗休克裤展开（必要时抗休克裤平铺在担架上）,从患者身体的一侧垫入患者身后,依次包裹双下肢片及腹部片,扣紧尼龙搭扣。要求上缘必须达到肋缘和剑突下,下缘可至踝部,以便充分发挥充气作用。开动脚踏式充气泵,使气囊充气。没有充气泵时,紧急情况下也可用口吹、打气筒、氧气筒充气。充气至气体从放气阀释出和（或）患者生命体征稳定,可关闭阀门。也可根据需要充放气。一般压力到 $2.67 \sim 5.33$ kPa（$20 \sim 40$ mmHg）即可获得良好的效果,囊内压超过 13.3 kPa（100 mmHg）时则开放自动减压阀排气减压。

不需要抗休克裤时,应先保障 1 条有效静脉通路,抢救工作就绪,再打开活塞逐渐放气。并迅速行扩容治疗,收缩压维持在 13.3 kPa（100 mmHg）时继续放气。放气过快可致血压骤降,应注意避免。

五、注意事项

（1）由熟悉休克的专业人员来决定是否使用,严格掌握使用的适应证和禁忌证。

（2）穿着要正确,随时监测神志、血压、脉搏、呼吸、瞳孔的情况和囊内压的变化。

（3）操作正确、熟练,使用过程中应及时补充血容量。

（4）较长时间穿抗休克裤时,应适当降低气压,并适量输入 5‰碳酸氢钠以防代谢性酸中毒。

（5）在血压监测下缓慢放气,先从腹囊放气,放气时如血压下降 0.67 kPa（5 mmHg）,则应停止放气,及时补充血容量。

六、并发症

（1）通气功能受限,呼吸频率加快。

（2）可能使肾脏缺血,出现少尿。

（3）使横膈以上的出血部位出血增加。

（4）因回心血量增加和外周阻力升高,使心脏负荷加大,可致心力衰竭。

（马志华）

第三节 电除颤器的应用护理

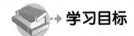 **学习目标**

掌握:电除颤器的适应证与禁忌证及操作方法与步骤。

熟悉:电除颤器的注意事项。

了解:电除颤器的目的。

情境导入

患者,男,28岁,因在建筑工地不慎触电,被工友发现后,紧急送往附近医院急诊科。患者意识已丧失,口唇青紫,听诊心音消失,心电图示 QRS 波群消失,呈形状各异、大小不等且不规则的波浪状曲线。

工作任务

1. 患者发生了什么?
2. 如何对患者进行急救?

一、概述

电除颤器是应用电击来抢救和治疗心律失常的一种医疗电子设备。临床上常用于非同步电复律(电除颤)及同步电复律。自问世以来,其大大提高了心搏骤停患者的抢救成功率并成为非常重要的抢救技术。

二、目的

(1)在短时间内向心脏通以高压强电流,使心肌瞬间同时除极,以消除异位兴奋灶,恢复窦性心律。

(2)瞬间高能电脉冲对心脏紧急非同步电击,消除室颤。

三、适应证和禁忌证

(一)适应证

1. 非同步电复律(电除颤)适应证

(1)心室颤动者。

（2）心室扑动者。

（3）快速室性心动过速伴血流动力学紊乱，QRS波增宽不能与T波区别者。

2. 同步电复律适应证

（1）新近发生的心房扑动或心房颤动，在去除诱因或使用抗心律失常药物后不能恢复窦性心律者。

（2）室上性心动过速，非洋地黄中毒引起，并对迷走神经刺激或抗心律失常治疗不起反应者。

（3）室性心动过速，抗心律失常治疗无效或伴有血流动力学紊乱者。

（二）禁忌证

（1）缓慢心律失常，包括病态窦房结综合征的患者。

（2）洋地黄过量引起的心律失常（除心室颤动外）的患者。

（3）严重低血钾的患者。

（4）左心房巨大，心房颤动持续一年以上，长期心室率不快者。

（5）伴有高度或完全性房室传导阻滞的心房颤动、心房扑动、房性心动过速的患者。

四、操作步骤

（一）评估患者

（1）全身情况：包括患者意识状态、生命体征、心电图情况。

（2）局部情况：包括患者胸部皮肤有无炎症、损伤或其他情况。

（3）心理状态：清醒患者，评估患者有无紧张、焦虑、恐惧等情绪及对电复律的态度。

（4）健康知识：清醒患者，评估患者对防治心律失常相关知识的了解情况。

知识链接

心 室 颤 动

心室颤动是指心室各个部位发生快速、微弱、无效而不协调的乱颤，常为临终前的表现。心室颤动心电图（图5-3-1）特征：①QRS-T波消失，呈大小不等、形态不同的心室颤动波，常由心室扑动转变而来，波幅＞0.5 mV称粗波型心室颤动，＜0.5 mV称细波型心室颤动；②f-f之间无等电位线；③频率在250次/分以上。频率＞100次/分者称快速型心室颤动，频率＜100次/分者称慢速型心室颤动；④如夹有心室扑动波则称之为不纯性心室颤动。

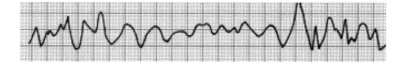

图5-3-1 心室颤动的心电图

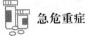

（二）准备

1. 操作者准备　衣帽整洁，戴口罩，摘下手表及身上金属饰品。介绍电复律术的目的、过程及可能出现的不适感，以取得患者及其家属配合。

2. 患者准备　患者及其家属了解电复律术的目的、过程及可能出现的不适感，愿意接受和配合，签署知情同意书。建立静脉输液通路。

同步电复律患者的特殊准备：

（1）复律前遵医嘱停用洋地黄类药物 24～48 小时，并给予改善心功能、纠正低钾和酸中毒的药物。有心房颤动者进行抗凝治疗。

（2）复律前 1～2 天口服奎宁丁，预防转复后复发，服药前监测心电图，观察 QRS 波时限及 QT 间期的变化。

（3）复律当天前 4 小时禁食，排空膀胱。

3. 用物准备　电除颤器（图 5-3-2）、导电糊、生理盐水、纱布垫、地西泮、心电监护仪及其他抢救物品和药品。电源：单相 220 V 三线（带单独接地线）、频率 50 Hz；电池供电，机内 12 V，12 AH；检查电源接地是否良好，所有的电缆是否正确连接，有无裸露、破损等。

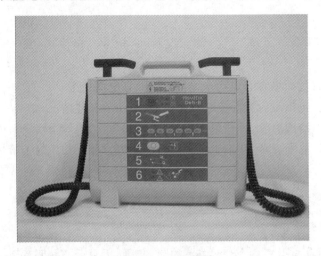

图 5-3-2　电除颤器

4. 环境准备　室内环境安静、整洁，光线充足。

（三）实施步骤

1. 同步电复律的使用方法

（1）核对患者：向家属说明病情及除颤事宜，清醒患者给予解释，以取得合作。

（2）患者平卧于木板床上，充分暴露胸壁。

（3）监测心电图和血压。

（4）连接除颤器导线，接通电源，检查同步性能，选择 R 波较高导联进行示波观察。

（5）适当应用异丙酚、依托咪酯等麻醉药进行麻醉。

（6）选择电能剂量，充电。将除颤器设置为同步状态。室性心动过速（除颤能量为 100～200 J）；阵发性室上性心动过速（除颤能量为 100～200 J）；心房扑动（除颤能量为 50～100 J）；心房颤动（除颤能量为 150～200 J）

（7）电极放置：将两块电极板用 8～12 层盐水纱布包裹或涂抹导电糊，负极（Apex）放于左侧平乳头腋中线，正极（Stenal）放于胸骨右缘第 2 肋间。

（8）采用同步放电，重复进行时，每次间隔 3 分钟以上，3～4 次为限，最大能量＜300～400 J。放电时所有人员不得接触患者、病床以及与患者相连接的仪器设备，以免触电。

（9）电击后立即进行常规导联心电图，并进行心电、血压、呼吸和意识的监测，一般需持续 1 天。

2. 非同步电除颤使用方法

（1）患者平卧于木板床上，充分暴露胸壁。

（2）选择电能剂量，充电。将除颤器设置为非同步状态，单相波除颤目前推荐采用的除颤能量为 360 J。双相波除颤：美国心脏病协会支持首次除颤采用低能量 200 J，不逐级增加的双相波除颤方法具有安全、有效、除颤后复发率低的特点。

（3）电极放置同同步电复律。

（4）听到充电完毕的声音，确认检查术者及他人均未与患者身体接触后开始放电。

（5）首次除颤后观察即刻心电图。如心室颤动持续存在，可准备继续除颤，直至转复成功或停止抢救。

（6）如心电监测显示为心电静止，立即给予肾上腺素静脉注射。

（7）除颤过程中与除颤成功后，均须严密监测，并记录心律/心率、呼吸、血压、神志等病情变化。

（8）除颤完毕后将电极板清洗干净，整理用物，除颤器充电备用。

五、注意事项

（1）非同步电除颤必须在患者神志不清时进行。

（2）电极板要放置准确，电极板与患者皮肤紧密接触，保证良好导电。

（3）电击时任何人不能接触患者及病床，以免触电。

（4）电击部位皮肤可能有轻度红斑、疼痛或肌肉疼痛，3～5 天后可自行缓解。

（马志华）

第四节 洗 胃 术

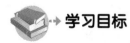 **学习目标**

掌握：洗胃的适应证与禁忌证及操作方法、步骤与注意事项。

熟悉：洗胃的潜在并发症的预防和处理。

了解：洗胃的目的。

情 境 导 入

患者,女,35 岁,因家庭矛盾想不开自服艾司唑仑 200 片,3 小时后被家人发现,患者处于昏睡状态,紧急送往附近医院急诊科。

工 作 任 务

我们该如何为患者洗胃?

一、概述

(一)概念

洗胃术是指将洗胃液经口饮入或通过胃管灌入胃内,然后再引出,如此反复多次,以排除胃内容物、减轻或避免毒物吸收的一种方法。目前的洗胃方法有催吐法、鼻饲法、胃管虹吸法、插入胃管洗胃机洗胃和剖腹洗胃。其中插入胃管洗胃机洗胃快速、安全、高效,临床最为常用。本节主要介绍插入胃管自动洗胃机洗胃术。

(二)自动洗胃机洗胃原理

自动洗胃机通过正压能够使洗胃液通过洗胃管自动进入患者胃内,再通过负压抽出患者胃液,反复循环。自动洗胃机具有液量平衡控制系统,采用压力传感检测系统实现压力反馈控制,能够根据患者洗胃时的不同状况适时调整洗胃状态,实现自适应循环洗胃。液量控制采用限容控制方法,以多位定量阀限定自动循环单次最大送入量和抽出量为 450~500 mL,且压力和液量任一值达到设定值即可实现状态切换,实现对患者洗胃过程中的压力和液量双重保护控制。能达到"快进快出、少进多出、压力适当",即快速、有效、安全的要求。

二、适应证和禁忌证

(一)适应证

(1)催吐洗胃法无效或有意识障碍、不合作者。
(2)需留取胃液标本送毒物分析者。
(3)凡口服毒物中毒(6 小时以内洗胃效果最好)、无禁忌证者。
(4)清洁胃腔为胃部手术、检查做准备者。

(二)禁忌证

(1)强酸、强碱及其他对消化道有明显腐蚀作用的毒物中毒者。
(2)伴有上消化道出血、食管静脉曲张、主动脉瘤、严重心脏疾病等的患者。
(3)中毒诱发惊厥未控制者。

三、操作步骤

(一)评估患者

1. 全身情况 评估患者意识状态、生命体征;服用毒物或药物的名称、剂量和时间等;

洗胃的原因。

2. 局部情况 评估患者口腔黏膜有无炎症、损伤或其他情况。

3. 心理状态 评估患者有无紧张、焦虑、恐惧等情绪及对插入胃管洗胃术的态度。

4. 健康知识 评估患者对食入中毒及插入胃管洗胃术相关知识的了解情况。

（二）准备

1. 操作者准备 戴上帽子、口罩，熟悉插入胃管洗胃术的操作要求。

2. 患者准备 患者取坐位或半坐位，中毒较重者取左侧卧位，有活动义齿应取下，胸前垫以橡胶单和治疗巾。

3. 用物准备

（1）全自动洗胃机（图 5-4-1）。另备橡胶单 1 块，塑料桶 2 个。

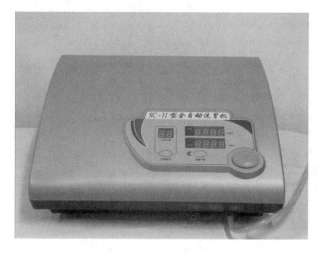

图 5-4-1　全自动洗胃机

（2）治疗盘内盛：一次性胃管 1 根、治疗巾 1 块、弯盘 1 个、镊子 1 把、开口器 1 个、压舌板 1 个、血管钳 1 把、听诊器 1 个、20 mL 注射器 1 个，液体石蜡，纱布，棉签，量杯 1 个，毛巾 1 条。

（3）洗胃液：按需备洗胃液 10000～20000 mL，温度 35 ℃左右。常见食入毒物中毒所用洗胃液见表 5-4-1。

表 5-4-1　常用洗胃液及其适应证

洗胃液	适应证	注意事项
清水或生理盐水	砷、硝酸银、溴化物及不明原因的中毒	儿童宜用生理盐水
1∶5000 高锰酸钾	安眠药、氰化物、砷化物、无机磷	1605 中毒禁用
2%碳酸氢钠	有机磷杀虫药、氨基甲酸酯类、苯、汞、香蕉水	美曲膦酯及强酸中毒禁用
0.3%过氧化氢溶液	阿片类、氰化物、高锰酸钾	
鸡蛋清、牛奶	腐蚀性毒物、硫酸铜	
10%活性炭	河豚毒、生物碱	
液体石蜡	硫黄	口服液体石蜡后再用清水洗胃

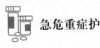

续表

洗胃液	适应证	注意事项
1%～3%鞣酸	吗啡类、辛可芬、洋地黄、阿托品、颠茄、草酸、发芽马铃薯、毒蕈	
0.3%氧化镁	阿司匹林、草酸	
5%硫酸钠	氯化钡、碳酸钡	
5%～10%硫代硫酸钠	氯化物、碘、汞、铬、砷	

4. 环境准备 室内环境安静、整洁，光线充足。

知识链接

活 性 炭

活性炭是一种多孔径的碳化物，有极丰富的孔隙构造，具有良好的吸附特性，其表面能吸附水溶性或脂溶性毒物，减少消化道内未被吸收的毒物。活性炭可与洗胃合用，在胃管撤出之前放入或经口服入，成人 50～100 g 的药物活性炭片（或粉），儿童20～50 g。昏迷患者或有呕吐时要注意保护呼吸道，因为活性炭吸入肺可引起严重肺部损伤甚至急性呼吸窘迫综合征。一般也可直接使用活性炭（如在氨茶碱中毒中），每隔 4～6 小时服用 50 g。它的缺点是有时会导致肠梗阻。

（三）实施步骤

1. 插管前准备 核对患者，做好插入胃管洗胃术的解释、安慰工作，取得患者合作。

2. 插入胃管 将一次性胃管前端涂液体石蜡后，左手用纱布捏着胃管，右手用纱布裹住胃管 5～6 cm 处，自鼻腔或口腔缓缓插入。有意识障碍者可用开口器撑开上下牙列，徐徐地送入胃管，切不可勉强用力。当胃管插入 10～15 cm（咽喉部）时，嘱患者做吞咽动作，轻轻将胃管推进。如患者呈昏迷状态，则应轻轻抬起其头部，使咽喉部弧度增大，轻快地把胃管插入。在插入胃管过程中如遇患者剧烈呛咳、呼吸困难、面色发绀，应立即拔出胃管，休息片刻后再插，避免误入气管。进入到估算的长度（45～55 cm）时，检查胃管是否在胃腔内。昏迷患者要敞开胃管将其末端置于盛水碗内观察，无气泡逸出，表示胃管不在气管内；注射器试着抽吸，如有胃液吸出则表示胃管已进入胃内，或者用注射器向胃管内注入 10～30 mL 空气，同时用听诊器在胃区听诊，如能听到气过水音，也表明胃管已在胃内。调整胃管到适当深度，直至负压吸引比较容易吸出胃液。

3. 洗胃 将洗胃机进液口、接胃口、排液口分别连接相应液管，进液口液管放入洗胃液容器中，排液口液管放入废液容器中。打开电源开关，按下工作开关，按复位键使计数呈零位，洗胃机开始洗胃。进出胃一个循环计数一次。这样反复灌洗，直至洗出液澄清无味为止。洗胃液的温度控制在 35 ℃左右。如果需要化验胃液，应将首次抽出的胃液作标本。洗胃过程中注意观察患者病情变化，有出血、抽搐、窒息及胃管堵塞立即停止洗胃，查找原因并处理。

4. 洗胃后处理 可根据病情从胃管内注入解毒剂、活性炭、导泻药等,胃管外端反折包扎好。整理用物,观察并记录洗胃液的量、颜色及患者的反应。洗胃完毕胃管可保留一段时间,不宜立即拔出,以利于再次洗胃或向胃管内注药。

5. 清理洗胃机 洗胃机与胃管连接胶管放在 1∶200 的 84 消毒液内浸泡消毒。塑料桶内备足够清水,让洗胃机清洗 20 次左右即可。

四、注意事项

(1)插入胃管应确定在胃内,防止误入气管。

(2)洗胃机和胃管各衔接部位要连接牢固,不得松动漏气。

(3)中毒物质不明时,第一次抽出物或洗出物立即送检。

(4)在洗胃过程中应随时观察患者生命体征的变化,如患者感觉腹痛、流出血性灌洗液或出现休克现象等,应立即停止洗胃。

(5)注意每次灌入量与吸出量的基本平衡。每次灌入量不宜超过 500 mL,灌入量过多可引起急性胃扩张,使胃内压上升,促进毒物吸收。一般总洗胃液量为 25000~50000 mL。

(6)凡呼吸停止、心搏骤停者,应先做心肺复苏(CPR),再行洗胃术。洗胃前应检查生命体征,如有缺氧或呼吸道分泌物过多,应先吸痰、保持呼吸道通畅,再行胃管洗胃术。

五、潜在并发症的预防和处理

1. 出血 鼻咽部、食管出血可能与胃管太粗或动作粗鲁有关。胃出血可能与毒物刺激损伤胃黏膜或胃管损伤胃黏膜有关。

预防及处理:①选择粗细合适多侧孔的胃管,液体石蜡充分润滑,取得患者合作,动作轻柔,不可暴力插管。②洗胃过程中动态改变胃管位置,防止同一位置长时间反复正压、负压冲洗而造成局部胃黏膜损伤。

2. 急性胃扩张及胃破裂 如果进液量大于出液量,胃内液体潴留易引起急性胃扩张,甚至胃破裂。

预防及处理:①严密监测洗胃,保持出入量平衡。②保持洗胃管通畅,如出液不畅可能有胃管堵塞或盘曲,应给予相应处理。

3. 水、电解质紊乱 与患者洗胃前进食少、洗胃时胃液大量丢失或大量洗胃液进入肠道吸收水分有关。

预防及处理:①洗胃时保持出入量平衡。②监测患者水、电解质情况,及时纠正水、电解质紊乱。

4. 吸入性肺炎 洗胃时洗胃液或反射性呕吐的胃内容物误吸进入肺内,引起肺部感染,严重时致窒息,危及生命。

预防及处理:①采取头低的左侧或右侧卧位。②及时清除口腔内呕吐物及分泌物。

(马志华)

第五节　环甲膜穿刺、切开术及护理

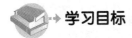
学习目标

掌握：环甲膜穿刺、切开术的适应证与禁忌证及操作方法、步骤与注意事项。

熟悉：环甲膜穿刺、切开术的潜在并发症的预防和处理。

了解：环甲膜穿刺、切开术的目的。

情 境 导 入

患儿，男，3岁，随父母火车旅行途中，在进食花生时突发呼吸困难及喉鸣，烦躁不安，面色苍白，口唇及指、趾发绀。患儿吸气时胸骨上窝、锁骨上窝及肋间隙凹陷明显。

工 作 任 务

1. 患儿可能发生了什么情况？
2. 我们应该如何进行现场救护？

一、环甲膜穿刺术

（一）概述

环甲膜穿刺术是在紧急情况下呼吸复苏的一种最简单、最迅速的开放气道措施。

（二）适应证与禁忌证

各种原因导致的上呼吸道完全性或不完全性梗阻，而短时间内又不能建立其他人工气道者均可用此方法开放气道；但本手术不适用于3岁以下小儿，另外有出血倾向的患者慎用。

（三）操作步骤

1. 评估患者

（1）全身情况：评估患者的年龄、病情、意识状态、生命体征，特别是呼吸道梗阻情况。

（2）局部情况：评估患者呼吸道梗阻情况。

（3）心理状态：评估患者有无紧张、焦虑、恐惧等心理反应及对环甲膜穿刺术的态度。

（4）健康知识：评估患者对疾病及环甲膜穿刺术相关知识的了解情况和合作程度。

2. 准备

（1）操作者准备：衣帽整洁、洗手、戴口罩。熟悉环甲膜的解剖位置及穿刺方法。

（2）患者准备：向患者说明施行环甲膜穿刺术的目的，消除不必要的顾虑。

（3）用物准备：环甲膜穿刺针或 16 号采血用针头或套管针，T 形接管或 Y 形接管、供氧装置、简易呼吸器，局部麻醉药品、治疗用药、无菌手套等。

（4）环境准备：室内温度、湿度适宜，环境安静、整洁，光线充足。

3. 实施步骤

（1）核对患者：清醒患者给予解释，以取得患者合作。

（2）患者体位：仰卧位，头尽量后仰，颈过伸；时间允许应该备皮，一般不需麻醉。

（3）消毒与定位：常规消毒局部皮肤、铺洞巾。操作者戴无菌手套，在喉结下方用左手示指触摸甲状软骨与环状软骨之间的凹陷，其深部就是膜状结构的环甲膜，即为穿刺点。

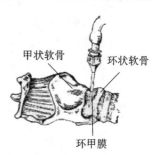

（4）穿刺：左手拇指、示指分别固定穿刺点两侧皮肤，右手持穿刺针在环甲膜处垂直刺入（图 5-5-1），有落空感后提示已进入喉腔，患者可有反射性咳嗽，此时立即停止进针，防止进针过深伤及喉后壁及其深部结构；如果用注射器穿刺，针头若在气管中回抽会有空气。如使用套管针，经环甲膜刺入后，将针芯取出，外套管留置于气管内，其显露于皮肤外的一端连接呼吸器。

（5）术后处理与健康指导：洗手，整理用物，垃圾按要求分类处理。交代注意事项。

图 5-5-1　环甲膜穿刺

（四）注意事项

（1）环甲膜穿刺术是不稳定的气道开放操作，患者通气障碍的紧急情况解除后，应改做气管切开或做异物取出等处理。

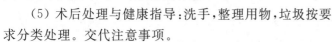

知识链接

环甲膜的解剖

环甲膜是连接环状软骨与甲状软骨之间的软组织，位置比较容易找到。甲状软骨即我们常说的喉结，男性更明显些，仰脖时最突出。其下面是摸起来有骨感的环状软骨，就是一环一环的气管环，在它们之间摸起来感觉软软的组织就是环甲膜。环甲膜前部的高度和上、下宽度，男性分别为（11.4±1.8）、（11.2±1.2）和（4.8±1.6）mm；女性分别为（9.6±1.7）、（9.9±1.9）和（3.7±1.1）mm。男性各值均大于女性，这个窄的间隙就是穿刺的部位。

（2）穿刺时进针不要过深，避免损伤喉后壁黏膜。注射药物前必须确认回抽有空气，确定针尖在喉腔内才能注射药物。

（3）穿刺用物接口位置要密闭。

（4）若穿刺处出血较多，应注意止血或以灭菌干棉球压迫，以防血液误入气管。

（5）术后如患者咳出少量带血的分泌物，嘱患者勿紧张，一般在 1～2 天内消失。

二、环甲膜切开置管术

对于病情危急呼吸困难,通过切开环甲膜置管可以解决呼吸困难的患者,可先行环甲膜切开置管手术。

(一)适应证与禁忌证

1. 适应证

(1)异物、颌面和喉外伤、会厌软骨炎、喉痉挛或肿瘤等引起完全或不完全梗阻者。

(2)经口鼻气管插管失败者。

(3)昏迷或脑外伤后咳嗽反射消失而导致呼吸道分泌物堵塞者。

(4)疑有颈椎骨折脱位或老年性颈椎退行性变须做气管切开者。

以上情况在须紧急救治的情况下,若条件不允许做常规的气管切开而又不适合或者不能行气管插管时,可行环甲膜切开置管术,以解除严重的呼吸困难或窒息。

> **知识链接**
>
> ### 气管切开与环甲膜切开的对比
>
> 气管切开,开放气道,切开皮肤后皮下脂肪较多,又会有多个出血点,需止血,因此费时长,没有15分钟难以完成;实施环甲膜切开,1分钟内就可以让患者生还,可以尽快解救窒息。待呼吸困难缓解后,再做常规气管切开术,因为环甲膜切开口放导管若超过24小时,有形成喉狭窄的可能。

2. 禁忌证 3岁以下婴幼儿在病情允许的情况下尽量选用正规气管切开术。

(二)操作步骤

1. 评估患者

(1)全身情况:评估患者的年龄、病情、意识状态、生命体征,特别是呼吸道梗阻情况。

(2)局部情况:评估患者呼吸道梗阻情况。

(3)心理状态:评估患者有无紧张、焦虑、恐惧等心理反应及对环甲膜切开置管术的态度。

(4)健康知识:评估患者对疾病及环甲膜切开置管术的相关知识的了解情况和合作程度。

2. 准备

(1)操作者准备:衣帽整洁、洗手、戴口罩,将环甲膜切开置管术用物携至患者床旁。

(2)患者准备:向患者说明施行环甲膜切开置管术的目的,消除不必要的顾虑。

(3)用物准备:一般无须特殊准备。有条件者可备气管切开全套包,无条件时(在紧急情况下)用无菌小刀、止血钳、橡皮管代替。

(4)环境准备:室内温度、湿度适宜,环境安静、整洁,光线充足。

3. 实施步骤

(1)核对患者:清醒患者给予解释,以取得合作。

(2)患者体位:患者取仰卧位,肩背部垫一小枕,由专人固定患者头部,使患者保持正中位,头后仰,并维持下颏尖对准胸骨中线;若呼吸严重困难不能仰卧时,可取半坐卧位,充分显露颈部。

(3)消毒与麻醉、铺巾:颈部皮肤消毒后,术者戴无菌手套,铺无菌巾。紧急状态下可暂不消毒和铺巾。

(4)定位、穿刺:先摸清甲状软骨的位置,在甲状软骨与环状软骨之间中线上的柔软处即为环甲膜。男性患者于喉结节下方2~3 cm处扪及环甲凹陷。左手固定该处皮肤,右手持刀作一横切口,2~3 cm长(图5-5-2),切开皮肤、皮下组织和颈阔肌,显露环甲膜。露出环甲膜部后,左手示指插入切口,摸清环甲筋膜及环状软骨的上缘,横形切开环甲膜(图5-5-3),环甲膜上的血管沿软骨边缘走行,故切开处应在环甲膜中间,不要靠近甲状软骨和环状软骨,不要切得太深。用手术刀柄或中弯血管钳扩张环甲膜切口直至可插入气管切开导管,插入合适的气管套管,一般为小号(内径4 mm)气管导管或金属管或任何桶形管如圆珠笔筒(图5-5-4、图5-5-5)。在危急时刻,任何可以使切口敞开的东西都可以用来建立通气道使患者呼吸通畅。

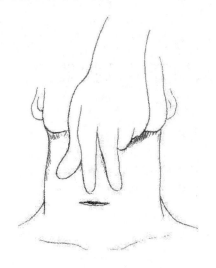

图 5-5-2 环甲膜横切口

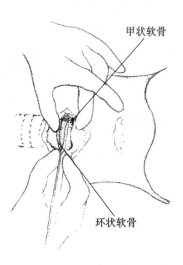

图 5-5-3 横形切开环甲膜

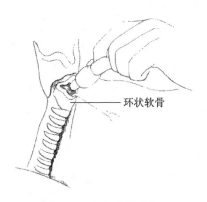

图 5-5-4 放置气管套管

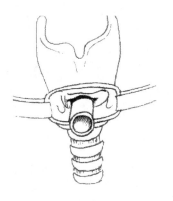

图 5-5-5 固定气管套管

(5) 术后处理与健康指导:洗手,整理用物,垃圾按要求分类处理。交代注意事项。

（三）注意事项

(1) 注意气管套管固定松紧度要适宜。保持套管在气管内,若套管脱出,又未及时发现,可引起窒息。套管太短、固定带子过松、气管切口过低、颈部肿胀或开口纱布过厚等,均可导致外管脱出。

(2) 保持室内温度为 21～22 ℃,湿度在 60％以上。

(3) 保持内套管及下呼吸道通畅,可用超声雾化吸入或蒸气吸入,定时通过气管套管滴入少许生理盐水、0.05％糜蛋白酶等,以稀释痰液,便于咳出。每隔 1～4 小时清洗内套管一次。观察切口情况,术后伤口至少每日换药一次预防感染,已发生感染者可酌情给予抗生素。

(4) 环甲膜切开处气管套管放置时间一般不可超过 48 小时,若患者脱离危险,行常规气管切开,以免因感染或瘢痕组织形成引起喉狭窄。

（马志华）

第六节　气管插管、切开术及护理

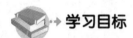
学习目标

掌握:气管插管、切开术的适应证与禁忌证及操作方法、步骤与注意事项。

熟悉:气管插管、切开术的潜在并发症的预防和处理。

了解:气管插管、切开术的目的。

情境导入

患者,女,45 岁,于 2 周前被生锈的剪刀割伤右手无名指,创口小,未经处理后伤口愈合。入院前 2 天感张口不便,咀嚼无力。查体:苦笑面容,颈项强直,各方向活动受限,张口困难,牙关紧闭。于入院第 2 天突然出现咀嚼肌强直,口冒唾沫,口唇发绀,角弓反张,脉搏 160 次/分,呼吸 23 次/分,血压 97/57 mmHg,后渐出现呼吸暂停,发绀加重。

工作任务

1. 患者发生了什么情况?

2. 我们应该如何进行紧急救护解决呼吸困难?

一、气管内插管

（一）概述

气管内插管（endotracheal intubation）是将合适的导管通过合适的途径插入气管内的操作，以建立稳定通畅的气道通气，是急救措施的首要步骤。其作用有：①任何体位下均能保持呼吸道通畅；②便于呼吸道管理，实施辅助或控制呼吸；③减少无效腔和降低呼吸道阻力，保证肺通气和肺换气；④易于清除气道内的分泌物和脓血，防止呕吐物或反流物所致误吸窒息的危险；⑤便于吸氧和气管内给药。气管内插管被广泛应用在急诊科、ICU、CCU、麻醉科、各种病房以及院外的各种现场急救。

（二）适应证与禁忌证

1. 适应证

（1）呼吸心搏骤停者。

（2）喉痉挛或窒息者。

（3）各种原因引起的自主呼吸障碍、呼吸衰竭者。

（4）某些原因导致的上呼吸道梗阻，需要建立人工气道者。

（5）各种原因导致的下呼吸道分泌物过多，须经气管抽吸引流者。

（6）全身麻醉或须经气管插管行呼吸道疾病的诊断或治疗者。

2. 禁忌证

（1）咽喉部疾病如喉头水肿、血肿或脓肿、肿瘤、灼伤或异物存留等。

（2）胸主动脉瘤压迫或侵蚀气管壁者。

（3）呼吸道急性炎症者。

（4）严重出血倾向者。

（5）颈椎骨折、脱位者。

（三）操作步骤

1. 评估患者

（1）全身情况：患者的年龄、病情，特别注意呼吸频率与节律。

（2）局部情况：患者有无松动的牙齿、活动性义齿；口、鼻腔黏膜有无溃疡、破损；呼吸道有无异常；颈部活动度。

（3）心理状态：清醒患者气管内插管，患者有无紧张、恐惧等心理反应及对气管内插管的态度。

（4）健康知识：清醒患者气管内插管，患者对疾病及气管内插管的相关知识的了解情况和合作程度。

2. 准备

（1）操作者准备：衣帽整洁、洗手、戴口罩。熟悉呼吸道的生理解剖及气管内插管方法。

（2）患者准备：摘掉假牙；建立静脉输液通路，有条件的情况下，连接监护仪随时观察病情；患者及家属了解气管内插管的意义和可能的并发症，愿意接受和配合。

（3）用物准备：

①喉镜：分直接和间接两种，目前常用的是间接喉镜。间接喉镜由手柄和镜叶两部分组成。使用前旋开喉镜手柄（镜筒）底座，装入两节2号电池，旋紧底座；左手持手柄，右手拿镜片，将镜片的卡槽卡在手柄的卡榫上，使结合后的喉镜呈折叠状态；检查光源，左手拿起喉镜，右手持镜片使其向外成90°，成待用状态，此时镜片上的聚光灯泡发光（如灯泡不亮，予以检查更换），检查完毕仍使喉镜处于折叠待用状态。根据喉镜片的外形分为直型和弯型喉镜（图5-6-1）。

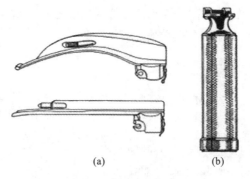

(a)   (b)

图 5-6-1 喉镜的构造

②气管导管：气管导管的生产材料有橡胶、塑料、聚硅酮等。因橡胶导管比较僵硬，组织相容性差，现临床已很少使用。聚硅酮导管组织相容性好且可反复消毒使用，但价格较贵。目前临床常用的是一次性导管，这种导管由聚氯乙烯（PVC）塑料材料生产，有严格的生产标准。临床使用的气管导管类型有 Murphy、Magill 两种，Magill 型气管导管因套囊更靠近导管前端，可减少气管壁损伤和导管误入支气管的机会（图5-6-2、图5-6-3）。

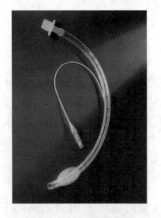

图 5-6-2 气管导管

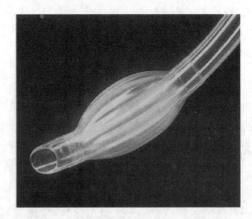

图 5-6-3 气管套囊

气管导管编号目前多用两种编法。a. 导管内径编号，气管导管型号即为管腔内径（mm）数值，是目前的标准方法。b. F 制编号，这类导管的内径（mm）=F/3；患者选用的型号取决于气管的内径，各年龄段使用的型号选择见表5-6-1，12岁以下儿童可按以下计算公式选择：导管内径=4.5+年龄/4。气管导管由导管和管芯两部分组成，管芯可以弯曲，可以重塑气管导管，赋予气管导管一定的曲度而便于操作，一般情况下可以不用。婴幼儿插管很少使用管芯,气管导管过于柔软插管不易时,可用冰块冷敷后再用。内径5.5 mm以上的导管一般前端带有气囊,使用前需检查导管气囊,向导管气囊内注气5 mL左右至气囊膨胀,若此时导管在气囊内居中即可使用。

表 5-6-1 各年龄段使用的气管导管型号选择

年 龄	型号(内径/mm)	插入深度(距门齿/cm)
未成熟儿	2.5	8
新生儿	3.0	9
6个月	3.5	10
1岁	4.0～4.5	12
2岁	4.0～5.5	14
成年女性	7.0～7.5	22
成年男性	7.5～8.0	22～24

③其他用物:咽部麻醉喷雾器、听诊器、开口器、插管钳、吸引设备、牙垫、润滑油、衔接管、面罩、简易呼吸气囊、呼吸机或麻醉机、注射器、胶布、肾上腺素、阿托品、镇静剂、肌肉松弛剂等。

(4)环境准备:室内温度、湿度适宜,环境安静、清洁,光线充足。

3. 实施步骤

1)核对患者 清醒患者插管给予解释,以取得患者合作。

2)麻醉 清醒患者可在适量镇静及催眠药的状态下,施行完善的表面麻醉,然后插管。这种麻醉后插管患者神志清醒,保持呼吸道的张力(通畅),维持自主呼吸,较安全;缺点是患者较痛苦,不易合作,插管较困难。也可在全麻药、肌松药快速诱导下使患者神志消失、呼吸道松弛下插管,患者无痛苦,插管较容易,缺点是失去了维持气道的张力,有发生误吸的可能。

3)操作方法

(1)经口明视插管术:操作简单,省时快捷,特别适用于急救,是最常用且方便的操作方法,但不易被清醒患者接受,且躁动者可能咬闭导管引起窒息,也增加了口腔护理难度,容易造成口腔溃疡。

①患者体位:患者取仰卧位,肩下垫枕,使头略后仰。如无禁忌,可使头部过伸,使口腔、咽部与气管成一直线,充分显露声带。插管前充分供氧,至少面罩吸纯氧3分钟从而提高氧分压,以防止插管过程中缺氧导致呼吸、心搏骤停。

知识链接

- -

预 充 氧

插管过程中,患者因缺氧、插管刺激而产生痛苦和挣扎,甚至牙关紧闭,给插管带来一定困难。因此允许患者持续吸入100%的氧气几分钟,称之为"预充氧"。在生理上,预充氧在肺的功能残气量中贮备了过多的氧气,这是通过氧气进入肺泡置换出氮气实现的。预充氧的重要性在完全气道阻塞和呼吸暂停期间是最明显的。

②暴露会厌及声门：术者于患者的头顶侧，打开喉镜，左手持喉镜手柄，右手拇指、示指分开患者的上下唇（或以右手环指、小指将下颌托起，用拇指自右侧口角将口腔分开固定）；左手将镜叶自口角右侧插入，将舌推向左侧，并缓缓向下推进，见到会厌壁后，镜叶移向中线，再稍前进至会厌窝处，左手缓慢向前向上用力，一般上提45°，即可暴露声门裂。患者的门齿不可以作为支点来暴露声门。

③插管：右手持润滑过的气管导管从右侧送入口咽部，导管紧贴镜叶在声门开放时即患者吸气末轻轻插入，并缓慢送至预定深度（观察导管上的刻度）。如果导管曲度不够，可使用管芯增加弯曲度，幼儿尚可用 Magill 钳协助。成人插入声门下 4~5 cm、小儿 2~3 cm。一般来说，中等体型的成年人，气管导管插入深度为门牙下 22~24 cm。儿童可按下面公式估算：插入深度＝12＋年龄/2。插管成功后，将辅助呼吸器与气管导管连接，给予人工通气，同时听诊双侧胸部，若双侧呼吸音相等，说明气管导管位置适当；若一侧呼吸音强，而另一侧呼吸音弱甚或无，说明插入过深，应拔出导管少许，再次听诊确认，如果听不到呼吸音，说明导管误入食道，应退出重插。有条件

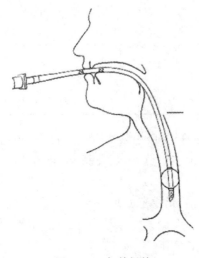

图 5-6-4　气管插管

时，也可用支气管纤维镜或床旁胸片来确定气管导管的位置（图 5-6-4）。

④固定：导管插入并确定插管无误后，放入牙垫，退出镜片，折叠后放入器械盘内；摆正患者的体位，将胶布剪成"工"字形，两条横臂的一条将气管导管和牙垫固定在一起，另一条粘在上唇和两侧颊部；然后用注射器向气囊内注气 5 mL 左右，以气囊恰好封闭气道为准，以防呕吐物、分泌物倒流入气管，压力大小可通过挤压注气导管尾端的小气囊来进行判断。

⑤连接辅助呼吸：将气管导管与呼吸机连接起来进行呼吸支持。

⑥整理与健康指导：洗手，整理床单位，物品归还原处。给予患者及家属插管后的指导。

（2）经鼻插管术：对于经口途径有困难且鼻腔无异常者可考虑使用。经鼻留置气管导管的患者感觉较为舒适，依从性较高，口腔护理容易。但技术要求较高，部分患者可发生鼻腔黏膜损伤。该术分经鼻盲探插管术和经鼻明视插管术两种。

①经鼻盲探插管术：患者体位同前，适当麻醉、润滑导管后，操作者将导管与面部呈垂直方向插入鼻孔，使导管沿下鼻道推进至咽腔，切勿将导管推下头顶方向造成出血。同时操作者应注意倾听气流，当感觉气流强烈时，吸气推进导管至气管，若导管插入后呼吸音正常，提示插管正确；若呼吸音中断，可能误入食管，应退出重插。因反复插管易引起咽部水肿、喉痉挛等，故如果连续 3 次失败应考虑其他方法。

②经鼻明视插管术：气管导管通过鼻腔部分与盲插相同，当导管通过鼻腔后，左手再持喉镜暴露声门，右手继续推进导管进入声门，也可用插管钳夹持导管前端将导管送入声门。进入声门后操作要点同经口明视插管术。

（四）注意事项

1. 插管操作 插管时，喉头声门应充分暴露，动作要轻柔、准确而迅速，以防损伤组织，尽量减少患者的缺氧时间。选择导管的大小以容易通过声门裂者为好，太粗或暴力插入易致喉、气管损伤，太细则不利于呼吸交换，易导致导管脱落。导管尖端通过声门后再深入 4～5 cm，使套囊全部越过声门，不要误入一侧支气管或食道。固定牢靠，若对胶布过敏时，应立即改用其他方法固定；神志清楚者，要防止其自行拔管；浅昏迷的患者要防止患者躁动造成导管脱落。随时观察固定情况和导管外露的长度。

2. 保持清洁 插管后注意患者口腔护理，随时清理口、鼻的分泌物；经常用温水棉签擦洗鼻腔，以湿润黏膜；用液体石蜡涂于口唇和鼻前庭，保护黏膜，也可用生理盐水浸湿纱布盖于口唇部；口腔可用 3％的过氧化氢溶液与生理盐水的混合溶液冲洗。

3. 气囊充气适当 套囊充气以恰好封闭导管与气管壁间隙为度，勿盲目注射大量空气而造成气管壁缺血坏死。

4. 及时拔管 导管留置时间一般不超过 72 小时，若病情需要较长时间置管可选经鼻插管或行气管切开。拔除气管导管时，应密切观察患者神志及缺氧表现，防止发生喉头水肿的可能，须采取必要的防范措施。

5. 气体湿化 插管后由于丧失了生理气道对吸入气体的加湿作用，必须对吸入气体进行湿化，防止气道内分泌物稠厚结痂。接呼吸机者注意给湿化罐加水，保证湿化效果。未接呼吸机的患者可使用湿化器雾化吸入。

6. 保持气道通畅 及时吸痰，每次时间不超过 15 秒；如患者生命体征稳定，还可以给患者作变换体位吸痰。

（五）并发症的观察与处理

1. 喉炎 与插管时间呈正相关。表现为拔管后的声音嘶哑和刺激性咳嗽，重症表现为吸气性呼吸困难而出现缺氧，用 0.1％肾上腺素 1 mg＋地塞米松 5 mg＋生理盐水 10 ml超声雾化吸入，每日 3～4 次，必要时做气管切开。

2. 肺炎、肺不张 可因呼吸道分泌物堵塞细小支气管、插管过深造成单侧吹气、插管和吸痰不注意无菌操作所致；应加强观察，严格无菌技术操作，及时吸痰以减少呼吸道分泌物滞留。

3. 窒息 可见于脱管、导管堵塞或呼吸机故障等意外情况，主要须加强观察，使发生意外能及时得到处理。

二、气管切开术

（一）概述

气管切开术是将颈段气管的前壁切开，通过切口将适当大小的气管套管插入气管内，患者直接经套管进行呼吸或连接呼吸机实施机械通气治疗的一种操作方法。其作用有：①解除上呼吸道梗阻；②减少无效腔和降低呼吸道阻力；③易于清除气道内的分泌物和脓血；④便于吸氧和气管内给药。气管切开术主要用于严重喉阻塞的紧急救护或需要长期机械辅助呼吸的患者，是一种解除呼吸困难、抢救患者生命的急症手术，可分为紧急气管切开术和择期气管切开术。

（二）适应证与禁忌证

1．适应证

（1）需长期人工辅助呼吸的患者。

（2）不适应通过气管内插管建立人工气道者，如张口困难，急、慢性喉部或上呼吸道阻塞（舌后坠、喉阻塞、气管异物）患者。

（3）呼吸道吸入性损伤或颌面部严重创伤的患者。

（4）各种原因导致的气管内分泌物多而无法自行咳出者，如颅脑外伤，颅内或周围神经疾病，胸、腹部严重损伤或手术所致的咳嗽、咳痰能力减弱等。

（5）无法经口取出气道异物者。

2．禁忌证　出血和凝血机制异常者。

（三）操作步骤

1．评估患者

（1）全身情况：患者的年龄、病情、麻醉药物过敏史，特别注意呼吸频率与节律。

（2）局部情况：患者呼吸道梗阻情况，颈部皮肤有无感染或异常。

（3）心理状态：患者有无紧张、恐惧等心理反应及对气管切开术的态度。

（4）健康知识：患者对疾病及气管切开术的相关知识的了解情况和合作程度。

2．准备

（1）操作者准备：衣帽整洁、洗手、戴口罩，熟悉气管切开方法。

（2）患者准备：常规颈部备皮，普鲁卡因皮试，常规建立静脉输液通路并保持通畅。患者及家属了解气管切开的意义和可能的并发症，愿意接受和配合。

（3）用物准备：气管切开包（内有甲状腺拉钩、气管扩张钳、手术刀、组织剪、止血钳、持针钳、医用缝针、手术镊、乳胶管、无菌孔巾等），紧急情况下一刀、一钳、一剪、一镊即可；适宜的气管套管，常用的气管套管由内外套管和内芯组成，放入内套管时功能同普通气管导管，拔出内套管后气流尚可经外套管开口流入呼吸道，外套管还可用于拔管前封管或长期带管者（图5-6-5）。气管套管分为10个型号，型号的选择可参考表5-6-2。供氧装置、负压吸引装置、吸痰用物、麻醉药品（1%普鲁卡因或利多卡因）、急救药品、生理盐水、消毒药品、无菌手套、手术照明灯等。

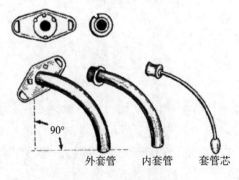

图 5-6-5　气管套管构造

表 5-6-2　气管套管的选择

导管型号	1	2	3	4	5	6	7	8	9	10
内径/mm	3.6	4.0	4.5	5.0	5.5	6.0	7.0	8.0	9.0	10.0
长度/mm	40	42	46	55	55	60	65	70	75	80
使用年龄/岁	<1	1	2	4	6	8	10	14	成年女性	成年男性

（4）环境准备：室内温度、湿度适宜，光线充足，除紧急气管切开外，一般要求在洁净消毒环境下实施。

3. 实施步骤

1）核对患者　清醒患者给予解释，以取得患者合作。

2）体位　患者取仰卧位，肩下垫薄枕，助手扶住患者头部以保持正中体位，呼吸困难不能仰卧的患者可以采取坐位或半坐位，头后仰，助手扶住固定（图 5-6-6）。

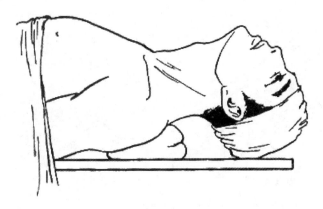

图 5-6-6　气管切开体位

3）消毒铺巾　操作者戴无菌手套，患者颈部皮肤常规消毒，铺洞巾。

4）麻醉　深昏迷患者可不用麻醉；清醒患者可沿手术切口采用局部浸润麻醉，若患者躁动、抽搐或不配合，可采用基础麻醉或全身麻醉。

5）切开置管

（1）传统气管切开术：选择颈中线切口，上起甲状软骨下缘，下至胸骨上切迹以上一横指（图 5-6-7）。操作者站在患者右侧，另需两名护士配合：一名护士站在患者头顶部，协助患者取仰卧位，将枕头垫在肩部，使颈部伸展，稍后仰；另一护士站在患者右侧头部随时准备吸痰。操作者以左手拇指及中指固定环状软骨、右手执刀于环状软骨下缘至颈静脉切迹处作纵形切口，切开皮肤、皮下组织，分离舌骨下肌群、酌情分离甲状腺峡部，暴露气管环；用空针穿刺抽到气体即可确认气管，用尖刀于第 2、3（或 3、4）气管环正中自下向上挑开气管前壁，不可刺入过深，防止损伤气管后壁及食管；血管钳撑开气管切口插入气管套管，迅速取出管芯，立即抽吸气道分泌物；证实套管在气管内后，插入内套管；检查伤口并妥善止血，套管上下酌情缝合 1～2 针；固定气管套管，固定方法：用约 2 cm 宽的布带自一侧套管底板孔内穿入，双带头自颈后拉至对侧，一个带头再穿入套管底板的另一个孔内，两带头在颈一侧打结。气囊充气，无菌纱布块从中间剪开约 3/5，从套管底板下面围住外套管，以保护切口(图 5-6-8、图 5-6-9)。

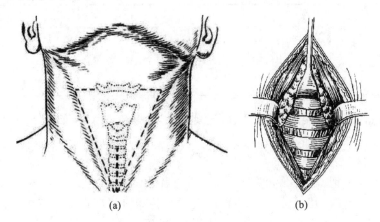

(a)   (b)

图 5-6-7　气管位置

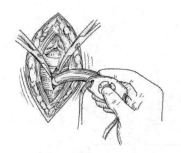
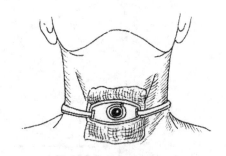

图 5-6-8　插气管套管   图 5-6-9　固定气管套管

(2)经皮扩张气管切开术:此操作并发症少于传统方法,缺点是需要特制的器械且价格昂贵。术前准备同传统方法,消毒、局部麻醉后,于颈前正中线第 1、2 软骨环间或第 2、3软骨环间作穿刺点穿刺进针。确定穿刺针进入气管后,经穿刺针将导丝插入气管,退出穿刺针;沿导丝依次用扩张管和扩张钳穿透扩张气管前组织及气管前壁,将气管套管的管芯穿入导丝,沿导丝将气管套管置入气管,拔出导丝及套管芯,确认套管在气管内;护士将负压吸引管插入气管套管,充分吸尽气管套管内分泌物并证实气道通畅后,将气囊充气,固定气管套管,接呼吸机机械通气或接人工鼻吸氧。

6)术后处理与健康指导　洗手,整理用物,垃圾按要求分类处理。向患者交代置管后的注意事项。

知识链接

气管切开解剖

气管位于颈部正中,其上段较浅,距皮肤 1.5～2 cm;下段逐渐变深,在胸骨上缘处,距离皮肤 4～4.5 cm。气管前面由皮肤、皮下组织、浅筋膜和颈阔肌覆盖。在浅筋膜和颈阔肌之间,有许多小静脉(颈前静脉丛)汇流入颈前静脉。颈阔肌深层是深筋膜浅层,包绕两侧的颈前肌并在中线连成白色的筋膜线。深筋膜浅层后面即为深筋膜中层、气管前筋膜和气管。气管前筋膜附着在气管的前壁。甲状腺位于气管的两侧,甲状腺峡部位于第3、4气管环的前面,被气管前筋膜包绕,手术时应将甲状腺峡部向上推开或切断后再切开气管。

(四)注意事项

(1)注意操作规范,防止下列并发症。

①气胸:较严重的并发症,多为术中误伤胸膜所致。

②出血:多见于术中误伤大血管、止血不完善或患者有凝血机制障碍,少见于气管套管下端磨破血管;出血速度慢者可出现压迫症状或致外出血,速度快者可致休克或窒息。

③其他:纵隔气肿、感染、气管-食管瘘等皮下气肿等。

(2)患者头部应始终保持中立位,以预防损伤颈前血管和甲状腺。

(3)切开气管时注意刀尖向上,用力适当,避免穿透气管后壁甚至形成气管食管瘘。

(4)切开气管时不可伤及环状软骨和第1软骨,以防引起喉狭窄。

(5)定期消毒、更换内套管,防止分泌物堵塞内腔阻塞呼吸,每天可用呋喃西林溶液作口腔护理两次,用湿生理盐水纱布敷盖口鼻部。

(6)置管后不论是否行机械通气,套管气囊应常规充气,防止发生误吸和漏气。

(7)及时吸痰,湿化气道,室温适宜(22~25 ℃),相对湿度在60%以上,套管外口覆盖1~2层生理盐水纱布,并保持湿润状态,也可给予雾化吸入。

知识链接

气管切开患者的注意事项

气管切开的患者缺乏鼻腔对空气的滤过作用,空气中的细菌、尘埃可通过气管套管直接被吸入。因此尽量避免过多人员出入,病房温度保持在24~26 ℃,室内相对湿度为55%~60%,以免空气干燥尘埃飞扬、气道分泌物黏稠。床头须备吸痰器,保持呼吸道湿润,定时吸痰,每次吸痰不超过15秒,两次抽吸间隔3~5分钟。

(8)及时拔管:拔管前必须先用软木塞或胶布堵塞管口1/2,如无呼吸困难,可进一步堵塞2/3,直至全部堵塞1~2天而无呼吸困难,确认呼吸道通畅可拔管。软木塞或胶布必须用线固定在气管套管的固定带上,以防被吸入气管。拔管前先吸尽气管内分泌物,然后松开固定带,顺套管弯度慢慢拔出。如出现呼吸困难,应立即用另一消毒套管由原切口插入。拔管后不需缝合伤口,伤口用蝶形胶布拉拢对合,外覆盖无菌敷料,也可用油纱布包扎。拔管后48小时密切观察呼吸的变化,患者床头放置一套气管切开器械和同型号气管套管,以防拔管后出现呼吸困难时重新插管。

(9)气管切开的患者易产生恐惧感,觉得病情重,情绪悲观、思想负担重,因此须加强他们的心理护理,使他们树立战胜疾病的信心。

(马志华)

第七节　多参数监护仪的应用护理

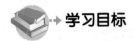 **学习目标**

掌握：多参数监护仪的操作流程、各种导联的连接和电极片的安放及各参数监护的注意事项。

熟悉：各种参数的设置。

了解：多参数监护仪的结构。

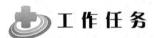 **情境导入**

患者，男，40 岁，反复胸闷心悸 1 周，加重半小时，由急诊拟"冠心病"收入 ICU，入院后给予心电监护、吸氧等对症处理。测血压 85/45 mmHg，心率 106 次/分，呼吸 24 次/分，脉搏血氧饱和度 92%。

工 作 任 务

如何监测患者的病情变化？

一、概述

多参数监护仪能为医学临床诊断提供重要的患者信息，可连续监测心电图（ECG）、呼吸（RESP）、无创血压（NIBP）、体温（T）、脉搏血氧饱和度（SpO_2）、脉率等重要参数，实现对各参数的监督报警、信息存储和传输，是一种监护患者的重要设备。

二、目的

（1）连续观察心功能不全患者的心电图波形、心率、心律。

（2）呼吸功能不全、呼吸衰竭患者的呼吸、SpO_2 监测。

（3）全身麻醉术后危重患者生命体征与持续 SpO_2 监测。

三、适应证和禁忌证

（一）适应证

（1）各种急危重症患者、抢救患者的监护。

（2）手术中及手术后患者的监护。

（3）心脏起搏器植入术前后患者的心率监护及起搏效果的观察。

（二）禁忌证

（1）缓慢心律失常者，包括病态窦房结综合征。

（2）洋地黄过量引起的心律失常（除心室颤动外）者。

（3）严重低血钾者。

（4）左心房巨大，心房颤动持续一年以上，长期心室率不快者。

（5）伴有高度或完全性房室传导阻滞的心房颤动、心房扑动、房性心动过速。

四、操作步骤

（一）评估患者

1. 全身情况 评估患者的年龄、病情、意识状态、生命体征等情况。

2. 局部情况 评估患者胸部、手臂等皮肤有无炎症、损伤或其他情况。

3. 心理状态 清醒患者，评估患者有无紧张、焦虑、恐惧等情绪。

4. 健康知识 清醒患者，评估患者对多参数监护仪的相关知识的了解情况。

知识链接

血 压 监 测

1. 主要功能 它分为自动监测、手动监测及报警装置。手动监测是使用时启动"START"键；自动监测时可定时，人工设置期间，机器可自动按设定时间监测。

2. 使用血压监测仪时的注意事项 首先，每次测量时应注意将袖带内残余气体排尽，以免影响测量结果。其次，选择好合适的袖带。

经皮血氧饱和度监测：

1. 方法 将经皮血氧饱和度监测仪红外线探头固定在患者指端，监测患者指端小动脉搏动时的氧合血红蛋白占血红蛋白的百分比。

2. 注意事项 第一，使用时应固定好探头，尽量使患者安静，以免报警及不显示结果。第二，严重低血压、休克等末梢循环灌注不良时，可影响其结果的准确性。

（二）准备

1. 操作者准备 衣帽整洁、洗手，了解患者病情及使用监护仪的目的、操作方法。

2. 患者准备 患者及家属了解多参数监护仪的目的、过程及可能出现的不适感，愿意接受和配合。

3. 用物准备 多参数监护仪（图 5-7-1），心电、呼吸、血压、SpO_2 模块或插线各 1 个，相关心电三导或五导联线 1 束，心脏电极片 3～5 枚，适合成人或儿童用血压袖带及连线 1 套，SpO_2 探头及连线 1 套，多功能插座 1 个（带 3 m 线）。

4. 环境准备 室内环境安静、温度与湿度适宜、整洁，光线充足。

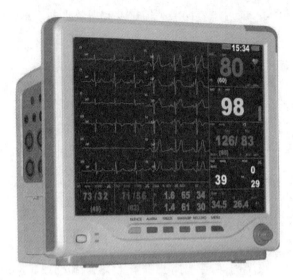

图 5-7-1　多参数监护仪

（三）实施步骤

（1）按要求着装,洗手,戴口罩。

（2）按医嘱备齐用物。

（3）携用物至床旁。

（4）查对床号、姓名,解释使用监护仪的目的。

（5）连接电源,开机。

（6）患者取平卧位或半卧位。

（7）连接心电模块（或插头）于主机。

（8）连接血压模块（或插头）于主机。

（9）连接 SpO_2 模块（或插头）于主机。

（10）嘱患者或协助患者松解上衣扣。

（11）心电监测。

①安放电极:若为 3 个电极,应将其分别放在右锁骨中点下缘,左锁骨中点下缘,左锁骨中线第 6、7 肋间。5 个电极导联的常用名称有美国标准和欧洲标准两种,见表 5-7-1,放置位置如图 5-7-2 所示。

表 5-7-1　多参数监护仪导联名称

美国		欧洲	
导联名称	颜色	导联名称	颜色
RA	白色	R	红色
LA	黑色	L	黄色
LL	红色	F	绿色
RL	绿色	N	黑色
V	棕色	C	白色

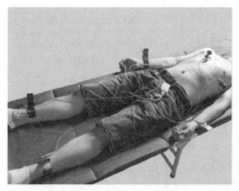

导联端颜色	红	黄	绿	黑	白	白
记号	R	L	F	N	C1(C2)	C5
夹片位置	右手	左手	左脚	右脚	V1(V2)位置	V5位置

图 5-7-2 心电监测导联位置

②连接电极连线：将导联线依次连接在上述顺序的电极上，选择导联，设置监护图形的比率，调整波幅，设定心率、ST 段报警界限。

（12）血氧饱和度监测。

①清洁局部皮肤或指（趾）甲。

②将 SpO_2 传感器夹在患者手指、脚趾或耳廓处。

③观察血氧饱和度和手指脉搏的变化，根据患者病情设置波幅及报警界限。

（13）无创血压监测。

①将袖带缠在患者上臂，方法与水银血压计袖带相同。

②按测量键"NBP-START"观察显示器上的收缩压（SBP）、舒张压（DBP）和平均动脉压（MAP）。如需依次手动测量，按"START"键即可。

③根据患者病情设定血压测量的间隔时间和血压报警界限。

（14）体温监测。

①将测体温的导线连接在监护仪上，测量体温的探头放到测量部位。

②根据患者的病情设定体温报警界限。

（15）整理与健康指导：整理并交代监测中的注意事项。

五、注意事项

（1）在监护中出现报警，如示波屏上显示一条线或血氧饱和度不显示，可考虑是否电源线发生故障，是否患者心跳停止，以及是否电极或探头脱落。

（2）贴电极片前应先清洁局部皮肤，电极片与皮肤应贴紧贴平。为了便于除颤时放置电极板，应留出易于暴露的心前区部位。患者翻身时注意勿将电极拉脱。为使患者获得清晰的心电图应避免各种干扰。

（3）连续监测 72 小时需要更换电极位置，以防皮肤过久刺激而受损伤。若患者对电极有过敏迹象则每天更换电极或改变位置。

（4）多参数监护仪不能替代常规心电图检查。

（5）调整有实际意义的报警界限，一般心率报警上限为 110 次/分，下限为 50 次/分；SpO_2 报警上限为 100％，下限为 96％。听见多参数监护仪报警，一定要查明原因。

（6）长时间将 SpO_2 传感器放在一个手指上可能会使局部皮肤变红、起泡，还可能引起局部缺血。应每隔 2 小时观察测量部位的末梢循环和皮肤情况，并更换传感器安放的位置。另外，患者指甲上若涂指甲油可能使测量结果不准确。

（7）无创血压监测值会因患者移动、严重心律失常等出现偏差，若在正确的测量方法下对监测值高度怀疑，应选择其他的测量方式。

（8）监护仪要远离墙放置，与其他电器及监护仪要有一定距离，地线必须完全接地，避免机器漏电，影响人身安全。

（9）监护仪避免频繁开关机，屏幕每周用 95％ 酒精棉球擦拭。

（王　琰）

第八节　球囊-面罩的使用

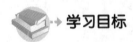
学习目标

掌握：球囊-面罩的适应证与禁忌证及操作方法与步骤。

熟悉：球囊-面罩的注意事项。

了解：球囊-面罩的目的。

情境导入

患儿，女，3 岁，因颅内感染导致昏迷而收入院，入院时立即给予患儿心电监护，患儿生命体征平稳，今晨责任护士在护理患儿时，听其呼吸有明显的鼾声，三凹征（＋），观察心电监护发现，血氧饱和度下降至 85％，通知医生查看后，遵医嘱立即给予患儿简易呼吸器辅助呼吸。

工作任务

1. 患儿发生了什么？

2. 如何对患儿进行急救？

一、概述

球囊-面罩又称简易呼吸器,是进行人工通气的简易工具,与口对口呼吸相比,其供氧浓度高,且操作简便。尤其是病情危急,来不及行气管插管时,可通过球囊-面罩直接给氧,使患者得到充分氧气供应,改善组织缺氧状态。

二、目的

(1)增加或辅助患者的自主通气。

(2)改善患者的气体交换功能。

(3)纠正威胁生命的低氧血症。

(4)为临床抢救争取时间。

三、适应证和禁忌证

(一)适应证

(1)心肺复苏。

(2)现场的紧急抢救。

(3)在更换人工气道的过程中。

(4)意外拔管。

(5)患者转运期间。

(6)呼吸机使用前或停用呼吸机时。

(二)禁忌证

(1)中等以上活动性咯血的患者。

(2)额面部外伤或严重骨折的患者。

(3)大量胸腔积液的患者。

(4)肺大泡的患者。

(5)张力性气胸的患者。

四、操作步骤

(一)评估患者

1. 全身情况 评估患者年龄、体位、呼吸道是否通畅、呼吸情况(频率、节律、深浅度),是否符合使用简易呼吸器的指征和适应证,有无自主呼吸或自主呼吸是否微弱。

2. 局部情况 评估患者有无使用简易呼吸器的禁忌证,如中等以上活动性咯血、心肌梗死、大量胸腔积液、气胸等。

3. 心理状态 清醒患者,评估患者有无紧张、焦虑、恐惧等情绪。

4. 健康知识 清醒患者,评估患者对简易呼吸器相关知识的了解情况。

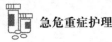

知识链接 ···

球囊-面罩

即简易呼吸器(图5-8-1),由弹性呼吸囊、单项呼吸活瓣以及面罩或气管插管接口和氧气接口等组成。呼吸球入口处球体后端和呼吸球前端出口处都装有单向呼吸活瓣,气体只能从一个方向进出呼吸球体。当放松球体时空气和氧气从呼吸囊的后端进入球体内;而呼吸囊前端的单向活瓣关闭,患者呼出的CO_2气体不会进入球体内。挤压球体时能使球体内的氧气与空气通过单向活瓣与面罩或者气管插管进入患者气道。简易呼吸器具有结构简单、携带方便、操作迅速、无需电动、随意调节、通气效果好等优点。

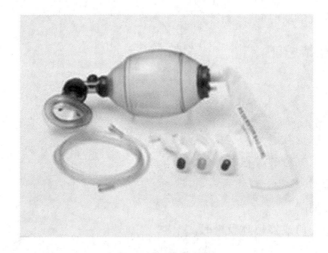

图5-8-1 球囊-面罩

（二）准备

1. 操作者准备 衣帽整洁、戴口罩,检查简易呼吸器各部件连接是否正确,面罩、呼吸囊有无破损、漏气;如需要将简易呼吸器连接氧气,氧流量5~10 L/min。

2. 患者准备 取仰卧、去枕、头后仰体位。

3. 用物准备 选择合适的面罩,外接氧气,应调节氧流量至氧气储气袋充满氧气(氧流量10~15 L/min)。

4. 环境准备 室内环境安静、整洁,光线充足。

（三）实施步骤

1. 准备 连接面罩或气管插管、呼吸囊及氧气。调节氧流量为5~10 L/min(供氧浓度为40%~60%),使储气袋充盈。

2. 开放气道 清除上呼吸道分泌物和呕吐物,松解患者衣领等,操作者站于患者头侧,使患者头后仰,并托起下颌。

3. 面罩的使用方法 将面罩罩住患者的口鼻,按紧不漏气。若气管内插管或气管切开患者使用简易呼吸器,应先将痰液吸净,气囊充气后再使用。

4. EC 手法固定 采用 EC 手法固定,左手拇指和示指成 C 形按住面罩,将面罩扣住口鼻,中指、环指、小指成 E 形托住患者下颌。

5. 单手挤压呼吸囊的方法 右手挤压呼吸囊,挤压时压力不可过大,挤压呼吸囊的 $1/3\sim2/3$ 为宜,避免过多气体挤压到胃部,不可时大时小、时快时慢,以免损伤肺组织,造成呼吸中枢紊乱,影响呼吸功能恢复,注意预防反流误吸。动作正确,面罩位置恰当,面罩紧贴皮肤,通气时无漏气,潮气量为 $500\sim600$ mL($6\sim7$ mL/kg)。

6. 双手挤压呼吸囊的方法 两手捏住呼吸囊中间部分,两拇指相对朝内,四指并拢或略分开,两手用力均匀挤压呼吸囊,待呼吸囊重新膨胀后开始下一次挤压。如果患者有自主呼吸,应尽量保持与患者的呼吸节律一致。患者吸气时挤压呼吸囊送气,患者呼吸时放松呼吸囊,禁止患者呼气时挤压气囊送气。

7. 呼吸频率 成人为 $10\sim12$ 次/分。快速挤压气囊时,应注意气囊的频次和患者呼吸的协调性。在患者呼吸与气囊膨胀复位之间应有足够的时间,以防在患者呼吸时挤压气囊。

8. 呼吸时间比 成人一般为 $1:(1.5\sim2)$;慢性阻塞性肺疾病、呼吸窘迫综合征患者频率为 $12\sim14$ 次/分,呼吸比为 $1:(2\sim3)$,潮气量略少。

9. 观察及评估患者 使用过程中,应密切观察患者对呼吸器的适应性、胸腹起伏、皮肤颜色、生命体征等。

10. 操作结束 整理用物;弹性呼吸囊不宜挤压变形后放置,以免影响弹性。

五、注意事项

(1)使用简易呼吸器容易发生的问题是活瓣漏气,使患者得不到有效通气,所以要定时检查、测试、维修和保养。

(2)挤压呼吸囊时压力不可过大,挤压呼吸囊的 $1/3\sim2/3$ 为宜,亦不可时大时小、时快时慢,以免损伤肺组织,造成呼吸中枢紊乱,影响呼吸功能恢复。

(3)发现患者有自主呼吸时,应按患者的呼吸动作加以辅助,以免影响患者的自主呼吸。

(4)对清醒患者做好心理护理,解释应用简易呼吸器的目的和意义,缓解紧张情绪,使其主动配合,并边挤压呼吸囊边指导患者"吸……""呼……"。

(5)简易呼吸器使用后,将呼吸活瓣、接头、面罩拆开,用肥皂水擦洗,清水冲净,再用 $1:400$ 度米芬浸泡 30 分钟,凉水冲净、晾干、装配好备用。

(6)弹性呼吸囊不宜挤压变形后放置,以免影响弹性。

(王　琰)

第九节　气道异物清除技术——Heimlich 手法

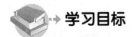 **学习目标**

掌握：Heimlich 手法的适应证、禁忌证及操作方法与步骤。

熟悉：Heimlich 手法的注意事项。

了解：Heimlich 手法的目的。

情 境 导 入

一位三岁小男孩，在家吃桂圆时突然被噎住，家人一时惊慌，手忙脚乱一番后，送医院抢救，但悲剧仍然发生，孩子终因桂圆堵塞气管时间过长，在途中窒息夭折。

工 作 任 务

1. 小男孩发生了什么？
2. 如何对小男孩进行急救？

一、概述

气道异物梗塞，患者发病突然，病情严重，短时间内可危及生命，急救措施应是现场使用简单易行、实用性强、不借助医疗设备的手法立刻将异物排出气道，畅通气道，使呼吸气体得以进出。对于气道异物的处理，在现场主要采用"腹部冲击法"。这种抢救法由美国著名医学家亨利·海姆立克（Henry Heimlich）教授发明，是主要针对异物卡喉的急救方法。

Heimlich 急救法利用冲击腹部的膈肌下软组织产生向上的压力，压迫两肺下部，从而驱使肺部残留空气形成一股气流，这股带有冲击性、方向性的长驱直入气管的气流就能将堵住气管、喉部的食物硬块等异物驱除，使人获救。

二、目的

用于气道异物梗塞的抢救，打开气道，保持呼吸道通畅。

三、适应证和禁忌证

（一）适应证

（1）饮食不慎。

（2）酗酒。

（3）个别老人。

（4）婴幼儿和儿童。

（5）昏迷患者及企图自杀或精神病患者。

（二）禁忌证

肋骨骨折、腹部或胸腔内脏有破裂或撕裂等的患者。

四、操作步骤

（一）评估患者

1. 全身情况 评估患者的年龄、病情、意识状态、生命体征等情况。

2. 局部情况 评估患者有无受伤，如肋骨骨折、腹部或胸腔内脏有破裂或撕裂等。

3. 心理状态 清醒患者，评估患者有无紧张、焦虑、恐惧等情绪。

4. 健康知识 清醒患者，评估患者对气道异物梗塞相关知识的了解情况。

知识链接

气道异物梗塞

气道异物梗塞可以说是日常生活中最为直接而多见的。气道是外界气体进出体内的必经之路，由于异物进入气道而发生梗塞，氧气不能吸入，二氧化碳不能排出，气体交换发生障碍，面色发绀，失去知觉。如超过 4 分钟就会危及生命，而且即使抢救成功，也常因脑部缺氧过久而致失语、智力障碍、瘫痪等后遗症。如果超过 10 分钟，其损伤不可恢复。异物进入气道后，大的异物多停留在气道，小的异物易嵌于支气管。较大的、表面不光滑的异物或植物性异物（如豆类、花生米）对气管黏膜刺激性强，黏液分泌增加，植物性异物被黏液浸泡而膨胀，加剧病情。因此，气道异物梗塞的急救应引起重视。

（二）准备

1. 操作者准备 衣帽整洁、洗手，了解患者病情及操作方法、目的。

2. 患者准备 根据患者情况采取相应的体位。

3. 用物准备 根据患者情况进行选择，如桌子边缘、椅背、栏杆扶手等。

4. 环境准备 室内环境安静、温度和湿度适宜、整洁，光线充足。

（三）实施步骤

1. 腹部手拳冲击法 又称 Heimlich 急救法。它是指救护人通过手拳冲击腹部，使腹压升高、膈肌抬高、胸腔压力瞬间增高后，迫使肺内空气排出，形成人工咳嗽，使气道内的异物上移或驱出。

2. 立位腹部冲击法 适用于意识清醒的患者。患者站着或坐着，救护人从背后抱住其腹部：一手握拳，将拇指一侧放在患者腹部（肚脐稍上）；另一手握住握拳之手，急速冲击性地向内上方压迫其腹部，反复有节奏、有力地进行，以形成气流把异物冲出（图 5-9-1）。

患者应配合,头部略低,嘴要张开,以便异物吐出。

3. 卧位腹部冲击法 适用于意识不清的患者。此法也可用于抢救身体矮小、不能环抱住患者的腰部时。将患者置于仰卧位,使头后仰,开放气道。救护人跪在患者大腿旁或骑跨在两大腿上,双手叠放,用手掌根顶住腹部(肚脐稍上),进行冲击性、快速、向前上方的压迫,连续 6～10 次,检查异物是否排出(图 5-9-2)。若在口腔内,用手取异物法取出;若无,可再冲击腹部 6～10 次进行检查。对于引起心跳呼吸骤停的严重伤病者,异物排出后,要立刻进行心肺复苏救治。此法还适用于溺水患者的救治。

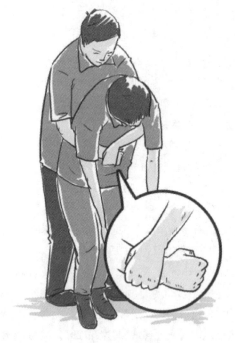
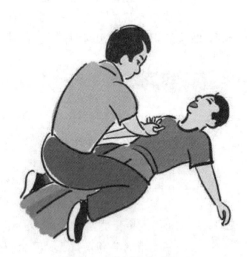

图 5-9-1 立位腹部冲击法　　　　　　　　　图 5-9-2 卧位腹部冲击法

4. 背部拍击法 患者为婴幼儿,若是 3 岁以下的孩子,救护人应该马上把孩子抱起来,一只手捏住孩子颧骨两侧,手臂贴着孩子的前胸,另一只手托住孩子后颈部,让其脸朝下。在孩子背上拍 1～5 次,并观察孩子是否将异物吐出(图 5-9-3)。

5. 胸部手指猛击法 如果患儿异物还没出来,可以把孩子翻过来,面对救护者,将手指并拢在孩子胸部下半段按压 1～5 次(图 5-9-4)。随时观察孩子嘴里有没有东西出来,如果有东西,救护者应该用手指将异物勾取出来,千万不要捅。以上所有动作都是在孩子的头低于胸的情况下完成的。

五、注意事项

(1)尽早尽快识别气道异物梗塞的表现,迅速做出判断。

(2)实施腹部冲击时定位要准确,不要把手放在胸骨的剑突上或肋缘下。

(3)腹部冲击要注意胃反流导致误吸。

(4)预防气道异物梗塞的发生,需将食物切成小条,缓慢完全咀嚼,儿童口含食物时不要跑步或玩耍等。

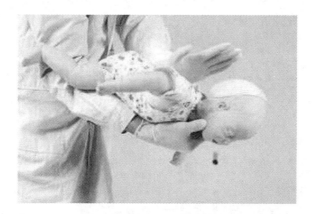

图 5-9-3　背部拍击法

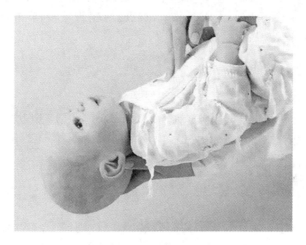

图 5-9-4　胸部手指猛击法

（5）气道异物梗塞的救治方法适用于医务工作者或经过红十字会救护技术培训、具有救护技能的救护员在现场对伤病员的救护。

（王　琰）

第十节　呼吸机的应用护理

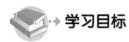 **学习目标**

掌握：呼吸机的适应证、禁忌证及操作方法与步骤。

熟悉：呼吸机的注意事项。

了解：呼吸机的目的。

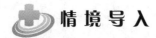

情 境 导 入

患者,男,50岁,高空坠落,头部着地,胸部严重挫裂伤,意识模糊,呼吸极度困难。

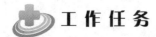

工 作 任 务

在医院如何处理患者的呼吸困难?

一、概述

呼吸机是急、慢性呼吸衰竭的一种治疗仪器,其作用包括维持和改善通气功能、减弱呼吸功能、减轻心肺负担、缓解呼吸困难。呼吸机广泛应用于急救、麻醉、各种急危重症患者呼吸功能不全的呼吸支持,从而提高抢救成功率。

二、目的

(1) 改善通气功能,如心肺复苏(CPR)术后患者。
(2) 改善换气功能,如急性呼吸窘迫综合征(ARDS)应用 PPES 增加气体交换患者。
(3) 减弱呼吸功能,如重症肌无力患者。

三、适应证和禁忌证

(一) 适应证

1. 预防性通气治疗 从临床疾病的病理过程、呼吸功能、心肺功能储备等方面判断,患者有发生呼吸衰竭的高度危险时,可使用预防性通气治疗,如胸部外伤,肺部、心脏手术患者。

2. 治疗性通气治疗 患者出现呼吸衰竭表现时,如脑外伤、感染、脑血管意外、中毒导致的中枢性呼吸衰竭,支气管、肺部疾病所致的周围性呼吸衰竭。患者不能维持自主呼吸,呼吸功能受到严重影响时,如呼吸肌无力或麻痹、心肺复苏等。

(二) 禁忌证

(1) 未经引流的气胸患者。
(2) 伴肺大泡的呼吸衰竭患者。
(3) 大咯血或严重误吸引起的窒息性呼吸衰竭患者。
(4) 严重心力衰竭继发性呼吸衰竭的患者。
(5) 低血容量性休克未纠正的患者。
(6) 支气管胸膜瘘患者。

四、操作步骤

(一) 评估患者

1. 全身情况 评估患者年龄、病情、意识状态以及是否有呼吸功能不全和发病相关因素。

2. 局部情况 评估患者是否建立了人工气道(气管插管或气管切开)。

3. 心理状态 评估患者有无紧张、焦虑、恐惧等心理反应。

4. 健康知识 评估清醒患者能否说出使用呼吸机的目的、方法、注意事项及配合要点。

知识链接

呼吸机的作用原理

呼吸机的作用原理是由体外机械驱动使气道口与肺泡产生正压力差,而呼气是在撤去体外机械驱动压后胸廓及肺弹性回缩使肺泡与气道口产生被动性正压力差而呼气,即呼吸周期均因存在"被动性正压力差"而完成呼吸,通俗来讲就是用外力帮助患者进行呼气和吸气的动作。

呼吸机的作用主要是让人体不再缺氧而精神焕发,二氧化碳不再滞留,肺部感觉不到压力,大脑供氧充足而不再头昏脑涨,血氧浓度足够而逐渐血压回归正常。

(二)准备

1. 操作者准备 衣帽整洁、洗手、戴口罩,熟悉各种呼吸机的原理和操作方法。

2. 患者准备 患者及家属了解使用呼吸机的目的、方法、注意事项及配合要点,愿意接受和配合。

3. 用物准备 呼吸机及其管道(图 5-10-1)、湿化器、无菌蒸馏水、完整的供氧设备、吸痰装置和用物、监护仪、管道固定夹、模拟肺、电插板、抢救药物等。

4. 环境准备 室内环境安静、整洁,光线充足,空气清新、温度及湿度适宜。

(三)实施步骤

(1)连接呼吸机管道和模拟肺,连接电源和氧气装置。

(2)核对患者,向患者解释使用呼吸机的目的和过程,取得患者合作。

(3)协助患者取合适体位。

(4)开启呼吸机,待呼吸机自检。

(5)打开湿化器,向湿化罐内加注无菌蒸馏水至刻度,湿化器温度一般设置为 34~36 ℃。

(6)正确选择通气模式。呼吸机常用的通气模式有控制通气(CMV)辅助-控制通气(A/C)、间隙指令通气(IMV)、同步间隙指令通气(SIMV)、分钟指令性通

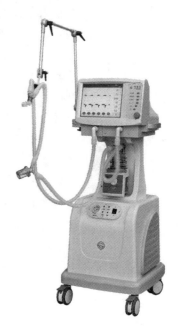

图 5-10-1 呼吸机

气(MMV)、容量支持通气(VS)、压力支持通气(PSV)、持续正压呼吸道通气(CPAP)/呼吸末正压(PEEP)、双水平呼吸道正压通气(BiPAP)。

（7）设置和调节通气参数表（表5-10-1）及报警上下限。根据患者的病情设置呼吸频率。高压报警界限为1.5～6 kPa,低压报警界限为0.4～3.4 kPa。

表 5-10-1　机械通气主要参数

项　目	数　值
潮气量(VT)	8～12 mL/kg
呼吸比(1 : E)	1 : (1.5～2)
呼吸末正压(PEEP)	0～2 kPa
吸氧浓度(FiO_2)	21%～100%
同步触发灵敏度(TRIGGER)	−1～1 kg

（8）连接模拟肺,检查呼吸机工作状况,人工气道气囊是否充气。

（9）取下模拟肺,连接患者的人工气道。

（10）听诊两肺呼吸音,观察通气效果。

（11）设定各种参数的报警阈值,打开报警系统。

（12）密切观察患者生命体征、呼吸改善情况和呼吸监测指标,半小时后做动脉血气分析,根据监测结果调整参数。

（13）整理与健康指导,洗手与整理床位,物品归还原处,向家属及患者交代呼吸机使用过程中的要求和注意事项。

（14）记录并签名,记录使用时间、有关呼吸模式及参数设置情况。

（15）患者自主呼吸恢复、缺氧状况改善后遵医嘱停机。

五、注意事项

（1）使用呼吸机期间,患者床旁应备有简易呼吸气囊、吸痰和给氧装置。

（2）严密监测生命体征、皮肤颜色及血气分析结果。观察动脉血气分析结果变化,及时调整各种通气参数。重视报警信号并及时处理,保持气道通畅。

（3）使用呼吸机患者若仍严重缺氧,立即寻找原因并及时处理,如套管口紧贴气管壁等。

（4）为防止吸痰时发生压力骤降,可通过三通管的侧孔吸痰,不使呼吸机停止工作,以免发生心血管意外。

（5）加强患者管理,防止因气管插管或套管脱出而造成患者窒息。锁住呼吸机可移动的轮子,防止滑动;机器与患者保持一定的距离,防止患者触摸或调节旋钮。患者翻身时调节呼吸机支架。

（6）发现患者有自主呼吸时,应按患者的呼吸动作加以辅助,以免影响患者的自主呼吸。

（7）对清醒患者做好心理护理,解释应用呼吸机的目的和意义,缓解紧张情绪,使其主动配合,指导患者"吸……""呼……"。

（8）按医院感染管理规范处理呼吸机管道,操作中遵守无菌技术,防止发生呼吸机相关性肺炎。

（9）仪器由专人保管,定期检修。

（王　琰）

第十一节　动、静脉穿刺置管术及护理

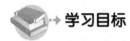

学习目标

掌握:动、静脉穿刺置管术的适应证、禁忌证及操作方法。

熟悉:动、静脉穿刺置管术的操作步骤。

了解:动、静脉穿刺置管术的注意事项。

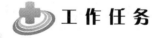

情境导入

患者,女,26 岁,患者主诉腹痛难忍,因停经 3 个月来医院就诊。平素月经规律,停经 52 天后无诱因突然阴道流血,查体:体温 37.5 ℃,脉搏 105 次/分,呼吸 20 次/分,血压 80/50 mmHg。伴眩晕,口唇、甲床、眼睑灰白。

工作任务

1. 患者发生了什么?

2. 患者的首要急救措施是什么?

一、中心静脉穿刺置管术

中心静脉穿刺置管术是采用经皮穿刺的方法,放置导管到右心房和靠近右心房的上、下腔静脉,以监测中心静脉压及建立有效的静脉通路的方法。常用的穿刺部位有颈内静脉、锁骨下静脉和股静脉。中心静脉穿刺置管术在临床上已经广泛应用,是抢救急危重症患者的一条重要的生命线。

（一）适应证

（1）长期静脉内滴注高浓度或刺激性强的药物,如血管活性药物。

（2）急救时需快速静脉输液、注药、输血和检测中心静脉压。

（3）外周静脉穿刺困难,需要建立静脉通路。

（4）肠外营养。

（5）穿刺法行特殊检查、检测或治疗者，如心导管检查术、心排出量检测、血液净化等。

（二）禁忌证

（1）进行抗凝治疗或有出血倾向的患者。

（2）躁动不安而无法约束者，不能取肩高头低位的呼吸急促患者，胸膜顶上升的肺气肿患者，均不宜施行颈内静脉或锁骨下静脉穿刺术。

（3）有局部感染的患者。

（三）操作前准备

1. 用物准备　注射盘、深静脉穿刺包、静脉导管套件（含穿刺套管针、导丝、静脉导管）、扩张管、肝素生理盐水、局部麻醉药物、5 mL 注射器及针头、生理盐水等。检查用物性能是否良好。

2. 患者准备　根据穿刺部位准备体位。

（1）颈内静脉：患者取仰卧位，头后仰 15°～30°或肩下垫一枕暴露颈部，以保持静脉充盈或减少空气栓塞的危险性，头转向穿刺对侧。

（2）锁骨下静脉：首先使患者尽可能取头后仰 15°的仰卧位，头转向穿刺对侧，使静脉充盈，减少空气栓塞发生的机会。重度心力衰竭患者不能平卧时，可取半卧位穿刺。

（3）股静脉：患者取仰卧位，穿刺侧的大腿放平，稍外旋外展。成人一般需避免选择股静脉作为中心静脉通路，因为会增加血管内导管相关感染和深静脉血栓的风险。

（四）操作步骤

1. 颈内静脉穿刺置管术操作步骤

（1）体位摆放。

（2）确定穿刺点。方法较多，常用的有：胸锁乳突肌胸骨头、锁骨头及锁骨形成的三角区顶点；胸锁乳突肌后缘中下 1/3 交界点、锁骨上 5 cm 或颈外浅静脉与胸锁乳突肌交点的上方；胸锁乳突肌前缘中点或稍上方；环状软骨水平定位，距锁骨上 3～4 横指甚至以上。由于右颈内静脉垂直进入上腔静脉，较左颈内静脉粗大，距颈内动脉相对较远，右肺尖稍低于左肺尖而损伤胸膜的可能性小，胸导管位于左侧等原因，临床上往往选择右颈内静脉穿刺。按照穿刺点与胸锁乳突肌的关系分为 3 种径路。中路：由胸锁乳突肌的锁骨头、胸骨头和锁骨组成的三角形称胸锁乳突肌三角，在其顶端处（距锁骨上缘 2～3 横指）进针，针身与皮面（冠状面）成 30°，与中线平行，针尖指向同侧乳头（或指向尾端），一般刺入 2～3 cm 即入颈内静脉。前路：在胸锁乳突肌前缘中点（距中线约 3 cm），术者用左手示指、中指向内推开颈总动脉后进针，针身与皮面成 30°～50°，针尖指向锁骨中、内 1/3 交界处或同侧乳头。后路：在胸锁乳突肌外缘中、下 1/3 交界处进针，针身水平位，沿胸锁乳突肌深部向胸骨柄上窝方向穿刺。针尖勿向内侧过深刺入，以防损伤颈总动脉。

（3）皮肤消毒、铺巾、局部麻醉：颈部皮肤消毒，戴无菌手套，铺洞巾，显露胸骨上切迹、锁骨、胸锁乳突肌侧缘和下颌骨下缘。局部浸润麻醉颈动脉外侧皮肤及深部组织，用麻醉针试穿刺，确定穿刺方向及深度。

（4）穿刺：5 mL 注射器抽吸生理盐水，连接穿刺针，按穿刺部位及方向进针，有落空感并吸出暗红色血液,提示已进入静脉。

(5)置管:从注射器尾部导丝口插入引导丝(如用普通注射器则撤去注射器,从针头处插入引导丝),将穿刺针沿引导丝拔除。可用小手术刀片与皮肤平行向外侧(以免损伤颈动脉)破皮使之表面扩大。绷紧皮肤,沿导丝置导管,插入深度一般以 12～15 cm 为宜,必须使导丝能伸出导管尾端。

(6)固定:抽吸回血后,向导管内注入肝素生理盐水,封管。缝合固定,应用敷料覆盖置管位置,观察有无渗血。

(7)整理用物,记录。

2. 锁骨下静脉穿刺置管术操作步骤

(1)体位摆放。

(2)确定穿刺点:一般首选右锁骨下静脉,以防损伤胸导管。可经锁骨下及锁骨上 2 种进路穿刺。①下进路:取锁骨中、内 1/3 交界处经锁骨下方约 1 cm 为穿刺点,针尖向内侧胸锁关节后上缘进针,如未刺入静脉,可退针至皮下,改针尖指向甲状软骨下缘进针;也可取锁骨中点、锁骨下方 1 cm 处,针尖指向胸骨上切迹进针。针身与胸壁成 15°～30°,一般刺入 2～4 cm 可入静脉。此点便于操作,临床最早使用,但如果进针过深易引起气胸。②上进路:取胸锁乳突肌锁骨头外侧缘、锁骨上方约 1 cm 处为穿刺点,针身与矢状面及锁骨各成 45°,在冠状面呈水平或向前略偏成 15°,指向胸锁关节进针,一般刺入 1.5～2 cm 可进入静脉。此路指向锁骨下静脉与颈内静脉交界处,穿刺目标范围大,成功率较颈内静脉高,且安全性好,可避免胸膜损伤或刺破锁骨下动脉。

(3)皮肤消毒、铺巾、局部麻醉。

(4)穿刺:右手持针,左手示指放在胸骨上窝处定向,穿刺针进入皮肤后保持负压,针尖指向内侧稍上方,确定穿刺针触及锁骨骨膜后,保持穿刺针紧贴在锁骨后,对准胸骨柄切迹进针,直至回抽出静脉血,一般进针深度为 3～5 cm。

(5)余后步骤同颈内静脉置管步骤。

3. 股静脉穿刺置管术操作步骤

(1)体位摆放。

(2)确定穿刺点:穿刺点定位在腹股沟韧带中点下方 2～3 cm,股动脉搏动点内侧 0.5～1 cm。先摸出腹股沟韧带和股动脉搏动处,在腹股沟韧带内、中 1/3 的交界外下方二横指(约 3 cm)处,股动脉搏动点内侧约 1 cm 处,定位穿刺点。

(3)皮肤消毒、铺巾、局部麻醉。

(4)穿刺:穿刺针身与皮肤成 45°～60°,穿刺方向与股动脉平行,进入皮肤后穿刺针保持负压,直至回抽出静脉血。

(5)余后步骤同颈内静脉置管步骤。

(五)注意事项

(1)防止血液在导管内凝聚,定时用稀释的肝素溶液冲管。

(2)颅内高压或充血性心力衰竭患者不应采取头后仰 15°～30°体位。

(3)注意穿刺深度,颈内静脉穿刺进针深度一般为 3.5～4.5 cm,以不超过锁骨为度。股静脉穿刺时,切不可盲目用穿刺针向腹部方向无限制地进针,以免将穿刺针穿入腹腔,引起并发症。

（4）锁骨下静脉穿刺进针过程中应保持针尖紧贴于锁骨后缘，以避免气胸。

（5）穿刺过程中注意判断动静脉，插管过程中需注意回血的颜色及观察穿刺针头后针柄的乳头处是否有血液搏动，误穿动脉则退针压迫 5～15 分钟，若系导管损伤动脉应予加压包扎，至无出血为止。

（6）避免反复多次穿刺，以免形成血肿。

（六）锁骨下静脉穿刺置管术的常见并发症

气胸、血气胸形成，误穿锁骨下动脉，误穿胸导管或纵隔组织，局部血肿形成，神经损伤（如臂丛神经），导管位置异常（如末端误入颈内静脉），空气栓塞，感染等。

二、动脉穿刺置管术

动脉穿刺置管术是指经四肢大动脉穿刺采取动脉血或注入药物以达到诊断或治疗的目的。其在急危重症患者的抢救、治疗及监测中起着重要作用。

（一）适应证

（1）需动脉采血检验，如血气分析。

（2）危重及大手术后需进行有创血压监测者。

（3）重度休克患者需经动脉输液、输血，以提高冠状动脉灌注量及增加有效血容量。

（4）注射抗肿瘤药物，进行区域性化疗者。

（5）施行某些特殊检查，如主动脉造影、左心室造影等。

（二）禁忌证

（1）有出血倾向的患者。

（2）穿刺点周围皮肤有红肿、溃烂、瘢痕、皮肤病的患者。

（3）动脉侧支循环差的患者。

（三）操作前准备

用物准备：动脉穿刺包（内有弯盘 1 个、纱布数块、孔巾 1 块、无菌三通开关及相关导管 1 副、动脉穿刺套管针 1 根）、1% 普鲁卡因溶液、5 mL 及 2 mL 注射器、动脉压监测仪、无菌手套、肝素注射液。

（四）操作步骤

1. 确定穿刺部位 常选用腹股沟处的股动脉、肘窝处的肱动脉、腕部的桡动脉等。其中以左手桡动脉为首选。

2. 桡动脉穿刺置管术

（1）体位：患者取仰卧位，手臂外展，使手腕背屈并固定于托板上。

（2）穿刺点：位于手腕横纹上方 1～2 cm 的动脉搏动处。

（3）消毒和麻醉：常规消毒穿刺点皮肤，铺巾，用 1% 普鲁卡因或利多卡因行局部浸润麻醉。

（4）进针方法：术者右手持已用肝素充注的注射器或动脉插管套针，与皮肤成 15°～30° 朝向近心端刺向动脉搏动点，如针尖传来搏动感，则表明已触及动脉，再快速进入少许。

（5）置管：若为动脉采血，见回血后继续将套管送入桡动脉，使之深入动脉以免脱出，然后拔出针芯，立即将套管与其他装置相连，妥善固定导管。若行动脉插管，取出套管针针芯，见动脉血喷出应立即将外套管继续推进少许，以防脱出，然后根据需要接上动脉压监测仪或动脉加压输血装置等。

3. 股动脉穿刺置管术

（1）体位：患者取仰卧位，下肢伸直并稍外展。

（2）穿刺点：位于腹股沟韧带中点下方 1～2 cm 的动脉搏动处。

（3）消毒和麻醉：常规消毒穿刺点皮肤，铺巾，用 1‰普鲁卡因或利多卡因行局部浸润麻醉。

（4）进针方法：术者左手示指与中指触摸股动脉，右手执 18 号简化的 Seldinger 针与皮肤成 45°逆血流方向穿刺。若感觉阻力突然消失，拔出针芯，有血液喷出，表明针尖已进入股动脉。

（5）置管：将穿刺针的角度压小，把导丝送入股动脉，拔出穿刺针，沿导丝将导管送入股动脉，撤出导丝，在穿刺点旁进行缝合，固定导管。导管尾端与传感器等相应装置相连。

（五）注意事项

（1）严格执行无菌操作，防止感染。

（2）严禁向动脉内注入血管收缩剂，如去甲肾上腺素，以免动脉痉挛导致肢体缺血坏死。

（3）动作不宜过猛、穿刺不宜太深，否则易穿通动脉；穿刺点应选择动脉搏动最明显处。

（4）留置导管用肝素溶液持续冲洗，保证导管通畅，避免局部血栓形成和远端栓塞。

（5）置管时间原则上不超过 4 天，预防导管源性感染。

三、动、静脉穿刺置管术后的护理

（一）常规护理

（1）注意严格进行无菌操作，避免合并毒血症、败血症。

（2）妥善固定，防止导管脱出。严密观察插管局部有无渗血、渗液。

（3）加强心理护理，在整个检查、治疗、监护的过程中要有专人护理，随时询问患者的感觉，教给患者解决问题的方法，帮助患者分析其原因，给予精神鼓励、心理支持。

（4）保持导管的通畅，防止受压、堵塞和扭曲。

（二）并发症的预防及护理

1. 形成血栓 血栓形成是动静脉穿刺置管术后最常见的并发症，造成的原因较多，主要有应激反应状态、血液循环的速度减慢、血容量不足和血液黏稠度增高等因素。护理中要重视预防血栓的形成，减少栓塞的发生。其预防措施如下。

（1）为降低小血栓形成的概率，应选择管径适宜、质地较柔软、管腔粗细一致的导管进行插管。

（2）穿刺时操作要轻柔，导管要固定牢固，减少移动，从而减轻血管壁的损伤，防止血栓形成。

（3）定时用肝素溶液冲洗导管，以维护导管通畅和预防血栓形成。一般情况下在 0.9％生理盐水 500 mL 中加入肝素 50～100 mg，用持续冲洗器、微量泵或输液器持续灌注，进行冲洗；也可用 1％肝素生理盐水 0.5～1 mL 定时或根据需要通过输液器莫氏滴管直接经导管口注入导管。在推注时，一旦遇到阻力切不可强行注入，以免栓子脱落，造成人为血栓栓塞。

（4）尽量缩短导管留置的时间。一般不超过 4 天，时间过长血栓的发生率将成倍增加。

（5）加强置管肢体的观察与护理。一方面要严密观察肢体的温度、皮肤颜色、肢体的感觉以及有无肿胀和疼痛等情况，以了解肢体供血情况，有助于及早发现栓塞的迹象，迅速加以纠正。另一方面，要鼓励患者进行穿刺远端关节的活动（如股动脉穿刺者），帮助患者按摩肢体肌肉，活动关节，以促进肢体血液循环，减少血栓形成。

2. 感染 动、静脉穿刺置管术后感染的发生率也较高，感染与许多因素有关，如机体免疫功能差、用物的污染、无菌操作不严格以及置管时间过长等，须加强护理。

（1）慎重选择置管部位，一般情况下要尽量避开会阴部及创面等处，以减少感染机会。

（2）加强导管置入处及周围皮肤的护理，保持干燥。每 24 小时更换敷料一次，若有污染，应随时更换。在更换敷料时，要观察伤口有无红、肿、热、痛等炎症反应，有无出血倾向。一切正常，可用碘伏消毒，用无菌敷料重新敷盖伤口。

（3）术前要认真备皮，术中要严格无菌操作，术后要避免污染。

（4）若发现导管外移，不可随手送入血管，要经碘伏和乙醇消毒后方可重新送回血管。

（5）增强患者的抵抗力，必要时可用抗生素治疗，并尽量缩短导管留置的时间，争取尽早拔管。

（6）所有用物均应保持无菌状态，每 24 小时更换一次。

3. 出血 穿刺置管时反复血管穿刺加重了血管壁损伤，插管后常规用药凝血功能障碍、护理不当致导管连接处松脱、拔管后按压血管时间过短等均可引起出血，针对这些原因可采取以下护理措施。

（1）穿刺置管时要求技术娴熟，动作轻柔、准确，避免反复穿刺加重血管壁的损伤。

（2）所有的接头都要衔接紧密，三通开关的位置要正确，否则会导致快速出血。

（3）插管后要严密观察有无出血倾向，如伤口有无渗血、牙龈有无出血，必要时进行凝血时间的监测。

（4）拔除动脉导管后穿刺部位要立即局部按压 4 分钟以上，以减少局部血肿的形成，之后加压包扎，必要时用 1 kg 沙袋压迫 8 小时以上。

4. 气胸 主要是由锁骨下静脉穿刺置管时伤及胸膜腔和肺尖所致。预防的关键是熟悉局部解剖，正确操作，术后要注意观察患者呼吸，一旦出现呼吸急促和呼吸困难，应给予吸氧，并及时与医生取得联系。

（张　默）

第十二节 连续性血液净化技术的应用与护理

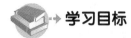 **学习目标**

掌握：连续性血液净化技术的概念与适应证。

熟悉：血液净化技术的基本原理、连续性血液净化技术的常见并发症和处理。

了解：血液净化技术的发展简史。

一、概述

近些年来，血液净化技术在医院重症监护室的发展极为迅速。它的作用已经超出了单纯清除血液内溶质的概念，还包括对其他重要器官的支持作用，致使血液净化疗法越来越广泛的被临床应用，已成为治疗急、慢性肾衰竭和抢救危重患者的重要手段。

血液净化技术是指把患者的血液引出身体外并通过净化装置，去除其中某些致病物质，达到净化血液、治疗疾病的目的。它表达的是一系列技术的总称，并非单一的模式，包含了所有能持续清除溶质、支持脏器功能的各种血液净化技术。

在世界医学史上，1854 年，苏格兰化学家 Graham 提出了透析的概念，他提出晶体物质通过半透膜弥散并开创了渗透学说，被称为"现代透析之父"。1913 年，美国的 Abel 等设计了第一台人工肾。1924 年，德国的 Haas 第一个将透析技术用于人类。20 世纪 60 年代，华盛顿 Georgetown 大学医院的 Schreiner 医生开始为慢性肾衰竭的患者提供长期的透析治疗。1967 年，血液滤过（HF）应用于临床。1977 年连续性动静脉血液滤过（CAVH）应用于临床。1988 年高通量、高效透析器出现。1992 年连续性高通量透析（CHFD）、连续性高容量滤过（HVHF）出现。

我国的血液透析技术发展相对起步较晚，1957 年我国首次报道应用人工肾的临床试验；1958 年，我国首次应用血液透析治疗急性肾衰竭，为我国开展血液透析治疗拉开了序幕；1973 年后，中国各大医院相继开始了维持性血液透析工作。1977 年 Kramer 创造了 CAVH 并在临床进行应用，这是血液净化技术一个具有历史性意义的转折点，它使血液净化从此拥有了"连续性"的概念。连续性血液净化（continuousbloodpurification，CBP）又被称为连续性肾脏替代治疗（continuousrenalreplacementtherapy，CRRT），是指一组体外血液净化的治疗技术，是所有连续、缓慢清除体内过多水分和溶质治疗方式的总称。

近年来，随着抗凝技术的不断发展，将会研制免抗凝的透析膜，CBP 时不需应用抗凝药，现有的抗凝药的疗效也将大大提高，减少了并发症的发生。

二、连续性血液净化技术的应用

（一）血液净化技术的基本原理

1. 弥散 根据膜两侧的浓度差，溶质的大小与跨膜运动成反比关系。溶质分子在不同浓度溶液中的分散性趋于均匀,跨膜的弥散过程称为透析,主要清除的是小分子毒素。

2. 吸附 吸附是指将患者血液引入装有吸附剂的灌流器中,通过吸附剂的吸附作用,清除外源性或内源性毒素及炎症介质等。

3. 对流 溶质随溶液移动的方向通过半透膜,不受溶质分子量和浓度梯度差的影响。跨膜的动力是膜两侧的水压差,即溶质牵引的作用,它是血液滤过的基础,主要清除中、大分子物质。

(二)常见的连续性血液净化技术

1. 连续性动-静脉血液滤过(continuous arterio-venous hemofiltration,CAVH) CAVH 是利用人体动、静脉之间的压力差,驱动血液直接通过一个小型高效能、低阻力的滤器。平均动脉压为 8.0~12.0 kPa(60~90 mmHg)时,其原理与 HF 相似,在模仿肾小球的功能上比血液透析(HD)前进一步,又由于它是连续滤过,故比 HF 更接近肾小球滤过功能。

2. 连续性静脉-静脉血液透析(continuous veno-venous hemodialysis,CVVHD) CVVHD 是为了增加尿素及肌酐的清除率的方法。通过使用相对低通量的透析器,不输入置换液而是沿血流相反方向输入透析液,依靠弥散的作用清除小分子物质。在血液流动速度比较慢的时候,清除率与透析液流量则成直线式增加,而尿素和肌酐可以跨膜达到平衡。

3. 连续性静脉-静脉血液滤过(continuous veno-venous hemofiltration,CVVH) 清除溶质的原理与 CAVH 相同,不同之处是它采用中心静脉(股静脉、颈静脉及锁骨下静脉)留置单针双腔导管建立血管通路,应用血泵驱动进行血液循环。它克服了 CAVH 的一些缺点,且随着静脉留置单针双腔导管和新型持续治疗血泵的出现,它目前已经取代 CAVH 成为标准的治疗模式。

4. 连续性静脉-静脉血液透析滤过(continuous veno-venous hemodiafiltration,CVVHDF) 采用静脉-静脉建立血管通路,其溶质转运主要依赖于弥散及少量对流。当透析液流量为 15 mL/min(此量小于血流量)时可使透析液中全部小分子溶质呈饱和状态,从而使血浆中的溶质经过弥散机制清除。当透析液流量增加至 50 mL/min 左右时,溶质的清除可进一步提高,超过此值清除率不再增加,因为在实际临床应用中,透析液流量很少超过 30 mL/min。

5. 血浆置换(plasma exchange,PE) PE 是一种用来清除血液中大分子物质的血液净化疗法。其基本过程是将患者血液经血泵引出,经过血浆分离器分离血浆和细胞成分,去除致病血液再输回体内。

6. 缓慢持续超滤(slow continuous ultrafiltration,SCUF) SCUF 是利用对流原理清除溶质和水分的一种特殊治疗方式。特点是不补充置换液,也不用透析液。与单纯超滤比较,SCUF 的超滤率较低,持续时间可视病情需要延长,对血流动力学影响较小,患者更容易耐受,适用于心血管功能状态不稳定而又需要超滤脱水的患者。

7. 其他 其他血液净化技术还有血液灌流、特异性血浆成分分离与持续性血浆滤过吸附等。

(三)持续性血液净化技术常用的治疗模式比较

临床上应当根据疾病的严重程度以及不同的疾病原因采取相应的 CBP 治疗模式及设

定参数。常用的 CBP 治疗模式比较见表 5-12-1。

表 5-12-1 CBP 常用治疗模式比较

项目	SCUF	CVVH	CVVHD	CVVHDF
血流量/(mL/min)	50～100	50～200	50～200	50～200
透析液流量/(mL/min)	—	—	10～20	10～20
清除率/(L/24 h)		12～36	14～36	20～40
超滤率/(mL/min)	2～5	8～25	2～4	8～12
中分子清除力	+	+++	+	+++
血滤器/透析器	高通量	高通量	低通量	高通量
置换液	无	需要	无	需要
溶质运转方式	无	对流	弥散	对流＋弥散
有效性	清除液体	清除较大分子物质	清除小分子物质	清除中小分子物质

注:1. 置换(透析)液速率和血流速率可根据实际情况调整。

2. 高通量滤器(Lp>20);低通量滤器(Lp<10)。Lp 即单位面积膜超滤系数,单位为 mL/(h・mmHg・m²)。

(四)连续性血液净化技术的应用

随着 CBP 技术的飞速发展,其治疗范围已不仅仅局限于肾脏替代治疗,近年来更成为各种急危重症救治中最重要的治疗手段之一。

1. 适应证

1)肾脏疾病

(1)急性肾损伤(AKI):伴血流动力学不稳定和需要持续清除过多水或毒性物质,如AKI 合并严重电解质紊乱、心力衰竭、肺气肿、酸碱代谢失衡、急性呼吸窘迫综合征(ARDS)、脑水肿、外科术后、严重感染等。

(2)慢性肾衰竭(CRF):合并急性肺水肿、心力衰竭、尿毒症脑病、血流动力学不稳定等。

2)非肾脏疾病

(1)全身炎症反应综合征(SIRS)和脓毒症(sepsis):SIRS 和脓毒症是机体的一种失控炎症反应,表现为一系列炎症介质的级联"瀑布样"释放,抗炎和促炎因子的不平衡导致免疫紊乱或免疫麻痹。CBP 可非选择性清除炎症介质和内毒素,从而终止细胞因子的级联反应,避免炎症介质和内毒素对各脏器的继发损伤,从而达到改善患者预后的目的。

(2)重症急性胰腺炎(SAP):SAP 往往来势凶猛,病情发展快,容易合并多器官功能障碍综合征(MODS),死亡率高。随着现代医学的发展,人们对 SAP 的发病机制有了深入的认识,在治疗策略上也由首选外科手术治疗转变为综合治疗,CBP 就是其中一项重要的支持疗法。其治疗机制主要是:①维持内环境平衡,改善脏器功能;②显著降低胰腺炎时的细菌转位和内毒素血症;③重建机体免疫稳态;④控制高分解代谢,配合营养支持治疗。

(3)ARDS:机械通气是治疗 ARDS 的根本手段,但随着近年来 CBP 技术的不断发展,其可清除血管外肺水,纠正肺间质和肺泡水肿,改善气体和组织供氧,调节水、电解质、酸碱平衡,稳定内环境,减轻高碳酸血症,从而达到治疗 ARDS 的目的,同时低温置换液的输入,一方面可降低体温,改善感染患者的高热状态,另一方面可减少二氧化碳生成和患者的气体交换,减轻肺损伤。

（4）MODS：MODS患者大都是对发病过程中炎症失控处理不足所致。CBP可有效清除循环中的炎症介质,阻断炎症的级联反应;通过血浆滤过吸附,可清除血液中的内毒素;通过清除间质的水分,可改善微循环和细胞摄氧力,从而改善组织的氧利用率。

（5）乳酸性酸中毒：体内环境紊乱的严重状态,是严重休克的代谢标志。乳酸生成量代表器官的总缺氧量、低灌注和休克的严重程度,且与预后密切相关。其治疗机制主要有两个方面,一是乳酸性酸中毒最根本的治疗,即病因治疗,如纠正休克、改善循环、清除炎症介质。改善的微循环使组织缺氧状态得到纠正,而组织缺氧纠正后,乳酸生成会减少,并能够增加肝脏清除乳酸的能力。CBP的另一作用机制是它直接清除体内过多的乳酸,直接减轻酸中毒,从而起到维持内环境稳定的作用。

（6）其他：如严重的水、电解质和酸碱平衡紊乱,顽固性心力衰竭,挤压综合征,药物和毒物中毒,肝功能不全,急性溶血等多种疾病的配合治疗。随着CBP技术的不断发展和研究的不断深入,CBP将在急危重症领域发挥更大的作用。

2. 禁忌证

CBP无绝对禁忌证,但存在以下情况时应当谨慎选择。

（1）无法建立合适的血管通路。

（2）严重的凝血功能障碍。

（3）严重的活动性出血,特别是颅内出血。

（五）连续性血液净化技术的实施要点

1. 操作要点

1）人员要求　应当由具备血液净化相应资质的医生和护士来完成操作。

2）设备物资要求

（1）血泵：在实施静脉-静脉血液滤过时,需要应用血泵作为血液流动的动力。

（2）滤器：CBP中要求使用血流阻力小、对溶质和水通透性大、凝血概率小、生物相容性佳的滤器,如由聚砜膜、聚酰胺等合成膜制成。

（3）抗凝剂：目前临床常用的抗凝剂有普通肝素、低分子肝素和枸橼酸钠等。抗凝有两个主要目标,一是减轻滤器的膜和血路对凝血系统的激活作用,长时间维持滤器和血路的有效性,二是尽量减少全身出血的发生率,也就是说应该将抗凝作用局限在体外循环的滤器和血路内。

（4）液体平衡管理系统：在患者进行血液滤过期间,通过对血滤机器的参数设置来实现对患者出入量的控制,但应全面结合患者的所有出入量,以免造成患者出现血容量的异常波动。

（5）置换液：临床上可根据需要自行配制,调节钾离子和碱基浓度。目前国内已有商品化的成品置换液,可根据自身需要进行购置。另外在血液滤过过程中置换液的补充可分为前稀释和后稀释两种方法。

2. 血管通路的建立　根据患者病情需要和CBP方式不同,建立临时性血管通路,其方法与建立HD血管通路相同。近年来采用颈静脉或股静脉留置双腔导管,应用血泵驱动血液体外循环,既保证了稳定的血流量,又避免了动静脉穿刺并发症的危险。

三、连续性血液净化的监测与护理

(一)连续性血液净化治疗过程中的患者护理

1. 血管通路的护理 在操作过程中要妥善固定血管通路,防止导管的滑脱;严格无菌操作,如果导管穿刺部位出现局部发红、变硬、化脓应立即拔出,重新建立新的血管通路。随着留置时间的延长,血管通路内血栓形成的风险也大大增加,在操作过程中或平时未使用时应严密观察患者及血管通路的局部情况,预防血栓形成和脱落。

2. 体外循环的护理 必须有专人专管,定期检查、测试、调校,确保设备安全及处于完好备用状态。根据医嘱,准确设定各种参数,熟练掌握机器的性能、参数、报警信息等,及时正确处理,保证体外循环的连续运转和治疗的顺利进行。

3. 抗凝剂的使用与护理 合理、充分的抗凝是保证血液净化治疗顺利进行的必要条件。临床上应根据患者的凝血功能选择合适的抗凝方法和抗凝剂,护理人员应全面掌握抗凝剂的配制及使用方法,并在使用过程中进行全面监测,既保证抗凝充分,又避免出血或原有出血症状加重。

4. 生命体征监测 严密监测患者心率、血压变化情况,及早发现血流动力学不稳定的情况,及时通知医生进行处理。密切监测体温,对于高体温的患者可调低置换液温度,对于体温不升和正常的患者,在保证室温的前提下可适当调节机器的加温档将置换液温度调高。

(二)连续性血液净化治疗过程中的管理

CBP 机器的压力管理。

1. 动脉压(PA) PA 为血泵前的压力,由血泵转动后抽吸产生,通常为负压。

2. 滤器前压(PBF) PBF 是体外循环压力最高处,在血流量及 PV 不变的情况下,PBF 进行性升高,提示滤器凝血。

3. 静脉压(PV) PV 为血液流回体内的压力,是反映静脉入口通畅与否的指标,一般为正值。

4. 废液压(PF) 滤器凝血越严重或设定超滤率越大,负值越大。

5. 滤器压差(PFD) PED 为 PBF 与 PV 之差,是计算压,压力高低与滤器阻力及血流量有关。血流量越大,PFD 越高。在血流不变的情况下,PFD 的变化反映了滤器的凝血情况。

6. 跨膜压(TMP) 为计算值,以公式表示:$TMP=[(PBF+PV)/2]-PF$。反映滤器完成目前设定超滤率所需的压力。TMP 过大,可能是滤器凝血,也有可能是设定的超滤率过大。

(三)并发症预防及处理

1. 技术并发症

(1)血管通路不畅通:是 CBP 治疗过程中最为常见的并发症,可导致体循环中血流量的下降。在治疗过程中严密监测循环压力,根据压力变化采取措施恢复正常的血管通路功能可以避免这一并发症。

（2）管路连接不良：CBP治疗过程中，体外循环的血流量高达50～200 mL/min，在血管通路中的任何部位发生了连接不良，或者体外循环管路的破损，都可立即危及患者生命，因此在治疗进行的全过程中应当将整个管道放置在可视范围，确保整个管路的密闭性和完好。

（3）滤器凝血：原因见于CBP治疗持续时间比较长，低血流量、小剂量肝素或无肝素透析或滤过，体外循环管道内径的减小或扭曲等。目前血泵的广泛应用使得此类并发症的发生大大减少。

（4）空气栓塞：是十分严重的并发症，不能很好地预防和及时发现会导致患者的死亡，其主要是由吸气负压将气体吸入静脉系统形成的。目前临床上使用的机器大都有特殊的监测和报警系统，可以很好地预防空气栓塞的发生。

2. 临床并发症

（1）出血：为CBP常见的并发症，主要与体外抗凝和留置静脉导管有关。对于体外抗凝，最佳状态是其抗凝最大地作用于整个体外循环中，对患者自身的循环无作用或作用很小。有严重出血倾向的患者，医生在进行中心静脉穿刺置管的过程中尽量提高穿刺技术，并在术前纠正凝血功能，减少出血的发生；此外，采取局部肝素化、前列环素、低分子肝素或枸橼酸钠及其他抗凝技术，也可以达到减少出血并发症的目的。

（2）感染：与导管的留置时间过长、无菌操作技术不严格等有关，因此在操作时需高度谨慎，严格无菌技术，在血管导管的穿刺置管过程中就应最严格地遵循无菌操作原则，对静脉置管进行日常维护并加强局部的护理。除了医护人员日常对管路的维护外，应对有能力的患者进行中心静脉导管的健康教育，做好局部卫生等自我护理。

（3）血栓：在CBP的治疗过程中，动脉和静脉均有可能形成血栓，血栓的形成有时可影响血液灌注，严重者可能扩展至腔静脉，甚至脱落引起肺栓塞危及患者生命。现临床常应用多普勒超声检测血管灌注和持续体外循环中静脉压力的检测来早期发现血栓，尽早采取措施进行处理。

（4）低体温：有文献报道约有50%的CBP治疗患者出现低体温，与CBP治疗过程中体外循环和大量置换交换有关，可通过控制病房温度和加热置换液的温度来纠正。

（5）过敏反应：血液长时间与人工膜及塑料导管接触，可引起血膜反应和激活多种细胞因子和补体，引起过敏反应。使用与人体生物相容性好的生物膜可最大限度地减少此类并发症的发生。

3. 心理护理 CBP患者多因病情危重、各种抢救及监测仪器的使用、治疗时间长而负情绪反应强烈，故应重视心理变化对疾病的影响。在危重患者面前，医护人员要注意讲话的语气和方式，主动关心安慰，及时疏导患者的情绪，告知治疗的经过及必要性，帮助患者消除紧张、恐惧和焦虑的心理，使其配合治疗。在抢救时操作应准确迅速，并及时调整各种仪器参数，减少报警，增加患者的心理安全感。

4. 认真做好各种护理记录 护理人员准确记录、统计各种出入量数据、生命体征及病情变化，为设定机器参数、临床治疗提供依据。血滤单记录的内容包括：患者的姓名、床号、住院号、时间、肝素泵入量、碳酸氢钠泵入量、置换液配方、静脉压、跨膜压、血流速、置换液量等。特别护理记录单的内容包括：患者的生命体征、入量(包括胃肠道入液、静脉输液、输血)、出量(包括大小便、引流量、出血、渗液、呕吐量、滤出量)、病情变化及处理、结果等。应每4小时进行1次出入量小结,每24小时进行1次总结。

（张　默）

小　结

　　常用急救救护技术在院前急救、急诊科救护、重症监护病房救护中起着至关重要的作用,要求每一个医务工作者必须熟练掌握操作要领。本章节主要内容包括常用救护技术的判断方法、适应证与禁忌证、操作方法及注意事项、潜在并发症的预防和处理等。通过学习掌握正确的急救常用救护技术操作方法及护理的相关知识,以便更好地主动配合医生救护患者,提高救护成功率。

能力检测

简答题

1. 简述止血带止血的适应证及注意事项。

2. 异物刺入体内如何进行包扎、固定？

3. 上、下肢骨折固定1小时后发现指(趾)端苍白、发冷或青紫说明发生了什么情况？应如何处理？

4. 伤员内脏脱出后应如何进行现场处理？

5. 简述脊柱损伤搬运的方法。

6. 简答抗休克裤使用的适应证、禁忌证及注意事项。

7. 简述电复律术的适应证和禁忌证。

8. 心室颤动应选择哪种电除颤,通常能量选择是多大？

9. 洗胃的适应证、禁忌证是什么？

10. 如何进行洗胃？

11. 简述环甲膜穿刺的适应证、位置确定方法及注意事项。

12. 简述紧急实施气管插管的适应证及患者术前准备。

13. 简述经口明视气管插管术的操作步骤及注意事项。

14. 简述气管切开的适应证及操作时的注意事项。

15. 简述多参数监护仪的适应证和禁忌证有哪些？

16. 连接心电导联,电极片所贴的位置在哪里？

17. 简述球囊—面罩的适应证有哪些？

18. 挤压呼吸气囊的频率是多少？

19. 简述Heimlich手法具体救治手法有几种？

20. 婴幼儿气道异物梗塞如何救治？

21. 简述使用呼吸机的适应证、禁忌证及注意事项。

22. 简述中心静脉穿刺置管术的适应证。

23. 简述动脉穿刺置管术的注意事项。

24. 简述在为患者施行连续性血液净化治疗过程中的护理措施。

25. 简述连续性血液净化的禁忌证。

（马志华）

第六章
心搏骤停与心肺脑复苏

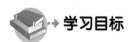**学习目标**

掌握:心搏骤停的诊断依据及心肺脑复苏操作流程。

熟悉:心搏骤停的临床表现。

了解:心搏骤停的原因。

心搏骤停(sudden cardiac arrest,SCA)是指各种原因引起的心脏射血功能突然终止,导致全身组织、器官严重缺血、缺氧的临床急症。若不及时抢救可迅速导致死亡,应尽早进行高质量的心肺复苏,建立和维持有效的气道、呼吸和循环,以提高患者存活的机会,改善复苏后生存质量。

第一节 心搏骤停

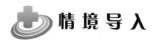 情境导入

患者,男,70岁,因"心力衰竭"入院。两日后,患者突然无明显诱因出现神志不清,呼吸不规则,大动脉搏动消失,心电监护示心室颤动。

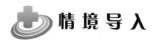 工 作 任 务

1. 该患者出现了什么情况?

2. 请问作为当班护士,应采取哪些抢救措施?

3. 若抢救成功,还应进一步采取什么监护措施?

一、心搏骤停的原因

心搏骤停的原因通常分为两大类：一类为心源性心搏骤停，因心脏本身的病变所致；另一类为非心源性心搏骤停，因其他疾病或因素影响到心脏所致。

（一）心源性原因

1. 冠状动脉粥样硬化性心脏病 急性冠状动脉供血不足或急性心肌梗死常引发心室颤动或心室停顿，是造成成人心搏骤停的主要病因。由冠心病所致的心搏骤停，男女比为（3～4）：1，大多数发生在急性症状发作1小时内。

2. 心肌病变 急性病毒性心肌炎及原发性心肌病常并发室性心动过速或严重的房室传导阻滞，导致心搏骤停。

3. 主动脉疾病 主动脉瘤破裂、夹层动脉瘤、主动脉发育异常，如马凡氏综合征、主动脉瓣狭窄。

（二）非心源性原因

1. 呼吸停止 如气道异物、溺水和窒息等所致的气道阻塞，烧伤或烟雾吸入致气道组织水肿，脑卒中、巴比妥类等药物过量及头部外伤等均可致呼吸停止。此时气体交换中断，心肌和全身组织器官严重缺氧，导致心搏骤停。

2. 严重的电解质与酸碱平衡失调 体内严重低钾血症和高钾血症均可致心搏骤停。血钠和血钙浓度过低可加重高血钾的影响。严重高钙血症可致传导阻滞、室性心律失常甚至发生心室颤动。严重高镁血症也可引起心脏停搏。酸中毒时细胞内钾外移，减弱心肌收缩力，又使血钾浓度增高，可发生心搏骤停。

3. 药物中毒或过敏 锑剂、氯喹、洋地黄类、奎尼丁等药物的毒性反应可致严重心律失常而引起心搏骤停。体内缺钾时，上述药物毒性反应引起心搏骤停常以心室颤动为多见。静脉内较快注射苯妥英钠、氨茶碱、氯化钙、利多卡因等，可导致心搏骤停。青霉素、链霉素、某些血清制剂严重过敏时，也可导致心搏骤停。

4. 电击、雷击或溺水 电击伤因强电流通过心脏而引起心搏骤停。强电流通过头部，可引起生命中枢功能障碍，导致呼吸和心搏停止。溺水多因氧气不能进入体内进行正常气体交换而发生窒息。淹溺较常引起心室颤动。

5. 麻醉和手术意外 呼吸道管理不当、麻醉剂量过大、硬膜外麻醉药物误入蛛网膜下腔、肌肉松弛剂使用不当、低温麻醉温度过低、心脏手术等也可能引起心搏骤停。

6. 其他 某些诊断性操作如血管造影、心导管检查，某些疾病如急性胰腺炎、脑血管病变等均可导致心搏骤停。

二、心搏骤停的类型

根据心脏活动情况及心电图表现，心搏骤停的心电图类型可表现为心室颤动、心脏停搏和无脉性电活动。

1. 心室颤动（ventricular fibrillation，VF） 又称室颤，占心搏骤停的80%。心室肌发生极不规则的快速而又不协调的颤动，心电图表现为QRS波群消失，代之以大小不等、形态各异的颤动波，频率为200～400次/分（图6-1-1）。若颤动波波幅高且频率快，较容易复律;若波幅低且频率慢,则复律可能性小,多为心脏停顿的先兆。

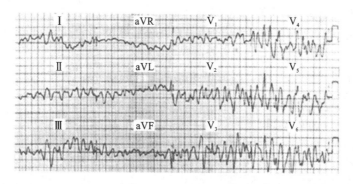

图 6-1-1 心室颤动

2. 心脏停搏(ventricular standstill) 又称心室静止。心房、心室肌完全失去电活动能力,心电图上房室均无激动波可见,呈一直线,或偶见 P 波(图 6-1-2)。

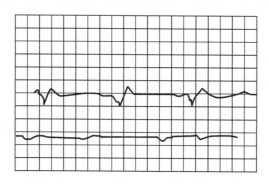

图 6-1-2 心脏停搏(上)和心电-机械分离(下)

3. 无脉性电活动(pulseless electrical activity,PEA) PEA 过去称心电-机械分离(electro-mechanical dissociation,EMD),其定义是心脏有持续的电活动,但失去有效的机械收缩功能。心电图可呈缓慢(20~30 次/分)、矮小、宽大畸形的心室自主节律(图 6-1-2),但无心搏出量,即使采用心脏起搏也常不能获得效果,为死亡率极高的一种心电图表现,易被误认为心脏仍在跳动。

以上 3 种类型虽在心电和心脏活动中各有其特点,但共同结果是心脏丧失有效收缩和射血功能,使全身血液循环停止而引起相同的临床表现。其中,以心室颤动为最常见,心室颤动多发生于急性心肌梗死早期和严重心肌缺血时,是冠心病猝死的常见原因,其复苏的成功率最高。心脏停搏多见于麻醉、外科手术及其他疾病导致缺氧、酸中毒、休克等。无脉性电活动多为严重心肌损伤的结果,常为左心室泵衰竭的终期表现,也可见于人工瓣膜急性功能不全、张力性气胸和心包填塞时。

三、心脏停搏的临床表现与诊断

(一)临床表现

心搏骤停后,全身组织器官严重缺血、缺氧,由于脑组织对缺氧最敏感,临床上以神经系统和循环系统的症状最为明显,具体表现如下。

（1）意识突然丧失，或全身短暂性抽搐。

（2）心音消失、脉搏摸不到、血压测不出。

（3）呼吸断续，呈叹息样或短促痉挛性呼吸，随后呼吸停止。

（4）面色苍白或发绀。

（5）瞳孔散大、固定。如果呼吸先停止或严重缺氧，则表现为进行性发绀、意识丧失、心率逐渐减慢，随后心跳停止。

（二）诊断依据

心搏骤停时，出现较早而且最可靠的临床征象是意识丧失伴大动脉搏动消失。成人通常检查颈动脉搏动，儿童检查股动脉搏动，时间不超过 10 秒。因为心搏骤停后，复苏开始的迟早是抢救成功与否的关键，必须分秒必争。用脉搏作为评价心搏骤停的指标：特异性为 90％，敏感性为 55％，正确率为 65％，错误率为 35％。现在不强调检查脉搏的重要性，急救者切勿花太长时间检查脉搏，如果 10 秒不能肯定脉搏是否存在，就按大动脉搏动消失处理，应立即实施人工循环。

第二节　心肺脑复苏

心肺复苏（cardiopulmonary resuscitation，CPR）是针对心跳、呼吸停止所采取的抢救措施，即应用胸外按压或其他方法形成暂时的人工循环并恢复心脏自主搏动和血液循环，用人工呼吸代替自主呼吸并恢复自主呼吸，达到恢复苏醒和挽救生命的目的。脑复苏是在心肺功能恢复后，主要针对保护和恢复中枢神经系统功能的治疗，其目的是在心肺复苏的基础上，加强对脑细胞损伤的防治和促进脑功能的恢复，此过程决定患者的生存质量。

为成功挽救心搏骤停患者的生命，需要诸多环节环环相扣，1992 年 10 月，美国心脏协会正式提出"生存链（chain of survival）"概念。根据国际 CPR 与 ECC 指南，成人生存链（adult chain of survival）是指对突然发生心搏骤停的成年患者通过遵循一系列规律有序的步骤所采取的规范有效的救护措施，将这些抢救序列以环链形式连接起来，就构成了一个挽救生命的"生命链"。2010 年美国心脏协会新心血管急救成人生存链包括以下 5 个环节：①立即识别心搏骤停并启动急救反应系统；②尽早进行心肺复苏，着重于胸外按压；③快速除颤；④有效的高级生命支持；⑤综合的心搏骤停后治疗。

完整的心肺脑复苏是指对心脏骤停患者采取的使其恢复自主循环和自主呼吸，并尽早加强脑保护措施的紧急医疗救治措施。它包括基础生命支持（basic life support，BLS）、进一步生命支持（advanced cardiac life support，ACLS）和延续生命支持（prolonged life support，PLS）3 个部分，心肺脑复苏的成功率与抢救是否及时、有效有关。若能在心搏骤停 4 分钟内进行心脏除颤，则存活率可达 40％，越早抢救，复苏成功率越高。

一、基础生命支持

基础生命支持（basic life support，BLS）又称初期复苏处理或现场心肺复苏，用于发病或致伤现场实施的急救措施。BLS 立即识别心搏骤停和启动急救反应系统、早期心肺复苏、快速除颤终止心室颤动,归纳为初级(第一轮)C、A、B、D 4 步,即 C(circulation)—循环支持、A(airway)—开放气道、B(breathing)—人工呼吸、D(defibrillation)—早期除颤。

(一)判断并启动 EMSS

1. 查看现场环境是否安全 确认现场环境对伤员、抢救人员,或者旁人无安全危害。

2. 判断患者反应 在判定事发地点易于就地抢救后,急救人员在患者身旁快速判断有无损伤、是否有反应。可轻拍或摇动患者,并大声呼叫。以上检查应在 10 秒以内完成,不可太长。摇动肩部不可用力过重,以防加重骨折等损伤。如果患者有头颈部创伤或怀疑有颈部损伤,切勿轻易搬动,以免造成进一步损伤。对有脊髓损伤患者不适当的搬动可能造成截瘫。

3. 复苏体位 患者平卧在平地或硬板上,如果患者面朝下时,应将患者整体翻转,即头、肩、躯干同时转动,避免躯干扭曲,头、颈部应与躯干始终保持在同一个轴面上,将双上肢放置于身体两侧。

4. 启动 EMSS 一旦判定患者意识丧失,非专业人员无论能否肯定有无循环,都应立即实施心肺复苏;专业人员需确认患者意识丧失和无动脉搏动,实施心肺复苏。同时立即呼救,呼喊附近的人参与急救或帮助拨打当地的急救电话启动 EMSS。

(二)循环支持(circulation,C)

1. 判断大动脉搏动 非专业人员无需检查大动脉搏动,专业人员应检查大动脉有无搏动。检查颈动脉搏动时,时间不要超过 10 秒。检查成人颈动脉,方法是患者仰头后,急救人员一手按住前额,用另一手的示指和中指并拢,从患者的气管正中部位向旁滑移 2～3 cm,在胸锁乳突肌的内侧即可触及颈动脉(图 6-2-1)。儿童及婴幼儿可检查其股动脉或肱动脉。如果触摸不到动脉搏动,说明心脏已经停搏,应立即进行胸外按压。

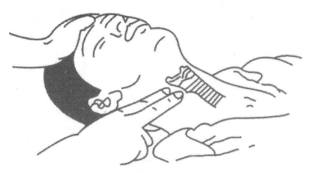

图 6-2-1 触摸颈动脉搏动

2. 胸外心脏按压 心搏骤停患者的胸廓有一定弹性,胸骨和肋软骨交界处可因受压而下陷。因此按压胸骨可对位于胸骨和脊柱之间的心脏产生直接压力,引起心室内压力的增加和瓣膜的关闭,主动脉瓣、肺动脉瓣开放,使血液流向肺动脉和主动脉,在按压松弛期,肺动脉血回流至右心房,二尖瓣开放,左心室充盈,此为心泵机制。而胸泵机制提示胸外心脏按压时胸廓下限、容量缩小,使胸膜腔内压增高并平均传至胸廓内所有大血管。由于动脉不萎陷,动脉压的升高全部用以促使动脉血由胸腔内向周围流动,而静脉血管由于两侧肋骨和肋软骨的支持,回复至原来位置,胸廓容量增大,胸膜腔内压减小。当胸膜腔内压低于静脉压时,静脉血回流至心脏,心室得到充盈。如此反复,可建立有效的人工循环(图 6-2-2)。具体操作如下。

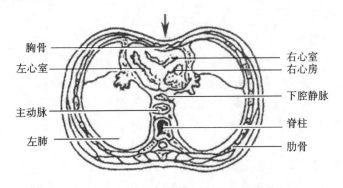

图 6-2-2 胸外心脏按压解剖示意图

1)患者体位 按压时患者应保持平卧位,头部位置尽量低于心脏,使血液容易流向头部。如果患者躺卧在软床上,应将心脏按压板垫于其肩背下,以保证按压的有效性,但不要为了找木板而延误抢救时间。

2)急救者体位 急救者紧靠患者一侧,为保证按压时力量垂直作用于胸骨,急救者可根据个人身高及患者所处位置的高低,采用脚踏或跪式等不同体位。

3)确定按压部位 成人按压部位在胸部正中,胸骨的下半部,两乳头连线之间的胸骨处(图 6-2-3)。婴幼儿按压部位在两乳头连线之间的胸骨处稍下方。急救者靠近患者右侧,手的示指和中指沿患者肋弓下缘上移至胸骨下切迹,上移两横指之上即为正确的按压部位。

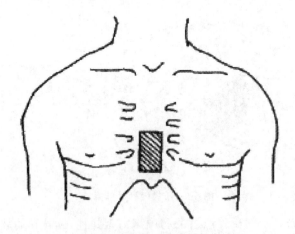

图 6-2-3 胸外心脏按压部位

4)胸外按压方法 急救者在患者一侧,一只手的掌根部放在胸部两乳头连线处,另外一只手叠加在其上,两手手指交叉紧紧相扣,手指尽量上翘(图 6-2-4),避免触及胸壁和肋骨,减少按压时发生肋骨骨折的可能性。急救者身体前倾,双肩在患者胸骨正上方,双臂绷紧伸直,按压时以髋关节作为支点,应用上半身的力量垂直向下用力按压(图 6-2-5)。

按压频率每分钟不少于 100 次,胸骨下陷至少 5 cm,胸骨下压时间和放松时间基本相

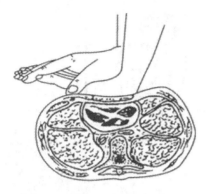
图 6-2-4 胸外心脏接压的手法图

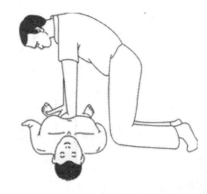
图 6-2-5 胸外心脏接压的姿势

等,放松时应保证胸廓充分回弹,但手掌根部不能离开胸壁。尽量减少胸外按压间断,或尽可能将中断控制在 10 秒以内。按压与通气之比为 30:2,此要求适用于儿童以外所有患者的单人心肺复苏。

8 岁以下患儿按压深度至少达到胸廓前后径的 1/3,婴儿大约为 4 cm,儿童大约为 5 cm。双人心肺复苏时,儿童和婴儿的按压与通气比是 15:2。

5)按压注意事项

(1)按压部位要准确:如部位太低,可能损伤腹部脏器或引起胃内容物反流;部位太高,可伤及大血管;若部位不在中线,则可能引起肋骨骨折、肋骨与肋软骨脱离等并发症。

(2)按压力度要均匀适度:过轻达不到效果,过重易造成损伤。

(3)按压姿势要正确:注意肘关节伸直,双肩位于双手的正上方,手指不应加压于患者胸部,在按压间隙的放松期,急救者不加任何压力,但手掌根仍置于胸骨中下半部,不离开胸壁,以免移位。

(4)患者头部应适当放低以避免按压时呕吐物反流至气管,也可防止因头部高于心脏水平而影响血流。

(5)心脏按压必须同时配合人工呼吸。在气道建立前,无论是单人或是双人心肺复苏,按压与通气均要求为 30:2。一人操作时,可先行口对口人工呼吸 2 次,再做胸外心脏按压 30 次。

(6)双人心肺复苏时:一人实施胸外心脏按压;另一人进行人工通气,保持气道通畅,并监测颈动脉搏动,评价按压效果。当按压者疲劳时,二人可相互对换,交换可在完成一组按压、通气的间隙中进行,尽量缩短抢救中断时间。

(7)按压期间密切观察病情,判断效果。胸外心脏按压有效的指标是:按压时可触及颈动脉搏动及股动脉搏动,收缩压≥60 mmHg;有知觉反射、呻吟或出现自主呼吸。

（三）开放气道(airway,A)

1. 清除口腔异物 急救者一手抓住患者的舌和下颌,拉向前,可部分解除阻塞,然后另一手的示指伸入患者的口腔深处直至舌根部,掏出异物,本法仅适用于患者意识丧失的场合(图 6-2-6)。

2. 无意识的患者 患者无意识时,肌张力下降,舌体和会厌可能使咽喉部阻塞。舌后坠又是造成气道阻塞最常见的原因(图 6-2-7),有自主呼吸,吸气时气道内呈负压,也可将舌体、会厌或二者同时吸附到咽后壁,产生气道阻塞。可采用以下手法打开气道。

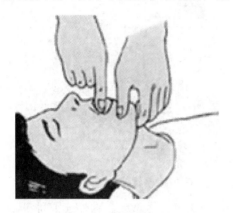

图 6-2-6　清除口腔异物

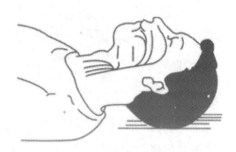

图 6-2-7　舌后坠堵塞气道

（1）仰头举颏法:此方法是临床最常使用的方法。应将一只手放在患者前额,用手掌将额头用力向后推,使头部向后仰,另一只手的手指放在靠近颏部的下颌骨的下方,向上抬颏,使下颌角、耳垂连线与地面垂直(图 6-2-8)。操作中勿用力压迫下颌部软组织,否则有可能造成气道梗阻,还应避免用拇指抬下颌。

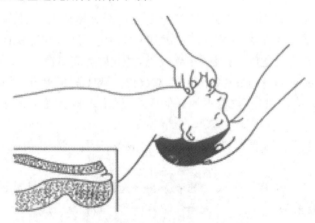

图 6-2-8　仰头举颏法

（2）仰头抬颈法:使患者平卧,急救者一手抬起患者颈部,另一手以小鱼际肌侧下按患者前额,使其头部后仰,颈部抬起(图 6-2-9)。

（3）托下颌法:患者平卧,急救者位于患者头侧,双手拇指置于患者口角旁,其他四指托住患者下颌部,在保证头部、颈部固定的前提下,用手将患者下颌向上抬起(图 6-2-10)。疑似头颈部损伤者,此法开放气道比较安全,但具有一定技术难度,需要接受培训。

（四）人工呼吸(breathing,B)

若患者没有呼吸或不能正常呼吸(或仅仅是叹息),应立即进行人工呼吸。常用的呼吸支持方法包括口对口人工呼吸、口对鼻人工呼吸、口对气管套管呼吸、口对通气防护装置呼吸、口对面罩呼吸、球囊面罩装置、环状软骨压迫法等。

1. 检查呼吸　开放气道后,先将耳朵贴近患者的口鼻附近,感觉有无气息,仔细听有

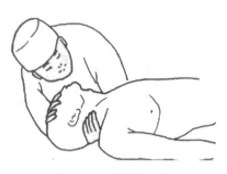

图 6-2-9　仰头抬颈法

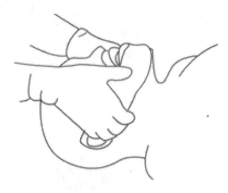

图 6-2-10　托下颌法

无气流呼出的声音,再观察胸部有无起伏动作。若无上述体征,可确定无呼吸。判断及评价时间不得超过 10 秒。多数呼吸或心搏骤停患者均无呼吸,偶有患者出现异常或不规则呼吸,或有明显气道阻塞征的呼吸困难,这类患者开放气道后即可恢复有效呼吸。开放气道后发现无呼吸或呼吸异常时,应立即实施人工通气,即使不能确定通气是否异常,也应立即进行人工通气。

2. 人工呼吸　人工呼吸是用人工方法(手法或机械)借外力来推动肺、膈肌或胸廓的活动,使气体被动进入或排出肺脏,以保证机体氧的供给和二氧化碳排出。

(1)口对口人工呼吸:口对口人工呼吸是一种快捷有效的通气方法。人工呼吸时,要确保气道通畅。捏住患者的鼻孔,防止漏气,急救者用口唇把患者的口全罩住,呈密封状,缓慢吹气,确保呼吸时胸廓起伏(图 6-2-11)。每次吹气量为 500～600 mL,吹气时间应持续 1 秒以上。吹气毕,急救者稍抬起头并侧转换气,同时捏鼻孔的手松开,让患者的胸廓及肺依靠其弹性自动回缩,排除肺内二氧化碳。首次人工呼吸 2 次。

(2)口对鼻人工呼吸:在患者不能经口呼吸时(如牙关紧闭不能开口、口唇创伤、口对口人工呼吸难以实施),应推荐采用口对鼻人工呼吸。救治溺水者最好应用口对鼻人工呼吸方法,只要患者头一露出水面即可行口对鼻人工呼吸。口对鼻人工呼吸时,将一只手置于患者前额并后推,另一只手抬下颌,使口唇紧闭。用嘴罩住患者鼻,深吹气后口离开鼻,让呼气自动排出。必要时,间断使患者口开放,或用拇指分开口唇,这对有部分鼻腔阻塞的患者呼气非常重要。在对婴儿进行人工呼吸时,急救者的嘴必须将婴儿的口及鼻一起盖严。

(3)口对面罩人工呼吸:在保持气道通畅的前提下,急救者将合适面罩扣住患者的口鼻,对着面罩人工呼吸。

(4)使用简易呼吸器进行人工呼吸:简易呼吸器由一个有弹性的皮囊、三通呼吸活门、衔接管和面罩组成。在皮囊后面空气入口处有单向活门,以确保皮囊舒张时空气能单向流入;其侧方有氧气入口,有氧气条件下可以自此输氧 10～15 L/min,可使吸入氧气浓度达到 40%～60%。在保持气道通畅的前提下,急救者将简易呼吸器面罩扣住患者的口鼻,通过挤压气囊进行人工呼吸(图 6-2-12)。

(五)早期除颤(defibrillation,D)

心搏骤停时,最初发生的心律失常最常见的是心室颤动,终止心室颤动最迅速、最有效

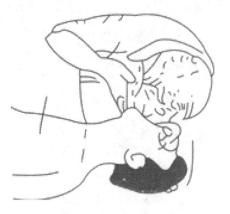

图 6-2-11　口对口人工呼吸

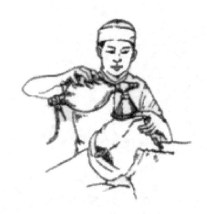

图 6-2-12　使用简易呼吸器进行人工呼吸

的方法是除颤。除颤具有时间效应,随着时间的推移,除颤的成功率会随之迅速下降。因此,心搏骤停后,有条件时应尽早实施电除颤。心室颤动发生后 1 分钟内除颤的成功率最高,迟于 4 分钟存活率仅为 4%。院内 3 分钟、院外 5 分钟除颤。

1. 非同步电除颤

1) 操作步骤

(1) 在准备电击除颤的同时进行心电监护以确诊心室颤动。

(2) 有交流电源(220 V,50 Hz)时,接上电源线和地线,并将电源开关转至"交流"位置;若无交流电源,则用机内电池,将电源开关转至"直流"位置。近年来,以直流电击除颤最为常用。

(3) 按下胸外除颤按钮和非同步按钮,准备除颤。

(4) 按下充电按钮。

(5) 电功率的选择。新指南认为成人单向波能量为 360 J,双向波为 120 J(直线双向波)或 150 J 或 200 J(双向指数截断波形)。

(6) 将电极板涂好导电膏或包上浇有生理盐水的纱布。标准的部位是一个电极置于胸骨右缘锁骨下方,另一个电极置于左乳头的外侧,电极的中心在腋中线上。另一种电极放置方法是将心尖电极放于心前区左侧,另一个电极(胸骨电极)放在心脏后面、右肩胛下角区(图 6-2-13)。必须注意电极应该很好地分隔开,其间的导电膏或生理盐水等物质不能沿胸壁外流,否则可能会形成一个经胸壁的电流,而不流经心脏。对安有永久性起搏器的患者行电转复或除颤时,电极勿靠近起搏器,因为除颤会造成其功能损害。

(7) 嘱其他人离开患者床边。操作者两臂伸直固定电极板,使自己的身体离开床缘,然后双手同时按下放电按钮,进行除颤。

(8) 放电后立即观察心电示波,了解除颤效果。

2) 注意事项　①除颤前应详细检查器械和设备,做好一切抢救准备。②电极板放置位置要准确,并应与患者皮肤密切接触,保证导电良好。③电击时,任何人不得接触患者及病床,以免触电。④对于细颤型心室颤动者,应先进行心脏按压、氧疗及药物等处理,使之变为粗颤,再进行电击,以提高除颤成功率。⑤电击部位皮肤可有轻度红斑、疼痛,也可出现肌肉痛,3~5 天后可自行缓解。⑥开胸除颤时,电极直接放在心脏前后壁。除颤能量一

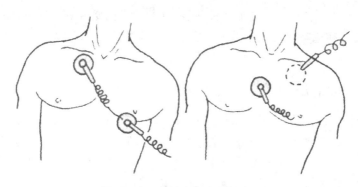

图 6-2-13　胸外除颤电极板位置

般为 5～10 J。

2. 自动体外除颤器(AED)　是一种便携式、易于操作,稍加培训即能熟练使用,专为现场急救设计的急救设备。从某种意义上讲,AED 不仅是一种急救设备,更是一种急救新观念,一种由现场目击者最早进行有效急救的观念。AED 有别于传统除颤器,其可以经内置电脑分析和确定发病者是否需要予以电除颤。除颤过程中,AED 的语音提示和屏幕显示使操作更为简便易行。AED 非常直观,对多数人来说,只需几小时的培训便能操作。美国心脏协会认为,学用 AED 比学 CPR 更为简单。

使用 AED 需急救人员逐步操作。首先在除颤前必须确定被抢救者具有"三无征",即无意识、无脉搏、无呼吸。具体操作步骤是打开电源开关,将两个电极固定在患者胸前,机器自动采集和分析心律失常,操作者可获得机器提供的语音或屏幕信息。一经明确为致命性心律失常(室性心动过速、心室颤动),语音即提示急救人员按动除颤按钮,如不经判断即按除颤按钮,机器不会自行除颤,以免误电击。

(六)心肺复苏效果的判断

1. 瞳孔　复苏有效时,可见瞳孔由散大开始回缩。如瞳孔由小变大、固定,则说明复苏无效。

2. 面色及口唇　复苏有效时,可见面色由发绀转为红润。若变为灰白,则说明复苏无效。

3. 颈动脉搏动　按压有效时,每次按压后就可触到一次搏动。若停止按压后搏动停止,表明应继续进行按压。如停止按压后搏动继续存在,说明患者自主心搏已恢复,可以停止胸外心脏按压。

4. 神志　复苏有效时,可见患者有眼球活动,睫毛反射与对光反射出现,甚至手脚开始抽动,肌张力增高。

5. 自主呼吸出现　自主呼吸的出现并不意味着可以停止人工呼吸,如果自主呼吸微弱,仍应坚持人工辅助呼吸。

6. 终止复苏　当有下列情况可考虑终止复苏。

(1)心肺复苏持续 30 分钟以上,仍无心搏及自主呼吸,现场又无进一步救治和送治条件,可考虑终止复苏。

(2)脑死亡,如深度昏迷,瞳孔固定、角膜反射消失,将患者头向两侧转动时眼球原来位置不变等,如无进一步救治和送治条件,现场可考虑停止复苏。

(3) 当现场存在危险威胁到抢救人员安全以及医学专业人员认为患者死亡,无救治指征时。

二、进一步生命支持

进一步生命支持(advanced cardiac life support,ACLS)主要是在 BLS 的基础上应用辅助设备及特殊技术,建立和维持有效的通气和血液循环,识别及治疗心律失常,建立有效的静脉通路,改善并保持心肺功能及治疗原发疾病。它是心搏骤停后 5~10 分钟的第二个处理阶段,一般在医疗单位中进行。归纳为高级(第二轮)A、B、C、D 4 步,即 A(airway)—人工气道、B(breathing)—机械通气、C(circulation)—建立静脉输液通道及使用药物治疗、D(differential diagnosis)—诊断心搏骤停的可能原因。

(一) 呼吸道管理

可采用口咽气道、鼻咽气道以及其他可选择的辅助气道维持气道通畅。

1. 口咽气道 口咽气道主要应用于浅昏迷而不需要气管插管的患者,但应注意其在口腔中的位置,因为不正确的操作会将舌推至下咽部而引起气道梗阻。清醒患者用口咽气道可引起恶心、呕吐,甚至喉痉挛。

2. 鼻咽气道 鼻咽气道在牙关紧闭、咬伤、妨碍口咽气道置入的颌面部创伤时很有用。对疑有颅骨骨折的患者使用鼻咽气道要谨慎。对于浅昏迷患者,鼻咽气道比口咽气道的耐受性更好。但鼻咽气道置入可引起鼻黏膜的损伤而致出血,如果导管过长,可刺激声门反射引起喉痉挛、恶心及呕吐,操作中应尽量注意避免损伤。

3. 可选择的辅助气道 对有些不宜行气管插管的患者或急救人员经验太少时,可选择气道导管盲法插入气道。包括食道气管导管(esophageal tracheal catheter,ETC)、喉罩气道(laryngeal mask airway,LMA)等。

(1) ETC:ETC 有两个腔及气囊,盲法将其置入声门,确定远端开口的位置,患者即可通过近端开口通气。其构造是一个腔在下咽部侧孔进行通气,远端为封闭的盲端,另一个腔的远端开口类似气管导管。当咽部的气囊在舌与软腭间膨起时,ETC 滑入预定位置,从舌咽部进入下咽部。取决于导管的硬度、弧度、形状以及咽部的结构,导管一般首先进入食道。当导管上的刻度位于牙齿之间时插管完成,然后使咽部与远端的球囊膨胀,使其位于口咽部上面和食管下面的球囊之间。与气管插管相比,使用 ETC 同样具有隔离气道、降低误吸及通气更可靠等优点,其置管技巧较气管插管也更容易。ETC 致命的并发症是其在食管或气管的远端腔的位置不正确,另外可能发生的并发症是食管损伤。

(2) LMA:喉罩是由一根通气导管和远端一个卵圆形可充气罩组成,LMA 被置入咽部,在远端开口进入下咽部感觉有阻力时,向罩内注入适量空气,密封喉部,即可进行通气。与面罩相比,喉罩通气更安全可靠,误吸、反流发生率低。与气管插管相比,LMA 同样可提供通气,且置放更为简单。对于可能存在颈部损伤或进行气管插管所必需的位置达不到时,LMA 可能具有更大的优势。但因为置管与通气没有保证,部分患者即使置入 LMA,也不能通过 LMA 通气。

4. 气管插管 有条件时,应尽早做气管插管,因其能保持气道通畅,防止肺部吸入异物和胃内容物,便于清除气道分泌物,并可与简易人工呼吸器、麻醉机或通气机相接以行机械人工呼吸。

5. 环甲膜穿刺 遇有插管困难而严重窒息的患者,可用 16 号粗针头刺入环甲膜,接上"T"型管输氧,可立即缓解严重缺氧情况,为下一步气管插管或气管造口术赢得时间,为完全复苏奠定基础。

6. 气管造口术 是为了保持较长期的气道通畅,易于清除气道分泌物,减少呼吸阻力和气道解剖无效腔,主要用于心肺复苏后仍然长期昏迷患者。

（二）氧疗和人工通气

1. 简易呼吸器法 简易呼吸器由一个有弹性的皮囊、三通呼吸活门、衔接管和面罩组成。在皮囊后面空气入口处有单向活门,以确保皮囊舒张时空气能单向流入;其侧方有氧气入口,有氧气条件下可自此输氧 10～15 L/min,可使吸入氧气浓度增至 75% 以上。

2. 机械人工呼吸和机械人工循环 气管插管呼吸机加压给氧呼吸可减少气道无效腔,保证足够供氧,呼吸参数易于控制,是最有效的人工呼吸,院内复苏应予提倡使用。为了减少急救者的体力消耗,解决人力不足问题,应提供挤压频率、深度和时间更适当的胸外机械心脏按压装置。现有电动的、气动的和手动控制的胸外机械压胸器,有的更兼施机械人工呼吸,有利于长途转运中继续进行胸外心脏按压术。

（三）开胸心脏按压

实验证实开胸心脏按压的心排出量高于胸外心脏按压约一倍,心脑灌注也高于后者。大量临床资料表明胸外心脏按压效果不满意,最终仅 10%～14% 完全康复,而开胸心脏按压的长期存活率却高达 28%。因此,开胸心脏按压术又重新受到重视。

1. 适应证 ①胸部创伤引起心搏骤停者,胸廓畸形或严重肺气肿、心包填塞者;②经常规胸外心脏按压 10～15 分钟(最多不超过 20 分钟)无效者;③动脉内测压条件下,胸外心脏按压时的舒张压小于 40 mmHg(5.332 kPa)。

2. 方法 采用左前外侧第四肋间切口,以右手进胸。进胸后,右手大鱼际肌和拇指置于心脏前面,另四手指和手掌放在心脏后面,以 80 次/分的速度有节律地挤压心脏。也可用两手法,将两手分别置于左、右心室同时挤压。

（四）药物治疗

用于心肺复苏的药物较多,包括肾上腺素、利多卡因、阿托品、碳酸氢钠等。到目前为止,肾上腺素仍是首选药物。

1. 用药目的 ①提高心脏按压效果,激发心脏复跳,增强心肌收缩力;②提高周围血管阻力,增加心肌血流灌注量和脑血流量;③纠正酸血症或电解质失衡,使其他血管活性药物更能发挥效应;④降低除颤阈值,为除颤创造条件,同时防止心室颤动的发生。

2. 给药途径

（1）静脉给药(IV):静脉给药为首选给药途径。心搏骤停前,如无静脉通道,应首选建立周围静脉(肘前或颈外静脉)通道,或经肘静脉插管到中心静脉。对已建立静脉通路者,优先选择中心静脉给药。建立静脉通道时不要中断心肺复苏。

（2）气管给药(ET):如在静脉建立之前已完成气管插管,某些药物可经气管插管或环甲膜穿刺注入气管,可迅速通过气管、支气管黏膜吸收而进入血循环。常用药物有肾上腺素、利多卡因、溴苄胺、阿托品、纳洛酮及安定等。其剂量应为静脉给药的 2～3 倍,至少用 10 mL 生理盐水或蒸馏水稀释后,用一根稍长细管自气管导管远端推注,并接正压通气,以便药物弥散到两侧支气管。其吸收速度与静脉注入速度相近,而维持作用时间为静脉给药的 2～5 倍。但药物可被气管内分泌物稀释或因气管黏膜血循环不足而吸收减慢,需用大剂量。因此,其作为给药的第二途径。

(3) 骨内给药(IO):如果无法建立静脉通路,可选择骨内通路进行液体复苏、给药,其效果相当于中心静脉通道。

3. 常用药物

(1) 肾上腺素:是心肺复苏首选药物,能兴奋 α、β-肾上腺素受体。其主要作用是升高主动脉压,提高心率,增加冠脉灌注压和脑血流量,使心室纤颤由细颤转化为粗颤,提高除颤的成功率。新的复苏指南介绍了 3 种剂量模式:①推荐常规用量 1 mg 周围静脉推注,随之推注 20 mL 生理盐水确保药物直达中心循环,3～5 分钟 1 次。在心搏骤停时肾上腺素 1 mg 加 0.9％生理盐水 250 mL,1 μg/min 至 3～4 μg/min 持续静点;② 大剂量递增法:即每次 1 mg、3 mg、5 mg 递增至总量 15 mg 或 5 mg 起始量,间隙使用至总量 15 mg 或 0.1 mg/kg;③环甲膜穿刺给药为静脉量的 2～3 倍。对于非心搏骤停的患者,如心动过缓,阿托品和经皮起搏无效时可考虑用肾上腺素。1 mg 肾上腺素＋5％葡萄糖 500 mL 静脉点滴,初始剂量为 1～10 μg/min,达到有效的血流动力学效应。目前较一致的意见是大剂量肾上腺素虽可能增加自主循环的恢复,但不能增加出院存活率及神经系统、脑功能的恢复率,甚至大剂量的肾上腺素因增加心肌氧耗而影响心内外膜血流,导致心肌收缩带的坏死,产生迟发性心律失常。肾上腺素的不良反应为增加心肌代谢和氧耗,易引起高钾和代酸以及注入心肌内导致心律失常,糖尿病、甲亢、洋地黄中毒忌用。

(2) 血管升压素:是非肾上腺素能血管收缩药,也能引起冠状动脉和肾血管收缩,有利于恢复自主循环。心肺复苏时,可使用血管升压素 40 U 替代第一或者第二剂肾上腺素,经静脉或骨内给药。

(3) 胺碘酮:用于治疗对心肺复苏、除颤和血管加压药物无反应的心室颤动或者无脉性室性心动过速,是一种可影响钠、钾和钙通道的合成药物,具有阻滞 α、β-肾上腺素受体特性。胺碘酮用法是首次 300 mg,缓慢静脉注射。如无效,给予 150 mL 静脉推注或维持滴注。

(4) 利多卡因:可选择性作用于心肌传导纤维,提高心室肌在舒张时的电兴奋阈,缩短动作电位时程和有效不应期。其对心肌收缩力、房室传导、心输出及收缩压几乎无影响。一般静脉给药后 1～2 分钟起效,维持 10～20 分钟。初始剂量为 1.0～1.5 mg/kg 静脉注射,30～60 秒注完,如无效则每 5～10 分钟静注 0.5～0.75 mg/kg。起效后可用 5％的葡萄糖溶液 100 mL＋利多卡因 100 mg,1～4 mg/min 静滴维持,但 1 小时内总剂量不可超过 200～300 mg。从周围静脉推注时应将其稀释成 20 mL,以保证药物能够到达心脏。利多卡因气管内给药吸收作用良好,剂量至少应是静脉内给药的 2～2.5 倍,并用 10 mL 生理盐水或蒸馏水稀释。

(5) 阿托品:是 M 胆碱受体阻断剂,可干扰乙酰胆碱和拟胆碱药的作用,降低胃肠平滑肌的张力和蠕动。大剂量应用可抑制胃酸及消化酶,增加膀胱括约肌的活力,解除迷走神经对心脏的抑制,加快心率,解除小血管痉挛。总剂量 3 mg(约 0.04 mg/kg)的阿托品可完全阻滞迷走神经,逆转心脏停搏。在补充血容量的基础上,其可改善微循环使回心血量增加,有效血容量增加,血压得以回升,尿量增加。首剂 1.0 mg 静注,若疑为持续性心脏停搏,应在 3～5 分钟内重复给药;如仍为缓慢性心律失常,可每间隔 3～5 分钟静注 1 次(0.5～1.0 mg),至总量 0.04 mg/kg(约 3 mg)。可静脉或气管内给药,应与肾上腺素同时或交替使用。

(6)碳酸氢钠:早期认为心搏骤停时会发生严重酸中毒而降低心肌收缩力、减低儿茶酚胺,所以心肺复苏时应常规使用碳酸氢钠纠正酸中毒。然而近年来人们发现心搏骤停早期酸中毒的原因是低血流和组织 CO_2 滞留,此时通过调整通气量就可纠正。当心搏骤停时间较长时,才会出现乳酸增多的代谢性酸中毒。用碳酸氢钠并不能改善复苏效果,静注碳酸氢钠可与 H^+ 起反应而释出 CO_2,如果此时通气不足,释出的 CO_2 就会在体内蓄积,并迅速穿透细胞膜,进入心肌细胞和脑细胞,加重细胞内酸中毒,影响其功能的恢复。碳酸氢钠还可以使血红蛋白氧离曲线左移,抑制氧的释出。使用剂量过大可产生高钠血症、高渗状态、碱中毒及低钾血症等。因此,碳酸氢钠的选择应用需严格掌握时机与剂量。在用药过程中密切观察患者酸碱状态,避免由于用药不当造成碱中毒,诱发低钾血症。

三、延续生命支持

延续生命支持(prolonged life support,PLS)又称持续生命支持,此阶段的重点是脑保护、脑复苏及复苏后疾病的防治,即除了积极进行脑复苏外,应严密监测心、肺、肝、肾、凝血及消化器官的功能,一旦发现异常立即采取针对性的治疗,从而提高患者在复苏成功后的生活质量。归纳为高级(第三轮)A、B、C、D 4 步,即 A(airway)—保证气道通畅、B(breathing)—持续机械通气、C(circulation)—维持循环功能、D(differential diagnosis)—病因及并发症的诊断。

(一)脑完全性缺血缺氧的病理生理

心搏骤停时因缺血、缺氧,最易受损的是中枢神经系统。复苏的成败在很大程度上与中枢神经系统功能能否恢复有密切关系。临床数据表明,心搏骤停患者恢复自主循环后1/3 未能得到脑复苏而死亡,1/3 长期存活者可遗留运动、认知障碍,其中仅 1‰～2‰能生活自理。近年来关于心搏骤停后神经系统受损的严重性和正确的治疗方法越来越受到临床专家的关注。一项临床统计资料显示,经复苏存活而住院但最终死亡的患者中,有 59%存在明显的神经系统损伤。心搏骤停缺氧首当其冲是对脑的损伤。脑组织耗氧量高,能量储存少,无氧代谢能力有限。因此,脑组织对缺氧很敏感,在正常体温下,心脏停搏 3～4 分钟即可造成不可逆转的脑损伤。脑复苏是复苏的最终目的,直接关系到整个复苏的成败。现已证实,神经细胞的损伤发生在心跳恢复后,即缺血后再灌注损伤。近年来对这种脑缺血后再灌注损伤的机制进行了大量的研究,提出了诸多的学说,包括能量衰竭、离子内环境尤其是钙离子紊乱、花生四烯酸代谢异常、酸碱平衡紊乱、氧自由基学说、兴奋毒性学说、基因突变等。这些研究对提高脑复苏成功率具有指导意义。

缺氧对脑组织造成的损伤:①脑血管自动调节机能丧失,脑血流量减少;②微血管管腔狭窄,微循环灌注受限;③脑细胞代谢紊乱、脑水肿;④二氧化碳蓄积,渗透压升高,脑水肿加重。有学者将复苏后的脑损伤称为复苏后综合征,大致可以分为3期:①充血期,这是最初很短暂的时期,灌流可以超过正常时期,但是分布不均匀。目前尚不清楚这些增加的血流是否确切灌注了微循环。②低灌流期(无再灌流期),充血15～30分钟后,细胞开始发生水肿,同时出现血凝块,红细胞凝集,血流成泥流状,血小板聚集。此外,还可能存在颅内压增高、脑血管收缩、毛细血管周围红细胞肿胀等。最终发生脑血管痉挛,此时脑血流显著淤滞。这一低灌流现象在脑组织各部的严重程度并不一致,一般可持续18～24小时。③后期,低灌流期以后,经过救治,脑组织可能部分恢复功能,并逐渐完全恢复(这与抢救是否及时及所采取的措施是否得当有密切关系);或持续性低灌流,导致长时间或永久性昏迷,甚至脑死亡。

(二)脑复苏

1. 治疗措施

1) 维持血压　循环停止后,脑血流的自主调节功能丧失,而依赖于脑灌注压,故应维持血压于正常或稍高于正常水平,以恢复脑循环和改善周身组织灌注,同时应防止血压过高而加重脑水肿,防止血压过低而加重脑及其他脏器组织缺血、缺氧。

2) 呼吸管理　大脑缺氧是脑水肿的重要根源,又是阻碍呼吸恢复的重要因素。因此在心搏骤停后应及早加压给氧,以纠正低氧血症。应用呼吸机过度通气,使 $PaCO_2$ 降低,从而使脑小动脉平滑肌收缩,脑血容量缩减,有利于防止颅内压升高及反跳现象。一般采用中等程度控制过度换气。纠正低氧血症和过度换气对缺氧性损伤的恢复,保证脑组织充分供氧是非常必需的。

3) 降温　脑组织的代谢率决定脑局部血流的需求量。体温每升高1 ℃,脑代谢率约增加8%。复苏后,体温升高可导致脑组织氧供需关系的明显失衡,从而影响脑的康复。相对而言,低温是降低大脑代谢率的一种有效方法,曾广泛应用于心血管外科手术中,但低温对心搏骤停复苏后的患者可以产生明显副作用,包括增加血液凝滞度、降低心排血量和增加感染的易感性。最近研究表明,轻度低温(34 ℃)对于减轻脑缺血损伤有很好的疗效,而且损伤作用也较小。正常脑组织中,脑部温度每降低1 ℃,大脑代谢率可降低7%。

(1) 降温开始时间:产生脑细胞损害和脑水肿的关键性时刻,是循环停止后的最初5分钟。因此降温时间越早越好,争取在抢救开始后5分钟内用冰帽降温。

(2) 降温深度:不论患者体温正常或升高,均应将体温(脏器体表或鼻腔温度)降至亚冬眠(35 ℃)或冬眠(32 ℃)水平。脑组织温度降至28 ℃,脑电活动明显呈保护性抑制状态,但体温降至28 ℃易诱发心室颤动等严重心律失常,所以宜采用头部重点降温法。降温可保护缺氧的脑组织,停止颅内充血(或出血)。脑部的温度每降低1 ℃,颅内压下降5.5%。对于脑水肿患者要求在30分钟内将体温降至37 ℃以下,在数小时内达到预期降温目的。

(3) 降温持续时间:持续时间根据病情决定,一般需2～3天,严重者可能要1周以上。为了防止复温后脑水肿反复和脑耗氧量增加而加重脑损害,故降温持续至中枢神经系统皮层功能开始恢复,即以听觉恢复为指标。然后逐步停止降温,让体温自动缓慢上升,绝不能复温过快,一般以每24小时体温提升1～2 ℃为宜。

（4）降温方法：①物理降温：除在颈部两侧、前额、腋下（两侧），腹股沟（两侧）应用冰袋降温外，还必须在头部放置冰帽。②药物降温：应用冬眠药物进行冬眠疗法。物理降温必须和药物降温同时进行，才能达到降温的目的和要求。

（5）护理要点：及早降温、平稳降温、深度降温、持续降温和缓慢升温。①及早降温：产生脑细胞损伤和脑水肿的关键时刻是循环停止后的最初 5 分钟，因此降温越早越好，在不影响心肺复苏的情况下，应尽早采取有效的降温措施，争取在抢救开始后 5 分钟内用冰帽进行头部降温。以最快的速度，力争在半小时内使体温降至 37 ℃以下，于数小时内逐级降至要求的体温。②深度降温：头部温度要求 28 ℃，肛温要求 32～34 ℃。③足够的低温时间：降温应持续到病情稳定，神经功能恢复，出现视觉反应为止。④降温过程要平稳，及时处理副作用，为防止寒战和控制抽搐，可用小量肌肉松弛剂或镇静剂。⑤缓慢升温：先自下而上撤冰袋，以每 24 小时体温上升 1～2 ℃为宜。

4）脑复苏药物的应用

（1）冬眠药物：主要目的在于消除低温引起的寒战，解除低温时的血管痉挛，改善循环血流灌注和辅助物理降温。可选用冬眠Ⅰ号（哌替啶 100 mg、异丙嗪 50 mg、氯丙嗪 50 mg）或Ⅳ号（哌替啶 100 mg、异丙嗪 50 mg、乙酰丙嗪 20 mg）分次肌注或静滴。

（2）脱水剂：为了防止脑水肿，在降温和维持血压平稳的基础上，宜及早应用脱水剂，通常选用 20％甘露醇或呋塞米。20％甘露醇 250 mL 静脉注射或快速静滴，30 分钟滴完；呋塞米 20 mg 静脉注射，视病情重复使用。也可选用 20％甘露醇与 50％葡萄糖交替使用。

（3）激素：肾上腺皮质激素除了能保持毛细血管和血脑屏障的完整性，减轻脑水肿和降低颅内压外，还能改善循环，稳定溶酶体膜，防止细胞自溶和死亡。最好选用作用强而潴钠潴水作用较小的皮质激素制剂，地塞米松常为首选药物。

（4）促进脑细胞代谢药物：ATP 可供应脑细胞能量，恢复钠泵功能，有利于减轻脑水肿。葡萄糖为脑获得能量的主要来源。此外辅酶 A、细胞色素 C、多种维生素等与脑代谢有关的药物均可选用。

（5）巴比妥酸盐：巴比妥是镇静、安眠、止痉的药物，对不完全性脑缺血、缺氧的脑组织具有良好的保护作用。

（6）钙离子通道阻滞剂：由于脑缺血再灌注损伤主要是由于细胞内钙离子增高触发一系列病理生理反应所致，所以应用钙离子通道阻滞剂可明显减轻脑损伤。这在大量动物实验中已得到证实，然而在心搏骤停复苏患者中应用钙离子通道阻滞剂利多氟嗪后并无显著效果。镁离子亦可降低钙内流，离体实验发现其具有强大的脑保护作用，但其在整体实验，尤其在人类中的效果有待评价。

（7）氧自由基清除剂与铁离子螯合剂：由于氧自由基及其触发的生物膜脂质过氧化反应在缺血性脑损伤中起重要作用，所以用氧自由基清除剂与铁离子螯合剂可抑制氧自由基的产生、扩散，中和氧自由基，抑制脂质过氧化反应的进行，从而减轻缺血后脑损伤。氧自由基清除剂包括酶类的超氧化物歧化酶、过氧化氢酶及谷胱甘肽过氧化物酶等以及非酶类的 α-维生素 E、维生素 C、还原型谷胱甘肽、辅酶 Q_{10}、甘露醇等；铁离子螯合剂，包括去铁胺等。这些药物在动物实验中已证实其对脑缺血有保护或治疗作用，但其临床应用效果尚不肯定。

(8) 兴奋性氨基酸受体拮抗剂：有研究显示，缺血性脑损伤与脑细胞外兴奋性氨基酸水平升高，细胞膜上的兴奋性氨基酸受体兴奋增强有关。兴奋性氨基酸受体拮抗剂能明显减轻缺血引起的脑损伤，为临床治疗缺血性脑损伤提供了重要途径。这类药物包括竞争性 NMDA 受体拮抗剂如 CPP、非竞争性 NMDA 受体拮抗剂如 MK-801 以及 AMPA 受体拮抗剂如 NBQX 等。但是，这类药物应用到临床尚有诸多问题有待解决。

5) 高压氧的应用　高压氧(hyperbaric oxygen，HBO)能快速、大幅度地提高组织氧含量和储备，增加血氧弥散量及有效弥散距离。HBO 对纠正细胞缺氧，尤其是脑水肿条件下的细胞缺氧有效果。近年来人们从分子生物学角度证实，HBO 能提高缺氧细胞线粒体和细胞器中的酶合成功能，增强细胞功能与活力，具有脑缺氧时生物能、生命合成和解毒的合适调节作用。正因其能迅速纠正组织缺氧，打破能量危机所致的瀑布氧反应，从而抓住了脑复苏的关键。同时在无灌流阶段，脑内部分区域会出现低氧少血状态，尤以在脑水肿情况下更为严重；而 HBO 的压力效应有利于侧支循环的开放与重建。若配合药物的应用，有利于防止无灌注及低灌注，可减轻脑的继发性损伤。在复苏后期，由于 HBO 具有增强组织活力及生命合成功能，能促进侧支循环形成和重建，对神经细胞的恢复及脑循环的重建有治疗作用。

(1) 应用时间：心跳停止时间越短及开展 HBO 治疗越早，效果越好。

(2) 应用要求：心肺脑复苏患者心脏复跳后，只要心率＞60 次/分，血压能用升压药维持，即使呼吸未恢复，也应及时进行 HBO 治疗。最好在 24 小时内进行，即在脑水肿及感染高峰出现前进行，可减轻神经损伤，且有利于受损神经细胞的恢复。

(3) 综合治疗：HBO 在复苏中能起到其他任何治疗不能代替的重要作用，但不是唯一治疗，应以 HBO 为重点进行综合治疗。

2. 转归　脑缺血后的恢复进程基本按照解剖水平自下而上恢复，延髓首先复苏，恢复自主呼吸，自主呼吸恢复所需的时间可反映脑缺血、缺氧的严重程度。自主呼吸多在心搏恢复后 1 小时内出现，继之瞳孔对光反射恢复，提示中脑开始有功能，接着是咳嗽、吞咽、角膜和痛觉反射恢复，随之出现四肢屈伸活动和听觉。听觉的出现是脑皮质功能恢复的信号，呼唤反应的出现意味着患者将清醒。最后是共济功能和视觉的恢复。不同程度的脑缺血、缺氧，经复苏处理后可能有 4 种转归。

(1) 完全恢复。

(2) 意识恢复，有智力减退、精神异常或肢体功能障碍等后遗症。

(3) 去大脑皮质综合征，即患者无意识活动，但保留着呼吸和脑干功能。眼睑开闭自由，眼球无目的地转动或转向一侧，有吞咽、咳嗽、角膜反射和瞳孔对光反射，时有咀嚼、吮吸动作，肢体对疼痛能回避。肌张力增高，饮食靠鼻饲，大小便失禁。多数患者将停留在植物性状态。

(4) 脑死亡，包括脑干在内的全部脑组织的不可逆损害。对脑死亡的诊断涉及体征、脑电图、脑循环和脑代谢等方面，主要包括：①持续深昏迷，对外部刺激全无反应；②无自主呼吸；③无自主运动，肌肉无张力；④脑干功能和脑干反射大部分或全部丧失，体温调节紊乱；⑤脑电图呈等电位；⑥排除抑制脑功能的其他可能因素，如低温、严重代谢和内分泌紊乱、肌肉松弛药和其他药物的作用等。一般需观察 24～48 小时方能做出结论。

（三）维持循环功能

心搏恢复后，往往伴有血压不稳定或低血压状态，为判定有无低血容量及掌握好输液量和速度，宜行中心静脉压（CVP）监测，可将 CVP、动脉压和尿量 3 者结合起来分析以指导输液治疗。动脉压低、CVP 高、尿少，提示心肌收缩乏力，以增加心肌收缩力为主。如心率慢（＜60 次/分），可滴注异丙肾上腺素或肾上腺素（1～2 mg，溶于 500 mL 液体内）；如心率快（＞120 次/分），可静注西地兰 0.2～0.4 mg。血压维持通常用多巴胺，将 20～40 mg 多巴胺溶于 5％葡萄糖溶液 200 mL 中滴注。如体内液体相对过多，在给予强心药的同时，可适当给予呋塞米 20～40 mg 静注，以促进液体排出、减轻心脏负荷。

（四）维持呼吸功能

心搏恢复后，自主呼吸未必恢复，或即使恢复但不正常，故仍需加强呼吸管理，继续进行有效的人工通气，及时行血气监测，促进自主呼吸尽快恢复正常。自主呼吸出现的早晚提示脑功能的损伤程度。若长时间不恢复，应设法查出危及生命的潜在因素，给予相应的治疗，如解除脑水肿、改善脑缺氧等。注意防治肺部并发症，如肺炎、肺水肿导致的急性呼吸衰竭。除了加强抗感染治疗外，应用机械通气。要选择合适的通气参数和通气模式，在氧合良好的前提下，使平均气道压尽可能低，以免阻碍静脉回流，加重脑水肿或因胸膜腔内压增高而导致心排血量减少等不良影响。

（五）纠正酸中毒

心脏停搏时间长的患者，在复苏后随着微循环改善，组织内堆积的酸性代谢产物可能不断被带入血液，造成代谢性酸中毒，或由于较长时间的低血压和缺氧，代谢性酸中毒仍继续发展。应根据动脉血气、酸碱分析酌情决定碳酸氢钠的用量。一般如能很好地保护肾功能和心、肺功能，酸碱失衡应不难纠正，故重点还是维持循环和呼吸功能。

（六）防治肾衰竭

每位复苏的患者应留置导尿管，监测每小时尿量，定时检查血、尿中的尿素氮和肌酐浓度，血、尿电解质浓度，鉴别尿少的原因，并给予相应的治疗。更重要的是心跳恢复后，必须及时稳定循环、呼吸功能，纠正缺氧和酸中毒，从而预防肾衰竭的发生。

（七）积极治疗原发病

如外伤患者需清创、止血、扩容；中毒患者应用解毒剂等。

小 结

本章介绍了心搏骤停的病因、类型、临床表现，以及心肺脑复苏的基础生命支持、进一步生命支持和延续生命支持的基本内容和程序，重点强调基础生命支持的重要性。早期高质量的心肺复苏是提高患者生命质量的关键。

单人徒手心肺复苏术操作程序

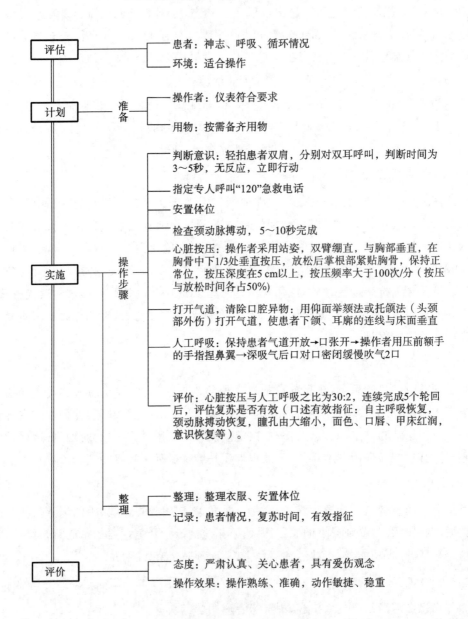

| 评估 | | 患者：神志、呼吸、循环情况 |
| | | 环境：适合操作 |

计划 —— 准备 —— 操作者：仪表符合要求
用物：按需备齐用物

实施 —— 操作步骤

判断意识：轻拍患者双肩，分别对双耳呼叫，判断时间为3～5秒，无反应，立即行动

指定专人呼叫"120"急救电话

安置体位

检查颈动脉搏动，5～10秒完成

心脏按压：操作者采用站姿，双臂绷直，与胸部垂直，在胸骨中下1/3处垂直按压，放松后掌根部紧贴胸骨，保持正常位，按压深度在5 cm以上，按压频率大于100次/分（按压与放松时间各占50%）

打开气道，清除口腔异物：用仰面举颏法或托颌法（头颈部外伤）打开气道，使患者下颌、耳廓的连线与床面垂直

人工呼吸：保持患者气道开放→口张开→操作者用压前额手的手指捏鼻翼→深吸气后口对口密闭缓慢吹气2口

评价：心脏按压与人工呼吸之比为30:2，连续完成5个轮回后，评估复苏是否有效（口述有效指征：自主呼吸恢复，颈动脉搏动恢复，瞳孔由大缩小，面色、口唇、甲床红润，意识恢复等）。

整理 —— 整理：整理衣服、安置体位
记录：患者情况，复苏时间，有效指征

评价 —— 态度：严肃认真、关心患者，具有爱伤观念
操作效果：操作熟练、准确，动作敏捷、稳重

能力检测

一、选择题

[A₁ 型题]

1. 男性，55 岁，因频发室性早搏入院。如厕时突然倒地不省人事，颈动脉扪不到搏动，未闻及呼吸音，双侧瞳孔散大。此时应立即采取的措施是（   ）。

　　A. 平卧保暖　　　　　　　　　B. 氧气吸入　　　　　　　　　C. 心肺复苏

D. 建立静脉通路　　　　　　　E. 通知医生

2. 肾上腺素用于治疗心搏骤停,其主要药理作用是(　　　)。

A. 增加心肌收缩力　　　　　B. 扩张外周血管　　　　　　C. 减慢心率

D. 抗心律失常　　　　　　　E. 纠正酸碱平衡

3. 一般认为心搏骤停多长时间后会出现脑水肿?(　　　)

A. 1 分钟　　　B. 2 分钟　　　C. 3 分钟　　　D. 10 分钟　　　E. 15 分钟

[A₂ 型题]

(1～2 题共用题干)

患者,男,22 岁。HIV 阳性,因患风湿性心脏病住院。护士巡视病房时发现患者面色苍白,呼之不应,立即呼救,触摸颈动脉无搏动。

1. 护士首要采取的措施是(　　　)。

A. 心脏按压　　B. 开放气道　　C. 人工呼吸　　D. 通知医生　　E. 建立静脉通路

2. 如该患者出现呼吸骤停,此时最适宜的辅助呼吸方法是(　　　)。

A. 鼻导管给氧　　　　　　B. 口对口人工呼吸　　　　　C. 配合医生气管插管

D. 配合医生气管切开　　　E. 简易呼吸器辅助呼吸

(金松洋)

能力检测
部分答案

第七章
突发灾害救护

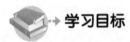 **学习目标**

掌握：突发灾害医学救援的组织管理和伤员的救护、转运。
熟悉：突发灾害的特点。
了解：交通伤、地震、海啸的定义。

21 世纪以来，世界范围内的突发灾害事件频繁发生，造成了大量的人员伤亡和财产损失，对人类的生存质量产生了较大的影响。灾害发生后，如何使伤病员得到及时救助和治疗，减少死亡率和伤残率的发生，是医学救援工作的核心问题。护士作为救援主力军，掌握灾害救援的知识和技术，对于减少灾难所致人员伤亡、提高受灾人群的健康水平具有重要意义。

第一节 交 通 伤

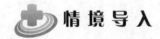 情 境 导 入

2016 年 7 月 23 日 20 时 27 分，北京至福州 D301 次列车行驶至温州市双屿路段时，与杭州开往福州的 D3115 次列车追尾，造成 D301 次列车 4 节车厢从高架桥上掉落。死亡人数 40 人，受伤人数若干。

工 作 任 务

1. 你作为一名现场急救护士，应如何对这些伤员进行检伤分类与标识？
2. 怎样对伤员实施现场救护及转运？

一、定义

交通伤是在交通运输过程中发生的各种损伤的总称,即指各类交通运输工具和参与交通运输活动的物体,在运行过程中导致人体组织器官结构的完整性被破坏或功能障碍,甚至死亡。在道路交通事故中,车、路及人三个因素在力的作用下对人体造成伤害,作用力的大小、方向决定了损伤的程度。交通伤包含的类型较多,有撞击伤、挤压伤、碾压伤、摔跌伤、抛掷伤、拖擦伤、砸压伤、烧伤、烫伤和爆炸伤等,其中撞击伤最常见。这些损伤可单独发生,也可几种损伤同时作用于伤员,导致多发伤和复合伤发生率高。

二、致伤特点及伤情分类

(一) 交通伤的致伤特点

1. 事故现场一般较为混乱 可能瞬间出现较多伤员,需要同时救护,现场救护条件差。

2. 交通伤伤情复杂,病情变化快 最常见的损伤是挫伤和骨折,受伤部位大多为头部、四肢、盆腔、肝、脾、胸部。其死亡的主要原因为头部损伤、严重的复合伤及碾压伤等,占全部重度损伤的47%。颅脑损伤、血气胸、肝脾破裂多见。多发伤的发生率占患者总数的50%左右,机动车相互撞击后燃烧所致的烧伤和复合伤较多。创伤合并烧伤复合伤的发生率约为19.7%,死亡率约为32.3%。休克发生率和致残率高,休克发生率约为34%,致残率约为20.7%。由于交通事故常常是多辆甚至几十辆车的相互冲撞和挤压,其结果是造成人员的大量伤亡。

3. 多人同时受伤 交通事故可以伤害任何人群和年龄组,但常见于青壮年,这与其户外活动频繁有关,男性高于女性,事故发生高峰时间为下午6~10点。

(二) 交通伤的伤情分类

1. 机械性损伤 包括人体各部位的擦伤、挫伤、撕裂伤、脱位、骨折、肢体离断、贯通伤等,以头面部及四肢损伤比例最高,其次为胸腹部和脊椎损伤。交通伤骨折发生率高,其次为多发伤、复合伤。严重颅脑、胸部损伤及大出血为主要致死原因。

2. 非机械损伤 指在交通事故中由非机械原因所致的机体损伤,如淹溺、烧伤等。

三、交通伤救护的组织管理

(一) 应急启动

接通120后,应详细询问患者的地址及联系方式、大概的伤情、受伤人数等。一些大型或特大型交通事故,应立即启动应急预案,并启动119、110专线,请求给予急救支援。

(二) 重大交通事故现场处理程序

(1) 排除险情,紧急呼救,保护现场。

(2) 采取预防措施,关闭车辆引擎,拉紧手掣。

(3) 移动伤员时注意保护脊柱。

(4) 立即报告,听从指挥,明确分工。

（5）出现大量伤员时，进行伤情分类救治。

（三）交通伤现场急救程序

（1）正确判断伤情和受伤部位。

（2）注意正确搬动伤员的方法，保护脊柱和骨折肢体。

（3）按照先救命、后救伤的原则，先进行心肺复苏，后处理受伤部位。

（4）迅速止血，包扎伤口，固定骨折部位。

（5）尽快转送医院。

四、交通伤伤员的救护及转运

（一）交通伤伤员的现场救护

救护人员到达事故现场后，首先对伤员进行必要的现场救治，为进一步抢救赢得宝贵时间，提高抢救成功率。

1. 维持生命体征的稳定 抢救应优先处理致命损伤，把抢救生命放在第一位。维持心肺脑基本功能，为进一步抢救治疗做好准备，预防多脏器功能衰竭。如心跳呼吸骤停，要立即进行有效的心肺复苏，早期进行电除颤，提高有效呼吸，维持循环功能。密切观察生命体征，开放静脉通路，提倡给予静脉留置针，以便转送到医院后的延续治疗。

2. 开放气道加强呼吸道管理 严重交通伤的伤员会出现窒息、呼吸道阻塞，如不迅速解除将是致命的，此时要给予通畅气道。气道通畅是抢救的前提，昏迷伤员可用口咽通气管开放气道，并取头侧位以利口腔分泌物的引流，呼吸不规则或氧饱和度下降时应及时行气管插管。对于有喉头异物梗阻的伤员及时用大号针头行环甲膜穿刺，并予面罩吸氧迅速转运。

3. 止血、包扎、固定 外出血时对伤口进行加压包扎止血，如果伤口内有骨折、玻璃碎片或腹腔脏器脱出等，则可不加压包扎；四肢出血可使用止血带临时止血，醒目标示止血带的应用时间及放松时间；深部组织出血采用敷料填塞加压包扎止血；喷射状出血可用钳夹止血。内出血需要迅速建立静脉通道，立即送往附近医院手术止血。四肢骨折、关节伤可采用夹板固定或躯干、健侧肢体固定；颈部疼痛的伤员及昏迷的伤员应注意用颈托保护颈椎，以免颈髓损伤引起严重后果。伤员在止血、包扎的基础上应做固定，可防止伤员进一步损伤，减轻疼痛并控制休克，便于转送。但不强求复位，以免导致碎骨片损伤周围重要血管神经。

4. 肢体离断 对离断肢体残端进行止血包扎，离端肢体用洁净敷料包裹并低温保存，迅速随伤员送往医院。

（二）交通伤伤员的转运

交通伤伤员经现场初步处理后，按伤情分类组织转运。首先转运危及生命者，即红色伤卡伤员，然后是黄色伤卡伤员，最后是绿色伤卡的轻伤者。转运时应注意体位的选择，如昏迷呕吐的伤员应取平卧位，以防窒息；耳鼻道脑脊液漏伤员应取引流位，以防颅内感染；大出血、休克伤员应取抬高头和下肢的体位，以增加回心血量。对于脊柱骨折的伤员应用铲式担架或由3～4人用手平托，将伤员放于硬板担架上取平卧位以防脊柱扭曲，加重损伤。对于危重伤员如失血性休克、胸腹腔大出血、张力性气胸、喉头异物梗阻、呼吸不规则等在转运途中应及时与医院相应科室联系,做好院内抢救准备以提高抢救成功率。

第二节 地 震

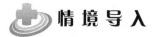 情境导入

2008 年 5 月 12 日 14 时 28 分 04 秒,四川省汶川县、北川县发生 8.0 级地震,有 69227 人遇难,374644 人受伤,17923 人失踪。因地震受伤住院治疗累计 96544 人,共救治伤病员 4273551 人次。

工作任务

1. 你作为一名参与现场急救的护士,应如何进行地震现场的检伤分类与标识?
2. 怎样对伤员实施现场救护及转运?

一、定义

地震是指地球内部缓慢积累的能量突然释放引起的地球表层的震动。地震灾害是指地震造成的人员伤亡、财产损失、环境和社会功能的破坏,具有突发性、频度高、次生灾害严重和社会影响大等特点。地震是群灾之首。

二、致伤特点及伤情分类

(一)地震致伤特点

1. 事件的突发性 地震发生的时间、空间和破坏程度难以预料。短时间内造成大量人员伤亡,一次地震持续时间往往只有几十秒,却足以摧毁整座城市。人们毫无思想准备和防护措施,使地震造成的人员伤亡非常惨重。此外,建筑抗震性能差,人们防御地震的意识差,都是造成地震防御难度大的原因。

2. 伤情的复杂性 短时间内造成大量人员伤亡,重伤员多;复合伤、多发伤多;感染伤员多给医疗救治造成困难。

3. 任务的特殊性 在地震现场救援过程中,余震等次生灾害直接威胁救援人员生命,救护工作常在救护车、帐篷,甚至废墟中展开。

4. 环境的惨烈性 地震破坏性极强,造成环境的严重破坏。据相关研究资料表明,当发生里氏 8.0 级特大地震时,其能量相当于 512 颗原子弹爆炸所产生的能量。地震还可造成山崩、滑坡、泥石流、地裂、地陷等地表的破坏和海啸。

(二)地震伤情分类

1. 机械性损伤 占 95%～98%。我国住房多是以砖、石、灰、砂、泥砌成,地震时易造

成压埋或因灰土堵塞气道而窒息。坍塌的建筑物所致的骨折和软组织伤最常见,其次为脊柱损伤、胸腹部损伤。

2. 坠落伤和挤压综合征 地震时跳楼或高处坠落伤;长时间受废墟重物挤压,肌肉组织缺血坏死,释放大量有害物质进入体内,导致休克和肾衰竭。

3. 完全性饥饿 受灾人员长时间被困于废墟中,断饮断食,导致虚脱濒临死亡。

4. 其他 次生灾害导致的烧伤、淹溺、冻伤等。灾后应激障碍、精神障碍尤其是创伤后应激障碍(PTSD)已引起各国学者的高度重视。震区条件艰苦,环境严重破坏和污染,各种疾病均易发生和流行,其中威胁最大的是传染病。

三、地震救护的组织管理

1. 快速反应,多方救治 在地震发生时,以时间为生命调整工作,启动救灾应急预案,开展医学救援。医护人员跟随救灾部队实施现场抢救,对伤员进行分类、救治、转运,减少伤残率和死亡率。

2. 检伤分类 由经验丰富的医护人员迅速对伤员进行检伤,按轻、中、重、死亡分类标识,并将伤员安置到不同区域进行快速处置。注意对伤员进行动态评估。

3. 心理救援,预防疫情 在地震现场进行医学救援的同时实施心理救援和消毒隔离工作。心理危机干预是灾难救护工作的重要组成部分。根据救灾工作的部署,合理安排灾难心理危机干预的工作重点。进行心理危机干预活动,对有不同需要的受灾人群综合应用干预技术,实施分类针对性干预,采取措施确保干预得到完整的开展,避免再次创伤。进行卫生宣传,加强环境卫生消毒和饮食卫生监督,防止传染病的发生与流行。保持环境卫生,对灾难救护所产生的医疗垃圾实行严格管理。迅速开展灾区卫生学评估,科学开展消毒杀虫工作。

4. 地震现场寻找和救护伤员的原则

(1)抢救顺序:先救命后治伤,先抢救危重伤员后治轻伤,先易后难,先救活人后处置遗体。

(2)对症处理和救命为主:先救命,后救伤。

(3)处置迅速及时:力争早抢救、快转移,迅速脱离危险场所。对大出血、严重创伤、窒息、中毒、脱水者实施现场急救处置。

(4)救护过程环环紧扣:确保现场急救措施紧密衔接、完善,规范填写统一格式的简要医疗文书,以保障后续抢救的连续性和准确性。

(5)转运与现场医疗急救相结合:在伤员转送途中要有专业医务人员随同。

四、地震伤员的救护及转运

(一)地震伤员的现场救护

(1)现场首先要保证气道通畅。行氧气吸入,伤员若呼吸不畅或停顿,可先用面罩加压给氧或气管插管辅助呼吸。心跳呼吸骤停者行心肺复苏术。控制明显的外出血,防止休克,建立有效的静脉通道。

(2)开放性颅脑损伤脑组织溢出者,应注意保护外溢的脑组织,切不可对伤口行加压包扎。要特别注意开放性胸外伤的处理，采取简易排气法，防止发生张力性气胸，严密观察患者的呼吸、血压、脉搏和神志的改变。

（3）挤压综合征者，迅速建立静脉通道，迅速补充液体，注意在解除挤压前尽快进行扩容治疗；如不能立即静脉补液，可口服含碳酸氢钠的液体，必要时在局部进行止血带短期结扎直至给予静脉补液；监测血压、尿量和受压局部情况。

（4）完全性饥饿者，迅速建立静脉通道，遵医嘱应用碱性液体及兴奋剂，注意保暖、给氧及适当热饮料内服。

（二）地震伤员的转运

地震灾区由于伤病员数量大，伤情分类复杂，时间紧、周转快，转送任务极其繁重，大规模救援和转运常采用军队作战模式进行，主要转运方式有飞机空中转运、列车转运、汽车转运。从受灾现场向车站、机场和码头转运伤病员，多用汽车运输。列车载运伤病员数量多、运行平稳，是大批伤病员远距离转运的理想工具。空中转运具有安全、平稳、震动小、速度快等特点。但空中转运也有一些不利因素，如伤病员可能发生晕机、缺氧等不良反应。因此，转运工具的配置主要取决于可供转运的条件。

空中转运时监测航空生理如低气压、低温、缺氧等对伤员的影响。高空气压及氧分压下降，采取给氧和辅助呼吸等措施；当无法排除伤员体内残留气体时，应限制飞行高度；在空中转运前处理好伤员伤口；空中转运时若伤员体温调节受损，应预防低温。合并呼吸、循环功能障碍的伤员应头朝机尾，合并脑水肿的伤员应头朝机头，以降低颅内压和减轻脑水肿。密切观察固定患肢的血管神经情况，防治骨筋膜室综合征。

列车转运时注意危重伤员标识、重点观察。医疗文件放入伤员左上口袋内，不要集中携带。伤员个人物品整理好放在伤员铺位上，并请本人核对。为保证转运伤员的医疗工作不中断，在列车上密切监测伤员生命体征、意识、瞳孔、肢体活动和末梢循环等。对个别伤势逐渐加重、在列车上无力实施救治、不能坚持到终点站的伤员，应预先安排好沿途站下车，写好医疗文书，以便途中停车后及时送往就近医院救治。到达终点后先转运危重伤员，再转运轻伤员。

汽车转运时伤员应顺车体而卧，以减少转运时对脑部血流灌注的影响。将伤员身体妥善固定于平车上，避免剧烈震荡而加重出血和再损伤。上、下坡时要保持伤员的头高位，避免头部充血。做好重伤员转运途中并发症的监测和预防。确保伤员留置管道的固定，防止脱落。

第三节　海　啸

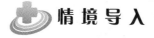

情境导入

2004年12月26日，强达里氏9.1～9.3级大地震袭击了印尼苏门答腊岛海岸，持续时间长达10分钟。此次地震引发的海啸甚至危及远在索马里的海岸居民。仅印尼就死了

16.6万人,斯里兰卡死了3.5万人。印度、印尼、斯里兰卡、缅甸、泰国、马尔代夫和东非有200多万人无家可归。死亡22.6万人,在地震死亡人数中只排名第四,但在海啸死亡人数中却排名第一。

工作任务

1. 你作为一名参与现场急救的护士,应如何进行现场的检伤分类与标识?
2. 怎样对伤员实施现场救护及转运?

一、定义

海啸是由于突然的海底变形或水体扰动所产生的一列波长和周期极长的海洋重力波。海啸产生的原因有很多种,如海底地震、海底火山爆发、海底滑坡等地质运动,其中因地震造成的海啸占90%～95%。海啸引发的海涛高达数10米,对生命和建筑物等造成严重危害。

海啸按成因可分为三类:地震海啸、火山海啸、滑坡海啸。地震海啸是海底发生地震时,海底地形急剧升降变动引起海水强烈扰动。其机制有两种形式:"下降型"海啸和"隆起型"海啸。

二、海啸致伤特点及伤情分类

(一)海啸致伤特点

1. 救援环境恶劣 海啸对环境破坏巨大,常常诱发多种次生灾害,如水灾、火灾、放射性物质外泄中毒、交通事故等。海上救援比陆上救援复杂,需要配以救援舰船、飞机、海上救生、医疗保障等综合装备才能开展。

2. 受伤人员多,伤情复杂 海啸时掀起的狂涛骇浪高度可达十多米至几十米不等,形成"水墙"。另外,海啸波长很大,可以传播几千公里而能量损失很小。由于以上原因,如果海啸到达岸边,"水墙"就会冲上陆地,对人类生命和财产造成严重威胁。海啸波浪在深海的速度能够超过700 km/h,可轻松地与波音747飞机保持同步。短时间内造成大量人员伤亡,且伤情复杂。常导致多个脏器、多个部位受伤,有相当一部分伤员死于致伤现场,还有一部分死于后期的并发症。海啸死亡率约为50%,甚至可达80%。主要死因是溺水和海浪冲击、海水带来的碎片残骸造成的伤亡。

3. 骨折及挤压伤多 海啸使房屋等建筑物倒塌可产生大量挤压伤伤员,重者可产生挤压综合征,可致死。

4. 易漏诊和误诊 海啸时建筑物倒塌可产生一些闭合伤,此种伤情有时隐匿,表现出来的症状缺乏特异性。加之灾害现场救护条件有限、时间紧迫,难以实施全面的查体和仔细地观察,因此,海啸伤害极易误诊和漏诊。

5. 受灾人群心理创伤严重 海啸速度快、破坏力强,造成环境的严重破坏,给受灾群众和救援人员带来强烈的精神和心理冲击,容易导致焦虑、恐惧、失眠等心理问题。

6. 公共卫生问题十分突出 海啸发生后,饮水水源污染,水质变差。大批灾民集中在临时住所,供水设施破坏,没有安全卫生的饮用水源,蚊蝇滋生,居住拥挤,环境条件恶劣,加之灾民疲劳、心理创伤等因素,免疫力下降,增加了肠道传染病感染机会,细菌性痢疾、伤寒、霍乱、各种肠炎和甲型肝炎等肠道传染病都有可能流行。食品卫生状况恶化,造成食源性疾病的发生和流行,如痢疾、伤寒、霍乱、肝炎、脊髓灰质炎等传染病发病率上升。由于儿童的生活卫生习惯差,抵抗力低,极易患感冒、麻疹、流行性脑脊髓膜炎及感染性腹泻。房屋倒塌,人口迁徙,易造成鼠疫、流行性出血热等鼠传疾病流行。露宿使人们易受到吸血节肢动物袭击,虫媒传染病的发病率可能会增加,如疟疾、乙型脑炎和登革热。人口居住的拥挤状态有利于人与人之间密切接触传播的疾病流行,如肝炎、红眼病、疥疮和皮肤病。接触污染水源或河渠、湖泊浅滩的疫水又可能感染钩端螺旋体病和血吸虫病。

（二）海啸伤情分类

海啸伤情一般分为溺亡、近似溺亡、吸入性肺炎、机械性损伤、中毒、冻伤、烧烫伤、脱水、野生动物叮咬、传染病以及爆炸伤等。

1. 溺水 主要是因为人体被海啸产生的巨浪卷入水中或落入水中,大量海水进入气道使气道阻塞,或气道进入少量海水反射性引起声门紧闭,空气不能进入肺内,发生窒息性缺氧死亡。此外,身体长时间浸泡在低温海水中可导致低体温。

2. 机械性损伤 海啸冲击建筑物、树木均可导致人体损伤。

3. 虫畜叮咬 以蛇虫咬伤为主,咬伤处瘙痒、肿胀、疼痛、出血,甚至危及生命。

4. 传染病 海啸过后,人畜尸体腐烂、蚊蝇滋生、水源污染,可导致流行性出血热、细菌性痢疾、伤寒等传染病的暴发流行。

三、海啸救护的组织管理

1. 海上救援配备 海上救援比陆上救援复杂,需要配以救援舰船、飞机、海上救生、医疗保障等综合装备才能开展。我国海军参与海难事件卫生救援的组织有以下几种。

（1）防险救生队:防险救生队在基地设有建制单位,其组织机构大小不一。随着军事行动的需要,它在平时防险救生机构的基础上扩编而成,专门负责海上沉没、碰撞、火灾等失事舰船的打捞与救生工作。

（2）卫生救护艇:主要任务是负责战时海上参战舰艇伤病员的救护和平时海难事件的卫勤保障。

（3）临时救护组织:由海军基地临时抽组,一般由战勤部门负责抽调船只,卫勤机构协助。

2. 海啸现场救援原则

（1）海啸发生后产生大量的伤员,需要采用应急医疗措施或军事医学救护原则进行分级分类救治。

（2）检伤分类的目的是确定救援现场伤员救治的优先顺序,使有限的医疗资源最大限度地发挥救援能力,提高救援效率。

（3）检伤分类一般将伤者分为红色、黄色、绿色和黑色四类。现场医务人员第一优先处理红色伤员,第二优先处理黄色伤员,第三处理绿色伤员,黑色类伤员一般不做处理。

四、海啸伤员的救护及转运

(一)现场救治

1. 做好伤员检伤分类　由经验丰富的医护人员在较安全的场所询问伤情和观察体征,将需要紧急救治的伤病员,如窒息、大出血、气胸、颅脑伤等伤病员,迅速送往手术室;休克伤病员送往抗休克室,传染病员送往隔离室,其他伤员送往伤病员室,对濒死伤病员要进行现场抢救。分类的同时要进行登记,并挂上分类标志。

2. 溺水　立即把溺水者从水中救出,移至安全区域。迅速清除口鼻内的污泥、杂草,保持气道通畅。如有心跳呼吸暂停者,立即予以心肺复苏。救治过程中注意保暖。

3. 机械性损伤　按照相应医疗程序进行处理。

4. 毒蛇咬伤　立即用绷带由伤口的近心端向远心端包扎,包扎时以能放入一根手指为宜,以减少毒素扩散与吸收;用清水、双氧水或肥皂水冲洗伤口;尽早应用抗蛇毒血清。

5. 传染病管理　从管理传染源、切断传播途径和保护易感人群等环节进行救护。

(二)海啸伤员的转运

海啸伤员的转运原则是尽早、尽快,具体转运技术可参考地震、交通伤相关内容。

小　结

　　灾害救护是目前国际关注的热点之一。本章节主要内容包括交通伤、地震、海啸的医学救援和护理。通过学习交通伤、地震、海啸的发生特点、医学救援的要点,在灾害救援时正确实施职业安全防护,开展成批伤病员的初级检伤分类计数,在不同救援阶段发挥相应作用。

能力检测

一、简答题

1. 交通事故可通过哪些机制导致伤员伤害?

2. 地震灾害救援中,如何保证医务工作者自身的安全?

3. 海啸的致伤特点是什么? 对人体所致伤亡特点有哪些?

4. 常张公路距常德收费站 1500 米左右处因车祸致一人受伤,救护人员赶到现场检查后发现受伤者神志清楚,呼吸、脉搏尚正常,口咽部未见明显异物及出血,仅诉心慌,左上、下肢疼痛难忍,左前臂可见外伤出血,左小腿可见一 8 cm 创面,可见渗血。你作为现场救护人员,该如何实施急救? 救护的主要程序是怎样的? 实施急救时有哪些注意事项?

二、选择题

[A₁ 型题]

1. 地震损伤中,下列哪一个发生率最高?(　　　)

A.软组织挫伤　B.肝挫裂伤　　C.颅内出血　　D.骨折　　　　E.脾破裂

2. 救护车转运伤员时的基本救护要点不正确是(　　　)。

A. 伤员应顺车体而卧　　　　　　B. 伤员的身体应固定于平车上

C. 上下坡时要保持伤员头部不动　　D. 做好途中并发症的监测和预防

E. 确保伤员各种留置管道的固定与通畅

[A₂型题]

2004 年 12 月 26 日 8 时 58 分,印度尼西亚苏门答腊岛西北近海发生地震并引发海啸,造成 20 多万人死亡的原因是(　　　　)。

A. 人口老龄化　　　　　　　　　B. 多河流入海口

C. 沿海人口密度大,缺乏海啸预警系统　D. 受灾面积大,救援工作难

E. 堤防工程防御能力差

(刘小林)

能力检测
部分答案

第八章
急性中毒的救护

 学习目标

掌握:急性中毒的救治原则及护理措施,有机磷农药中毒、急性一氧化碳中毒、镇静催眠药中毒、急性酒精中毒的救治措施及护理措施。

熟悉:有机磷农药中毒、急性一氧化碳中毒、镇静催眠药中毒、急性酒精中毒的病情评估。

了解:有机磷农药中毒、急性一氧化碳中毒、镇静催眠药中毒、急性酒精中毒的中毒途径及发病机制。

第一节 概 述

当接触某种物质或某种物质进入人体后,在一定条件下,其与体液相互作用,损伤组织,破坏神经及体液的调节功能,导致生理功能障碍,引起一系列临床症状和体征,称为中毒(poisoning)。引起中毒的外来物质称为毒物(toxicant)。如果毒物的毒性较剧烈或短时间内大量进入人体,迅速引起症状甚至危及生命称为急性中毒(acute poisoning)。急性中毒发病急骤、症状凶险、变化迅速,如不及时救治,常可危及生命。

急性中毒常见的原因有职业性中毒和生活性中毒。职业性中毒是因违反操作规程和防护制度导致的中毒。生活性中毒是因误服、自杀、谋害等原因导致的中毒。

一、毒物的体内过程

(一) 毒物的吸收

毒物主要经呼吸道、消化道、皮肤进入人体。

1. 经呼吸道吸收 最主要、最常见、最危险的途径。呈气态、烟雾态和气溶胶态的毒物,如一氧化碳、硫化氢、砷化氢等,通过呼吸进入人体,经过肺泡的吸收直接进入血液循环,作用于组织器官,使毒物的作用发挥得早而且严重。呼吸道吸收毒物的速度与空气中毒物的浓度、理化性质、在水中的溶解度等有关。

2. 经消化道吸收 是生活性中毒的主要途径,如有机磷、安眠药、酒精等中毒。消化和吸收的主要部位是小肠。脂溶性毒物以扩散方式透过胃肠道黏膜被吸收,少数毒物以主动转运方式被吸收。胃肠道内 pH、毒物的脂溶性及其电离的难易程度是影响吸收的主要因素,另外,胃内容物的量、胃排空时间、肠蠕动、肠内菌群等也会影响其吸收。

3. 经皮肤吸收 皮肤是人体的天然保护屏障,但存在以下几种情况时可导致毒物经皮肤吸收。

(1) 既脂溶又水溶的毒物:如有机磷、苯胺类等,可穿透皮肤的脂质层。

(2) 腐蚀性毒物:如强酸、强碱,造成皮肤直接损伤。

(3) 局部皮肤有损伤。

(4) 环境高温、高湿,皮肤多汗等。

(二)毒物的代谢

毒物被吸收进入血液后,主要在肝脏通过氧化、还原、水解、结合等作用进行代谢。大多数毒物经肝脏代谢后毒性降低,但也有少数毒物在代谢后毒性反而增加,如对硫磷(1605)氧化成对氧磷,其毒性可增加数百倍。影响代谢的因素很多,如年龄、性别,毒物进入人体的途径、剂量,肝和其他组织的疾病,药物及酶等。

(三)毒物的排出

大多数毒物经代谢后由肾脏排泄。气体和易挥发的毒物吸收后,部分可以原形经呼吸道排出。很多重金属如铅、汞、锰等及生物碱由消化道排出。少数毒物可经皮肤、汗腺、唾液腺、乳腺、胆道等途径排出。毒物排出的速度与毒物的溶解度、挥发度、与组织的结合程度、排泄器官的功能、血液循环的状态等有关。

二、中毒的发病机制

(一)局部刺激、腐蚀作用

强酸、强碱可吸收组织中的水分,并与蛋白质或脂肪结合,使细胞变性、坏死。

(二)缺氧

刺激性气体可导致喉头水肿或痉挛、支气管炎、肺炎或肺水肿,使气体交换受损引起缺氧。窒息性气体如一氧化碳、硫化氢、氰化物等可阻碍氧的吸收、转运和利用。脑和心肌对缺氧敏感,易继发受损。

(三)麻醉作用

有机溶剂和吸入性麻醉剂有很强的亲脂性,脑组织和细胞膜脂类含量高,此类毒物可通过血脑屏障,进入脑内抑制脑功能。

(四)抑制酶的活力

很多毒物或其代谢产物通过抑制酶的活力产生毒性作用,如有机磷农药抑制胆碱酯酶;氰化物抑制细胞色素氧化酶;重金属抑制含巯基的酶等。

（五）干扰细胞膜或细胞器的生理功能

四氯化碳在体内经代谢产生三氯甲烷自由基,其作用于肝细胞膜中的不饱和脂肪酸,产生脂质过氧化,从而导致线粒体、内质网变性,肝细胞死亡。

（六）竞争受体

如阿托品阻断毒蕈碱受体等。

三、中毒的病情评估

（一）健康史

了解发病现场情况、毒物接触情况。神志清楚者可询问患者本人,神志不清者或企图自杀者应询问家属或现场目击者。

1. 职业性中毒　了解工种、工龄,接触毒物的种类、数量、时间和途径,环境条件及防护措施,以及在相同的工作条件下其他人员有无发病等。

2. 生活性中毒　了解患者的生活情况、精神状态、心理状况以及长期服用药物的情况,发病时身边有无药瓶、药袋,家中药物有无缺少等,并询问中毒症状出现的时间,估计服药时间和剂量。对一氧化碳中毒者要了解室内炉火、烟囱、煤气,以及当时室内其他人员情况。对食物中毒者应询问进餐情况、时间及其他同时进餐者有无同样症状,同时注意收集患者的剩余食物、呕吐物等送检,并了解呕吐物的气味、性状。

（二）身体状况

1. 皮肤黏膜

（1）皮肤灼伤:主要见于强酸、强碱等引起的腐蚀性损伤,如糜烂、溃疡、痂皮等。不同毒物灼伤呈现不同特征,如硫酸灼伤呈黑色;硝酸灼伤呈黄色;盐酸灼伤呈灰棕色;过氧乙酸灼伤呈无色等。

（2）发绀:麻醉药、有机溶剂、镇静催眠药等中毒可引起血液的氧合血红蛋白不足而出现发绀。

（3）黄疸:四氯化碳、毒蕈、蛇毒、鱼胆等中毒可损伤肝脏导致黄疸。

（4）樱桃红色:一氧化碳、氰化物中毒的特征性表现。

（5）大汗、潮湿:见于有机磷农药中毒。

（6）皮肤潮红:见于酒精、阿托品、血管扩张药等中毒。

（7）皮肤干燥:见于阿托品、肉毒毒素等中毒。

2. 眼部

（1）瞳孔缩小:见于有机磷农药、氨基甲酸酯类杀虫药、拟胆碱药、吗啡等中毒。

（2）瞳孔扩大:见于阿托品、酒精、氰化物、苯等中毒。

（3）视力障碍:见于甲醇、硫化氢、有机磷等中毒。

（4）色觉改变:见于洋地黄等中毒。

（5）眼球震颤:见于苯巴比妥等中毒。

3. 呼吸系统

（1）刺激症状:各种刺激性或腐蚀性气体由呼吸道侵入时,可引起呼吸道黏膜严重刺激症状,表现为咳嗽、声嘶、胸痛、呼吸困难甚至呼吸衰竭等。

（2）呼吸气味:有机磷农药和砷化物中毒有蒜臭味;硫化氢中毒有臭鸡蛋味;氰化物中毒有苦杏仁味;酒精及其他醇类化合物中毒有酒味;苯基化合物中毒有特殊芳香气味等。

（3）呼吸加快:引起酸中毒的毒物如水杨酸、甲醇等可兴奋呼吸中枢,使呼吸加快。

（4）呼吸减慢:见于催眠药、麻醉药、吗啡等中毒,也可见于中毒性脑水肿。这些毒物可致呼吸中枢过度抑制导致呼吸减慢或停止。

4. 循环系统

（1）心律失常:洋地黄、拟肾上腺素类药、三环抗抑郁药及氨茶碱等中毒可引起心律失常。

（2）休克:奎尼丁、亚硝酸盐类、各种降压药等可引起血管源性休克;强酸、强碱等化学毒物可致低血容量性休克;青霉素可引起过敏性休克。

（3）心脏停搏、中毒性心肌病变:见于洋地黄、奎尼丁、锑剂、河豚等中毒。

（4）血压升高:见于肾上腺素类、拟肾上腺素类、烟碱等中毒。

5. 消化系统

（1）口腔炎:汞蒸气、有机汞化合物等可引起口腔黏膜糜烂、牙龈肿胀、出血等。

（2）急性胃肠炎:出现呕吐、腹泻、腹痛甚至胃肠穿孔和出血坏死性小肠炎。

（3）呕吐物的颜色和气味:高锰酸钾中毒呈红色或紫色,硫酸或硝酸中毒呈黑色或咖啡色,有机磷中毒有大蒜味等。

（4）肝功能受损:毒蕈、四氯化碳、某些抗癌药等可损伤肝脏,引起黄疸、氨基转移酶升高、腹水等。

6. 神经系统

（1）中毒性脑病:有机磷农药中毒可直接作用于中枢神经系统,引起各种神经系统症状及脑实质的损伤。一氧化碳中毒引起的缺氧及循环障碍可导致程度不等的意识障碍、抽搐等,严重者可出现颅内压增高综合征。

（2）中毒性周围神经病变:如铅中毒所致脑神经麻痹,砷中毒所致多发性神经炎。

7. 泌尿系统

（1）肾小管坏死:见于四氯化碳、氨基糖苷类抗生素、毒蕈、蛇毒等中毒。

（2）肾缺血:引起休克的毒物可致肾缺血。

（3）肾小管堵塞:砷化氢中毒可引起血管内溶血,游离血红蛋白由尿排出时可堵塞肾小管,磺胺结晶也可堵塞肾小管。最终可导致急性肾衰竭,出现少尿甚至无尿。

8. 血液系统

（1）溶血性贫血:苯胺、砷化氢、硝基苯等中毒,严重者可出现血红蛋白尿和急性肾衰竭。

（2）白细胞减少和再生障碍性贫血:见于氯霉素、免疫抑制剂、抗肿瘤药、苯等中毒以及放射病。

（3）出血:阿司匹林、氢氯噻嗪、抗肿瘤药物中毒可引起血小板异常,肝素、双香豆素、水杨酸类、蛇毒等中毒可导致凝血障碍。

9. 四肢

（1）四肢抽搐：见于毒鼠强等中毒。

（2）肌肉颤动：见于有机磷农药、拟胆碱药等中毒。

10. 发热 见于抗胆碱药、二硝基酚、棉酚等中毒。

四、急性中毒的救治原则

（一）立即终止接触毒物，清除机体尚未吸收的毒物

1. 吸入性中毒 立即将患者搬离染毒区，使其呼吸新鲜空气；及时清除呼吸道分泌物，保持呼吸道通畅；及早吸氧。

2. 接触性中毒 立即除去被污染的衣物及肉眼可见的毒物，用清水反复清洗体表、毛发、甲缝内及皮肤皱褶处，忌用热水，以免使局部血管扩张，促进血液循环，加速毒物吸收。眼部的毒物应用清水或生理盐水反复冲洗至少 5 分钟。皮肤接触腐蚀性毒物时，冲洗时间不少于 30 分钟，并可选择相应的中和剂或解毒剂冲洗。

3. 食入性中毒 尽早采用催吐、洗胃、导泻、灌肠和使用吸附剂等方法清除肠道内未被吸收的毒物，减少毒物的吸收。

（1）催吐。

适应证：口服毒物且神志清能合作的患者。口服固体毒物或胃内有食物时催吐效果常优于洗胃。

禁忌证：昏迷、惊厥者；腐蚀性毒物中毒者；食管-胃底静脉曲张、主动脉瘤、消化性溃疡者；年老体弱、妊娠、肺水肿、高血压、冠心病、休克者。

方法：①用压舌板或手指等刺激咽后壁或舌根诱发呕吐。催吐前可让患者先口服适量温水。如此反复，直至胃内容物完全呕出。②口服吐根糖浆 10～20 mL 或皮下注射 5～10 mg 盐酸阿扑吗啡（儿童及严重呼吸抑制者禁用）诱发呕吐。

注意事项：患者呕吐时应采取左侧卧位，头部放低，面向左侧，臀部略抬高；幼儿应取俯卧位，头向下，臀部略抬高，以防止呕吐物吸入气管发生窒息或引起肺炎。

（2）洗胃。

适应证：一般在服毒后 6 小时内洗胃效果最好。但服毒量大的患者、服用吸收慢的毒物的患者、胃蠕动减弱或消失者、所服毒物吸收后可经胃排出者，服毒 6 小时以上仍需洗胃。

禁忌证：口服强酸、强碱等腐蚀性毒物者；有食管-胃底静脉曲张、上消化道大出血、胃癌、消化性溃疡、主动脉瘤、严重的心脏病的患者；惊厥或抽搐未控制者。

洗胃液的选择：根据毒物的种类选用适当的洗胃液。若毒物种类不明，一般用清水洗胃。

①保护剂：对吞服腐蚀性毒物者，可选用牛奶、蛋清、米汤、植物油等，以保护胃黏膜。

②吸附剂：可吸附毒物以减少毒物的吸收。一般是将 20～30 g 活性炭加入 200 mL 水中，口服或由胃管注入。

③中和剂：对吞服强腐蚀性毒物者，禁止洗胃，可服用中和剂。吞服强碱者可选择弱酸，如食醋、果汁等；吞服强酸者可选择弱碱，如镁乳、氢氧化铝凝胶等，但注意避免用碳酸

氢钠,以免生成二氧化碳,造成胃肠胀气,甚至穿孔。

　　④解毒剂:通过与体内存留的毒物进行中和、氧化、沉淀等化学作用改变毒物的理化性质,使其失去毒性。

　　⑤沉淀剂:通过与体内存留的毒物作用,生成溶解度低、毒性小的物质,以降低毒性。如乳酸钙或葡萄糖酸钙与氟化物或草酸盐作用生成氟化钙或草酸钙沉淀。

　　⑥溶解剂:汽油、煤油等脂溶性毒物中毒时,可口服或经胃管注入液状石蜡 150～200 mL,使其溶解而不被吸收,然后再洗胃。

　　方法:详见第五章第四节洗胃术。

　　(3)导泻:在催吐或彻底洗胃后,可口服或经胃管注入泻药,以促进肠道毒物迅速排出。常用 25％硫酸钠 30～60 mL 或 50％硫酸镁 40～80 mL。一般不用油类泻药,以免促进脂溶性毒物的吸收。严重脱水及口服强腐蚀性毒物的患者禁止导泻;肾功能不全、呼吸抑制、磷化锌和有机磷中毒晚期者不宜导泻;中枢神经系统严重抑制的昏迷患者,禁用硫酸镁导泻。

　　(4)灌肠:除适用于腐蚀性毒物中毒外,还适用于口服中毒超过 6 小时、导泻无效及抑制肠蠕动的毒物中毒者。一般用温盐水、清水或 1％肥皂水连续多次灌肠,以达到有效清除肠道毒物的作用。

　　(二)促进已吸收毒物的排出

　　1. 利尿　主要用于以原形从肾脏排出的毒物。

　　(1)补液:大量快速静脉补液可以稀释血液中的毒物、增加尿量以促进毒物排出。一般用 5％葡萄糖氯化钙溶液或 5％葡萄糖溶液,速度为 200～400 mL/h。

　　(2)利尿剂:20％甘露醇 250 mL 静脉滴注或 20～40 mg 呋塞米静脉注射。

　　(3)酸化尿液:碱性毒物中毒时,可使用大量维生素 C 酸化尿液,促进毒物排出。

　　(4)碱化尿液:苯巴比妥、水杨酸类中毒时,可用 5％碳酸氢钠碱化尿液,促进酸性毒物的离子化,减少肾小管的重吸收,加速毒物排出。

　　2. 吸氧　一氧化碳中毒时,高流量吸氧可促进碳氧血红蛋白解离,加速一氧化碳排出。高压氧治疗是一氧化碳中毒的特效疗法。

　　3. 血液净化　通过体外血液循环及特殊解毒净化装置,将血液中的毒物直接、迅速清除。

　　(1)血液透析:适用于中毒量大、血中浓度高、常规治疗无效且伴有肾功能不全及呼吸抑制者,应尽早采用。一般来说中毒后 12 小时内透析效果最好。可用于巴比妥类、水杨酸类、甲醇、硝基苯中毒等。

　　(2)血液灌流:血液通过装有活性炭或树脂的灌流器,使血液中的毒物被吸附,然后再输入患者体内。此法能吸附脂溶性毒物或与蛋白质结合的化合物,是目前常用的中毒抢救措施。适用于严重中毒并经其他治疗或透析治疗效果不佳者。由于血液的正常成分,如白细胞、血小板、凝血因子等也能被吸附排出,因此使用时应注意监测并进行必要的补充。

　　(3)血浆置换:将患者血液引入特制的血浆交换装置,弃去分离出的血浆并补充新鲜血浆或代用液,以清除血浆中的有害物质。对蛇毒、毒蕈等生物毒及砷化氢等溶血性毒物效果最佳。

（三）特效解毒剂的应用

1. 金属中毒解毒剂　多为能与多种金属或金属离子络合成稳定络合物的螯合剂。

（1）依地酸钙钠：常用的氨基酸螯合剂。是急、慢性铅中毒的首选解毒药，对钴、铜、铬、镉、锰及放射性元素均有解毒作用。

（2）二巯基丙醇：常用的巯基螯合剂。用于砷、汞、金、锑的中毒。

（3）二巯基丁二酸钠：光谱金属解毒剂。主要用于汞、砷、铅、锑、钡、银、铜、镍等金属中毒，其中对锑的解毒作用最强。

2. 高铁血红蛋白血症解毒剂　小剂量亚甲蓝（美蓝）可使高铁血红蛋白还原为正常血红蛋白，用于亚硝酸盐、苯胺、硝基苯等中毒引起的高铁血红蛋白血症。但大剂量亚甲蓝（10 mg/kg）可加重高铁血红蛋白血症。

3. 有机磷农药中毒解毒剂　常用的有阿托品、碘解磷定、氯解磷定、双解磷等。碘解磷定、氯解磷定对内吸磷、对硫磷、甲胺磷、甲拌磷等中毒的疗效好，对美曲膦酯、敌敌畏等中毒的疗效差，对乐果和马拉硫磷中毒基本无效。

4. 氰化物中毒解毒剂　一般采用亚硝酸盐-硫代硫酸钠疗法。

5. 中枢神经抑制剂解毒剂

（1）纳洛酮：吗啡受体拮抗剂，为阿片类麻醉药的解毒药，对麻醉镇痛药引起的呼吸抑制有特异的拮抗作用，可缓解巴比妥类药物引起的嗜睡、昏迷、呼吸麻痹等。对急性酒精中毒有催醒作用。

（2）氟马西尼：为苯二氮䓬类中毒的拮抗药，用于安定、氯氮䓬等中毒的治疗。

（四）对症及支持治疗

大多数急性中毒并无特效解毒剂，或短时间内很难明确毒物的种类和性质，因此对症支持治疗非常重要。对症支持治疗主要在于保护重要脏器功能，防治并发症。严重中毒出现昏迷、肺炎、肺水肿及循环、呼吸、肾衰竭时，应积极采取相应有效措施；烦躁惊厥者给予止惊、镇静治疗；昏迷者常规留置导尿管，加强基础护理，定期翻身拍背，以免发生坠积性肺炎及压疮等。饮食给予高热量、高维生素、易消化的食物，昏迷者给予鼻饲，以保证充足的营养。

五、常见护理诊断

1. 意识障碍　与大脑缺氧或毒物抑制中枢神经有关。

2. 低效性呼吸形态　与呼吸道损伤或毒物对呼吸中枢的抑制有关。

3. 清理呼吸道无效　与意识丧失有关。

4. 体液不足　与严重呕吐、腹泻导致体液丢失过多或摄入不足有关。

5. 心输出量减少　与心肌缺血、心律失常、体液不足等有关。

6. 营养失调　低于机体需要量，与呕吐、腹泻、摄入不足有关。

7. 知识缺乏　缺乏对毒物的认知、预防及急救知识。

8. 有误吸的危险　与呕吐物误吸入肺内有关。

9. 有窒息的危险　与意识障碍及呕吐有关。

10. 有受伤的危险　与中毒后兴奋、躁动或共济失调有关。

11. 潜在并发症 肺炎、肺水肿、呼吸衰竭、肝功能损害、急性肾衰竭、休克等。

六、护理措施

(一)急救护理

及时清除呼吸道分泌物,保持呼吸道通畅,根据病情给予氧气吸入,必要时进行气管插管。

(二)洗胃

(1)严格掌握洗胃的适应证与禁忌证。

(2)做好准备工作,严格规范操作。

(3)留取首次抽吸物做毒物鉴定。

(4)观察并记录洗胃液的量、颜色及患者的反应。

(5)注意患者有无洗胃的并发症发生。

(三)病情观察

(1)严密观察患者的意识、瞳孔的变化。观察患者是否出现烦躁、惊厥、昏迷等意识改变,及意识障碍的程度有无加重。观察患者的瞳孔大小及对光反射情况,及时发现和判断是否出现脑水肿、酸碱失衡等。

(2)密切监测并及时记录患者的生命体征、血氧饱和度等,观察呼吸频率、深度、节律等,及时发现并处理各种心律失常。

(3)准确记录患者的出入量及尿量,密切观察患者尿液的颜色、性质和量。

(4)观察患者呕吐物和排泄物的性状、颜色、气味,正确留取标本并送检。

(5)密切观察患者的皮肤完整性、色泽、温度、湿度、弹性的变化,观察患者的出汗情况,如出现脱水,及时给予补液。如有皮肤黏膜的溃疡或破损,及时给予处理,预防感染。

(6)注意监测患者的肝功能、肾功能、电解质、血气分析等,出现异常及时对症处理。

(四)一般护理

1. 休息及饮食 急性中毒者应卧床休息、注意保暖。病情允许可鼓励患者进食。急性中毒患者应给予高蛋白质、高糖类、高碳水化合物、高维生素的无渣饮食,腐蚀性毒物中毒者应给予乳类等流质饮食。

2. 对症护理 昏迷者注意保持呼吸道通畅,做好皮肤护理,定时翻身,防止压疮发生;惊厥时应保护患者,避免患者受伤,应用抗惊厥药物;高热者可采用物理降温或药物降温;尿潴留者给予导尿,注意无菌技术操作;吞服腐蚀性毒物者应特别注意口腔护理,密切观察口腔黏膜的变化,防止口腔感染;皮肤溃疡及破损者应及时处理,预防感染等。

3. 用药护理 遵医嘱正确使用解毒药及其他药物,注意观察用药的反应及病情的变化。

4. 心理护理 仔细评估患者的心理状况,做好心理护理。尤其是对服毒自杀转危为安者,要及时与其沟通交流,了解自杀的原因、社会文化背景、家庭和社会关系等,做好心理安慰和疏导,同时做好家属及其他人的工作,以解除患者的后顾之忧。对情绪激动者,必要时可请心理医生协助,防范再次自杀。

第二节 常见急性中毒的救护

一、急性一氧化碳中毒

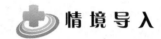

情境导入

患者,男,25岁,早晨被家属发现昏迷不醒,呼之不应,室内门窗紧闭,能闻及煤气味,立即送入急诊。查体:体温 38 ℃,呼吸 24 次/分,脉搏 96 次/分,血压 105/60 mmHg,神志不清,口唇呈樱桃红色,双肺呼吸音粗,可闻及痰鸣音及湿啰音,心率 96 次/分,律齐,腹软,查体欠合作,深浅反射均减弱。

工作任务

1. 该患者最可能发生了什么情况?
2. 接诊护士应为此患者做哪些救护措施?

一氧化碳(CO)俗称煤气,是含碳类物质燃烧不完全产生的一种气体,无色、无臭、无味、无刺激性,不溶于水,易溶于氨水。人体吸入的空气中 CO 含量超过 0.01% 时,即可发生急性缺氧,严重者可因心、肺、脑缺氧而死亡,临床上称为急性一氧化碳中毒(carbon monoxide poisoning)。

(一)中毒途径和发病机制

1. 中毒途径

(1) 工业中毒:常为意外事故,如炼钢、化学工业及采矿等生产过程中炉门关闭不严、管道泄漏或瓦斯爆炸,都会产生大量的 CO,容易发生 CO 中毒。

(2) 生活中毒:在门窗紧闭的室内,火炉无烟囱或烟囱堵塞、漏气、倒风;在通风不良的浴室内使用燃气加热器;在密闭空调车内滞留时间过长,都有可能发生 CO 中毒。此外,失火现场的空气中 CO 浓度可高达 10%,也可发生中毒。

2. 发病机制　CO 经呼吸道吸入人体,通过肺泡进入血液,85% 的 CO 与血红蛋白(Hb)结合,形成稳定的碳氧血红蛋白(COHb)。CO 与 Hb 的亲和力比 O_2 与 Hb 的亲和力高 240 倍,COHb 不能携带氧且不宜解离,而血中 CO 使氧解离曲线左移,导致组织缺氧。另外,高浓度的 CO 还能与细胞色素氧化酶中的二价铁离子结合,直接抑制细胞内呼吸,引起内窒息。

由于中枢神经系统对缺氧最为敏感,故首先受累。脑血管先痉挛而后扩张,严重者有脑水肿,继发脑血管病变及皮质或基底节的局灶性软化或坏死,可出现缺氧性脑病及形成后遗症或迟发性脑病。心肌对缺氧亦很敏感,可表现为心肌损伤和各类心律失常。

（二）病情评估

1. 健康史 患者一般均有 CO 接触史。注意了解中毒时患者所处的环境、停留时间，以及同室其他人有无同样症状、有无突发昏迷等情况。

2. 身体状况 与空气中 CO、血中 COHb 的浓度有关。临床上按中毒程度分为 3 级。

（1）轻度中毒：血液 COHb 浓度为 10%～30%。患者可出现头痛、头晕、失眠、乏力、心悸、恶心、呕吐、心动过速，甚至短暂性晕厥等。患者若能及时脱离中毒环境，吸入新鲜空气或进行氧疗，症状可很快消失。

（2）中度中毒：血液 COHb 浓度为 30%～50%。除上述症状加重外，口唇、指甲、皮肤黏膜呈樱桃红色，出现呼吸困难、烦躁、谵妄、昏迷，对疼痛刺激可有反应，瞳孔对光反射和角膜反射迟钝，腱反射减弱，脉快、多汗等。如经及时抢救，可较快清醒，一般无并发症或后遗症。

（3）重度中毒：血液 COHb 浓度大于 50%。常因短时间内吸入高浓度的 CO 所致。深度昏迷，各种反射消失，肌张力增强，可呈去大脑皮质状态。患者可以睁眼，但无意识，呼之不应、推之不动，不主动进食，大小便失禁。常并发水、电解质及酸碱失衡，心律失常，脑水肿，肺水肿，呼吸困难，休克，上消化道出血等。死亡率高，幸存者多有不同程度的后遗症。

少数急性 CO 中毒患者在意识障碍恢复后，经过 2～60 天的"假愈期"，可出现神经功能障碍的临床表现。主要表现为：①精神意识障碍：患者呈痴呆、谵妄或去大脑皮质状态。行为紊乱为首发表现，还可能有精神错乱。患者表现为定向力丧失、计算能力显著下降、记忆力减退、反应迟钝、生活不能自理，部分患者可发展为痴呆综合征。②锥体外系神经障碍：出现震颤麻痹综合征。患者四肢呈铅管状或齿轮样，肌张力增高、动作缓慢、步行时双上肢失去伴随运动或出现书写过小症与静止性震颤，少数患者可出现舞蹈症。③锥体系神经损伤：患者表现为轻度偏瘫、病理反射阳性或大小便失禁。④大脑皮质局灶性功能障碍：失语、失明、失算或出现继发性癫痫等。

（三）病情判断

1. 病情的严重程度 CO 中毒的患者若出现以下情况提示病情危重：①持续昏迷抽搐达 8 小时以上；②$PaO_2 < 36$ mmHg，$PaCO_2 > 50$ mmHg；③昏迷伴严重的心律失常或心力衰竭；④并发肺水肿。

2. 预后 轻度及中度中毒可完全恢复。重度中毒昏迷时间过长者，多提示预后严重不良，但也有少数患者能恢复。迟发性脑病恢复较慢，有少数可留有持久性症状。

（四）救治措施

1. 现场急救 进入中毒现场后迅速断绝煤气源，打开门窗进行通风、换气，并迅速将患者移至空气清新处。轻症患者对症处理后可迅速恢复；重症患者取平卧位，解开衣扣、松开腰带，保持呼吸道通畅；呼吸、心搏停止者立即进行心肺复苏。

2. 氧疗 是 CO 中毒最有效的治疗方法，主要有两种。

（1）高浓度（>60%）面罩吸氧或鼻导管吸氧：流量为 8～10 L/min，一般不超过 24 小时，避免发生氧中毒。

（2）高压氧治疗：最好在中毒后 4 小时内进行，轻度中毒 5～7 次，中度中毒 10～20 次，重度中毒 20～30 次。有效率达 95％～100％。中毒超过 36 小时效果欠佳。

知识链接 ·······························•

高压氧治疗及其副作用

高压氧治疗是患者在高于一个大气压的环境里吸入 100％ 的氧治疗疾病的过程。凡是缺氧、缺血性疾病，或由于缺氧、缺血引起的一系列疾病，高压氧治疗均可取得良好的疗效。常规的高压氧治疗不会产生任何副作用，如果工作人员操作不当，不按操作规程办事，或不讲科学，擅自改变治疗方案，可产生严重后果。

①氧中毒：指高压或常压下，吸入高浓度的氧达一定时程后，氧对机体会产生功能性或器质性损伤。可分为中枢型、肺型、溶血型和眼型。无论发生哪一型氧中毒，整个机体均同时受损。临床上，在高于 0.3 MPa 压力下吸氧，常规治疗时随意延长吸氧时间，常压下长时间吸入浓度高于 50％ 的氧是氧中毒的常见原因。

②气压伤：常见的有中耳气压伤、鼻旁窦气压伤和肺气压伤。另外，减压中气胸患者未被及时发现和处理，可使胸腔内气体过度膨胀，肺和心脏受压，纵隔摆动，可致患者突然死亡。

③减压病：减压速度过快，幅度过大，使气体在组织中的溶解度降低，在血液和组织中游离形成气泡，造成血管气栓，是组织受压的一种高危情况。

·······························

3. 防治脑水肿　20％甘露醇 250 mL 静脉快速滴注，6～8 小时 1 次。待 2～3 天颅内压增高现象好转后可减量。也可用呋塞米、利尿酸钠快速利尿。可适量补充 ATP、辅酶 A、胞二磷胆碱、脑活素等药物，促进脑细胞代谢。

4. 对症治疗　昏迷者应保持呼吸道通畅，必要时行气管插管或气管切开，防止继发肺部感染和肺水肿；高热抽搐者可采用头部降温和解痉药物；呼吸障碍者应用呼吸兴奋剂；低压者给予抗休克治疗；对于神经系统和心脏并发症，给予相应的治疗；纠正代谢性酸中毒及水、电解质紊乱；防治迟发性脑病。

（五）常见护理诊断

1. 意识障碍　与大脑缺氧有关。

2. 心输出量减少　与心肌缺血有关。

3. 知识缺乏　缺乏 CO 中毒的预防和急救知识。

4. 潜在并发症　肺水肿、休克、迟发性脑病、氧中毒等。

（六）护理措施

1. 急救护理

（1）患者脱离现场后应注意保持呼吸道通畅，有条件时给纯氧或高压氧治疗。

（2）呕吐的患者应头偏一侧，防止误吸；躁动的患者应防止坠床和自伤。

（3）遵医嘱及时给予输液和药物治疗。

2. 病情观察

（1）观察患者的生命体征及血氧饱和度，重点是呼吸和体温。

（2）观察有无意识障碍及意识障碍程度、瞳孔大小。

（3）观察患者神经系统的改变，有无急性痴呆性木僵、癫痫、失语、惊厥、肢体瘫痪等。

（4）准确记录出入量，注意液体的选择与滴速，防止脑水肿、肺水肿等的发生。

3. 高压氧治疗的护理

（1）进高压氧舱前向患者及家属介绍进舱须知、一般性能、治疗效果、治疗过程中可能出现的不良反应及预防方法。

（2）患者进入高压氧舱后，如有输液，应注意在开始加压时将液平面调低，并注意输液速度的变化。患者取平卧位，头偏向一侧。氧疗过程中应注意观察患者的神志、瞳孔、呼吸、心率、血压的变化，及时清理呼吸道分泌物，保持呼吸道通畅。抽搐、躁动的患者要注意做好防范，以防受伤。减压时，舱内温度会降低，注意保暖，同时应调高输液的液平面，以免减压时液平面过低造成空气进入体内。

4. 预防并发症

（1）保持呼吸道通畅，预防肺部感染。及时清除口腔及咽部分泌物及呕吐物，防止吸入性窒息，尤其是昏迷的患者，必要时行气管切开。

（2）定时翻身，预防压疮。

（3）加强口腔护理，预防口腔感染。

（七）健康教育

（1）加强预防 CO 中毒的宣传。室内用火炉时应有安全设施（如烟囱通道、排气扇等），保持良好的通风。使用煤气热水器时应注意管道有无漏气及浴室内的通风情况。厂矿使用煤气时或产生煤气的车间、厂房要加强通风，加强对 CO 的监测报警设施建设。必须进入高浓度 CO 环境时，要戴好防毒面具，系好安全带。

（2）CO 中毒患者易出现后遗症，若患者出院后出现精神及神经症状，应及时就诊。

（3）对于痴呆或智力障碍者，应嘱其家属悉心照顾，并教会家属对患者进行语言和肢体锻炼的方法。

二、有机磷农药中毒

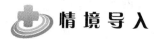

情 境 导 入

患者，男，25 岁，意识不清 1 小时急诊入院。患者出汗多、有呕吐，呕吐物有大蒜味，既往体健。发病前曾与家人吵架。查体：体温 36.5 ℃，呼吸 30 次/分，脉搏 60 次/分，血压 95/55 mmHg，神志不清，皮肤湿冷，肌肉颤动，巩膜不黄，瞳孔针尖样，对光反射弱，口腔流涎，双肺散在湿啰音，心率 60 次/分，律齐，无杂音，腹软，肝脾未触及，下肢不肿。脑膜刺激征（一），病理征（一）。

工作任务

1. 护士接诊后应配合医生采取哪些护理措施？
2. 遵医嘱给予阿托品注射时应注意哪些事项？

有机磷农药(organophosphorus pesticide)属有机磷酸酯或硫代磷酸酯类化合物,多呈油状或结晶状,色泽由蛋黄色至棕色,稍有挥发性,且有蒜味。除美曲膦酯外,一般难溶于水,不易溶于多种有机溶剂,在碱性条件下易分解失效。其毒性大小根据半数致死量(LD50)分为:①剧毒类:甲拌磷(3911)、内吸磷(1059)、对硫磷(1605)等;②高毒类:甲基对硫磷、甲胺磷、氧化乐果、敌敌畏等;③中度毒类:乐果、乙硫磷、美曲膦酯等;④低毒类:马拉硫磷、氧硫磷等。

(一) 中毒途径和发病机制

1. 中毒途径

(1) 生产或使用不当:在生产、运输和使用的过程中,因防护不当、违章操作或管理不善等导致空气或皮肤被污染,通过呼吸道及皮肤的吸收引起中毒。

(2) 生活性中毒:因误食被有机磷农药污染的水、瓜果、蔬菜及被毒杀的家禽、家畜等,或服毒自杀者,通过胃肠道吸收引起中毒。

2. 发病机制　有机磷农药的中毒机制主要是抑制体内胆碱酯酶的活性。有机磷农药进入人体后与体内胆碱酯酶迅速结合,形成稳定的磷酰化胆碱酯酶,胆碱酯酶无分解乙酰胆碱的能力,使乙酰胆碱大量蓄积,引起胆碱能神经先兴奋后抑制的一系列毒蕈碱样、烟碱样症状和中枢神经系统症状。严重者可昏迷,甚至可因呼吸衰竭而死亡。

(二) 病情评估

1. 健康史　是否有口服或接触有机磷农药史,应详细询问患者或家属,了解中毒途径、时间、剂量、毒物种类等。若患者的污染部位或呼出的气体、呕吐物闻及有机磷农药所特有的大蒜臭味更有助于诊断。

2. 身体状况　急性中毒发病时间与毒物的种类、剂量、侵入途径密切相关。经皮肤吸收中毒,一般在接触后 2～6 小时发病;经消化道和呼吸道吸收中毒则在 10～120 分钟内出现症状;大剂量口服中毒者在 5 分钟内即可出现症状。

(1) 毒蕈碱样症状:又称 M 样症状,出现最早,主要为副交感神经末梢兴奋所致。表现为平滑肌痉挛和腺体分泌增加,患者出现恶心、呕吐、腹痛、多汗、流泪、流涕、流涎、腹泻、尿频、大小便失禁、瞳孔缩小、支气管痉挛、咳嗽、气促等症状,严重者可出现肺水肿,可用阿托品对抗。

(2) 烟碱样症状:又称 N 样症状,为乙酰胆碱在横纹肌神经肌肉接头处过度蓄积和刺激所致,使眼睑、面、舌、四肢和全身横纹肌发生肌纤维颤动,甚至全身肌肉强直性痉挛。患者表现为肌束颤动、牙关紧闭、抽搐,而后发生肌力减退和瘫痪,呼吸肌麻痹引起周围性呼吸衰竭。此类症状不能用阿托品对抗,可用胆碱酯酶复能剂解除。

(3) 中枢神经系统症状:为中枢神经系统细胞突触间胆碱能受体兴奋所致,表现为头晕、头痛、共济失调、烦躁不安、谵妄等兴奋症状,严重时出现语言障碍、抽搐、昏迷等。

（4）特殊临床表现

①中毒后"反跳"现象:某些有机磷农药中毒,经急救后临床症状好转,但可在数日至一周后突然急剧恶化,重新出现有机磷急性中毒的症状,甚至发生肺水肿或突然死亡,此为中毒后"反跳"现象。这与残留在皮肤、毛发和胃肠道的有机磷农药被重新吸收、解毒药减量太快或停用过早有关。

②迟发性多发性神经病变:个别急性中毒患者在中毒症状消失后 2～3 周可发生迟发性神经损伤,出现感觉、运动型多发性神经病变表现,主要累及肢体末端,两侧对称、下肢较重,可向上发展。患者表现为肢端麻木、疼痛、腿软、无力,甚至可发生下肢瘫痪、四肢肌肉萎缩等,称为迟发性多发性神经病变。可能是由于有机磷农药抑制神经靶酯酶并使其老化所致。

③中间型综合征:少数病例在急性症状缓解后和迟发性多发性神经病变发生前,在急性中毒后 1～4 天突然发生以呼吸肌麻痹为主的综合征,如肢体近端肌肉、脑神经支配的肌肉及呼吸肌麻痹,若不及时救治可迅速导致死亡,称为中间型综合征。这与胆碱酯酶长期受抑制、神经肌肉接头处突触后功能受影响有关。死亡前可先有颈、上肢和呼吸肌麻痹等表现,累及脑神经者出现眼睑下垂、眼外展障碍和面瘫。

（三）病情判断

1. 轻度中毒 以毒蕈碱样症状为主,血胆碱酯酶活力为 50%～70%。

2. 中度中毒 出现典型毒蕈碱样症状和烟碱样症状,血胆碱酯酶活力为 30%～50%。

3. 重度中毒 除毒蕈碱样症状和烟碱样症状外,出现中枢神经系统受累和呼吸衰竭表现,少数患者有脑水肿,血胆碱酯酶活力小于 30%。

（四）救治措施

1. 撤离染毒环境 将患者撤离染毒环境,及时清除毒物。

2. 紧急复苏 对出现肺水肿、呼吸肌麻痹、呼吸衰竭的患者,应紧急采取复苏措施,及时有效地清除呼吸道分泌物,进行气管插管或气管切开以保持呼吸道通畅。心搏骤停者立即进行心肺复苏。

3. 特效解毒剂的应用 一旦确定为有机磷农药中毒,应立即给予抗胆碱药和胆碱酯酶复能剂。用药原则是早期、足量、联合、反复。

（1）阿托品:抗乙酰胆碱药物,与乙酰胆碱争夺受体,阻断乙酰胆碱的作用,清除或减轻毒蕈碱样症状和中枢神经系统症状,改善呼吸中枢抑制。对烟碱样症状和恢复胆碱酯酶活力无作用。应早期、足量、反复给药,直到毒蕈碱样症状明显好转或患者出现阿托品化表现,再逐渐减量或延长给药间隔时间,甚至停止使用。阿托品化的表现为:瞳孔由小扩大后不再缩小、颜面潮红、皮肤干燥、腺体分泌减少、无汗、口干、肺部啰音减少,心率增快,100～120 次/分,体温略高。

阿托品的用量可根据患者病情轻重或用药后的效果而定:①轻度中毒:阿托品 1 mg,皮下注射或口服,每 1～2 小时 1 次。阿托品化后每 4～6 小时 0.5 mg 皮下注射,或 0.3～0.6 mg 口服;②中度中毒:阿托品 2～4 mg 静脉注射,以后每 15～30 分钟重复 1 次。阿托品化后改为每 2～4 小时 0.5～1 mg 静脉注射;③重度中毒:阿托品 5～10 mg 静脉注射,以后每 10～30 分钟重复 1 次。阿托品化后改为每 1～2 小时 0.5～2 mg 静脉注射。

（2）胆碱酯酶复能剂：使磷酰化胆碱酯酶在"老化"之前重新恢复活性。常用药物为碘解磷定、氯解磷定、双复磷和双解磷等。胆碱酯酶复能剂对解除烟碱样症状作用明显，但对毒蕈碱样症状作用较差，也不能对抗呼吸中枢的抑制，所以复能剂与阿托品合用可取得协同效果。

中毒后如果不能及时应用复能剂治疗，被抑制的胆碱酯酶将在数小时至 2～3 天内"老化"变为不可逆性，最后被破坏。复能剂对已经"老化"的胆碱酯酶无效，因此需早期、足量使用。以氯解磷定为例，用法如下：①轻度中毒：氯解磷定 0.5 g 肌内注射，必要时 2 小时后重复 1 次；②中度中毒：氯解磷定 0.75～1.0 g 肌内注射，2～4 小时后重复注射 0.5 g，或于首剂注射后静脉滴注，每小时 0.25 g，直至症状好转为止；③重度中毒：氯解磷定 1.0～1.25 g 静脉或肌内注射，半小时后若无好转再注射 0.75～1.0 g，此后每间隔 0.5～1 小时重复注射 0.5 g，或每小时静脉滴注 0.25～0.5 g，待病情好转后再减量或延长间隔时间直至停药。

4. 对症治疗　有机磷农药中毒的主要致死原因是肺水肿、休克、心肌损伤，尤其是中枢性呼吸衰竭。因此应保持呼吸道通畅、吸氧，加强对重要脏器的监护，观察病情变化并及时处理。

（五）常见护理诊断

1. 低效性呼吸形态　与呼吸道腺体分泌过多有关。

2. 体液不足　与严重呕吐、腹泻导致体液丢失过多有关。

3. 急性意识障碍　与毒素累及中枢神经系统有关。

4. 知识缺乏　缺乏对有机磷农药毒性的认识及急救知识。

5. 潜在并发症　肺水肿、呼吸衰竭等。

（六）护理措施

1. 急救护理

（1）立即将患者撤离有毒环境，运送至空气新鲜处，脱去污染衣物。

（2）用微温的生理盐水或肥皂水彻底清洗污染的皮肤、毛发、外耳道、手部（先剪去指甲），不能用热水清洗，以免增加吸收。眼部污染时，除美曲膦酯污染必须用清水冲洗外，其他均可先用 2% 碳酸氢钠溶液清洗，再用生理盐水彻底冲洗，至少 10 分钟，然后滴入 1% 阿托品 1～2 滴。

（3）对口服中毒者，要立即予以及时有效的洗胃。毒物种类不明确时，可用清水或生理盐水洗胃；非美曲膦酯中毒者可用 2% 碳酸氢钠溶液洗胃，非 1065、1059、乐果中毒者可用 1：5000 高锰酸钾溶液反复洗胃，直到洗清为止。洗胃后给予活性炭、硫酸镁、硫酸钠口服，昏迷者禁用硫酸镁，以硫酸钠为宜。洗胃的过程中要密切观察患者的生命体征变化，发现呼吸、心搏骤停应立即停止洗胃并进行抢救。

2. 用药护理

（1）应用阿托品的观察与护理：①阿托品不能作为预防用药；②阿托品兴奋心脏的作用很强，中毒可导致心室颤动，应充分吸氧，保持血氧饱和度在正常水平；③由于胆碱酯酶在酸性环境中作用减弱，故应密切观察电解质水平，及时纠正酸中毒；④注意避免大量输入低浓度阿托品,因大量低浓度的阿托品可引起血液低渗,红细胞破坏,发生溶血性黄疸;⑤阿托品化和阿托品中毒的剂量接近,应严密观察病情变化,注意区别。阿托品化与阿托品中毒的主要区别见表8-2-1。

表 8-2-1 阿托品化与阿托品中毒的主要区别

项目	阿托品化	阿托品中毒
神经系统	意识清楚或模糊	谵妄、躁动、幻觉、抽搐、昏迷、双手抓空
皮肤	颜面潮红、干燥	紫红、干燥
瞳孔	由小扩大后不再缩小	极度散大
体温	正常或轻度升高	高热,>40 ℃
心率	≤120 次/分,脉搏快而有力	心动过速,甚至发生心室颤动

(2) 应用胆碱酯酶复能剂的观察与护理:①尽早应用胆碱酯酶复能剂,首次应足量给药;②轻度中毒可应用复能剂,中度及以上中毒必须复能剂与阿托品联合应用。两种解毒药同时使用时,阿托品的剂量应减少,以免发生阿托品中毒;③复能剂应用过量、注射过快或未经稀释时,可抑制胆碱酯酶,发生呼吸抑制,因此用药时以稀释后缓慢静推或静脉滴注为宜;④复能剂在碱性溶液中不稳定,易水解成剧毒的氰化物,禁止与碱性药物配伍;⑤碘解磷定药液刺激性强,不宜肌内注射,滴注时避免液体外漏;⑥服用氯解磷定可出现短暂眩晕、视物模糊和复视、血压升高等不良反应,服用碘解磷定可出咽痛、口苦、血压升高等不良反应。

3. 病情观察

(1) 生命体征的观察:严密观察患者的体温、脉搏、呼吸、血压的变化,警惕呼吸困难的发生。

(2) 神志、瞳孔的观察:多数患者中毒后出现意识障碍。瞳孔缩小为有机磷农药中毒的特征之一。瞳孔扩大则是阿托品化的判定指标之一。因此,严密观察患者神志、瞳孔的变化,可准确判断病情,为治疗提供依据。

(3) 中毒后"反跳":注意观察"反跳"的先兆症状,如胸闷、流涎、出汗、言语不清、吞咽困难、神志模糊等,一旦出现应立即通知医生及时处理。

(4) 迟发性多发性神经病变:注意观察患者的肢体末端,是否出现烧灼、疼痛、麻木感及下肢无力、瘫痪等。

(5) 中间型综合征:若患者神志清醒后又出现心慌、胸闷、乏力、气短、食欲缺乏、唾液明显增多症状时,应警惕此为中间型综合征的先兆。

4. 一般护理

(1) 饮食护理:中、重度中毒患者一般需禁食1~3天,待病情稳定、意识清楚后选择清淡、少渣、可保护胃黏膜的流食或半流食,逐渐过渡到普食。对于口服中毒者,不宜过早进食,待病情稳定、神志清醒后可给予米糊、米汤、藕粉、蛋清等温流质食物。对于昏迷者可进行鼻饲。饮食中注意营养素、水、电解质、维生素的补充,以保证患者的营养需求。

(2) 基础护理:昏迷患者每日口腔护理1~2次,以达到消除口腔异味、预防感染的目的;对于神志清醒的患者给予盐水或清水漱口。有留置导尿管的患者要行会阴部护理,定期更换引流袋。保持床单位干净、舒适,预防发生压疮。

(3) 对症护理:体温过高者采用物理降温;尿潴留者予以导尿;惊厥者控制抽搐,注意保护,防止外伤或坠床;有感染迹象者合理使用抗生素;呼吸困难者保持呼吸道通畅,吸氧,必要时行气管插管、气管切开、呼吸机辅助呼吸等。

5. 心理护理 了解患者中毒的原因,根据不同的心理特点给予不同的心理疏导,为患者提供情感上的支持,并做好家属的思想工作。

(七)健康教育

(1) 普及预防有机磷农药中毒的有关知识。

(2) 出院后患者需要在家中休息 2～3 周,按时服药,不要单独外出,以免发生迟发性多发性神经病变而导致意外。

(3) 自杀中毒者要告知患者亲属加强陪伴和心理疏导,学会积极应对。

三、镇静催眠药中毒

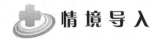

情 境 导 入

患者,男,30 岁,因意识不清、呼之不应 5 小时入院。查体:体温 36.5 ℃,呼吸 15 次/分,脉搏 60 次/分,血压 105/85 mmHg,神志不清,刺激后有睁眼,但不能回答问题,随后又进入深睡眠。两侧瞳孔等大等圆,直径<2 mm,对光反射消失。患者有失眠病史,曾服用安定,剂量不详。

工 作 任 务

1. 该患者最可能发生了什么情况?
2. 接诊护士应为此患者做哪些紧急救护?
3. 对此患者的主要护理措施有哪些?

镇静催眠药是中枢神经系统抑制药,具有镇静和催眠作用,小剂量可使人处于安静或嗜睡状态,大剂量可麻醉全身,包括延髓中枢。一次性大量服用可引起急性中毒。

(一)中毒途径和发病机制

1. 中毒途径 过量服用镇静催眠药是中毒的主要原因,也可见于一次大量静脉给药的医源性中毒。

2. 发病机制

(1) 苯二氮䓬类:主要药物有氯氮䓬、地西泮、阿普唑仑、三唑仑等。苯二氮䓬类与苯二氮䓬受体结合后,可加强 γ-氨基丁酸(GABA)与 GABA 受体的亲和力,使与 GABA 受体偶联的氯离子通道开放,增强了 GABA 对突触后的抑制能力。其主要作用于边缘系统,影响情绪和记忆力。

(2) 巴比妥类:主要药物有巴比妥、苯巴比妥、异戊巴比妥、硫喷妥钠。巴比妥类对中枢神经系统有广泛的抑制作用,主要是对网状结构上行激活系统的抑制,引起意识障碍。巴比妥类对中枢神经系统的抑制与药物剂量有关,随着剂量的增加,由镇静、催眠到麻醉,以及延髓中枢麻醉,抑制呼吸而死亡。

(3)非巴比妥、非苯二氮䓬类:主要药物有水合氯醛、格鲁米特、甲喹酮、甲丙氨酯。这些药物对中枢神经系统的毒性作用与巴比妥类相似。

(4)吩噻嗪类:主要药物有氯丙嗪、硫利达嗪、奋乃静、三氟拉嗪。吩噻嗪类主要作用于网状结构,抑制中枢神经系统中的多巴胺受体,抑制脑干血管运动和呕吐反射、阻断 α-肾上腺素能受体、抗组胺、抗胆碱能等。

(二)病情评估

1. 健康史 了解患者的镇静催眠药应用史,用药的种类、剂量、服用时间,是否经常服用该药,服药前后是否有饮酒史以及病前有无情绪激动等。

2. 身体状况

(1)巴比妥类中毒

①轻度中毒:表现为嗜睡、注意力不集中、记忆力减退、言语不清,可唤醒,有判断力和定向力障碍、步态不稳、眼球震颤,各种反射存在,生命体征正常。

②中度中毒:表现为昏睡或浅昏迷,强烈刺激能唤醒但不能言语,随之又进入沉睡状态。腱反射消失、呼吸浅而慢,血压正常,角膜反射、咽反射存在。

③重度中毒:表现为进行性中枢神经系统抑制,由嗜睡到深昏迷。呼吸浅慢甚至停止、血压下降甚至休克、体温不升、腱反射消失、肌张力下降、胃肠蠕动减慢、皮肤可起大疱。可并发肺炎、肺水肿、脑水肿、急性肾衰竭而威胁生命。

(2)苯二氮䓬类中毒:中枢神经系统抑制较轻,主要表现为嗜睡、头晕、言语不清、意识模糊、共济失调。很少出现长时间深度昏迷、呼吸抑制、休克等严重症状。如果出现严重的症状,应考虑是否同时合并其他药物中毒。

(3)非巴比妥、非苯二氮䓬类中毒:临床表现与巴比妥类中毒相似,但药物不同表现亦有所不同。

①水合氯醛中毒:心、肝、肾脏损伤,局部刺激性,可有心律失常,口服时胃部有烧灼感。

②格鲁米特中毒:意识障碍有周期性波动。有抗胆碱能神经症状,如瞳孔散大等。

③甲喹酮中毒:可有明显的呼吸抑制,出现锥体束征,如肌张力增强、腱反射亢进、抽搐等。

④甲丙氨酯中毒:常有血压下降。

(4)吩噻嗪类中毒:最常见的表现为锥体外系反应,包括震颤麻痹综合征,不能静坐,急性肌张力障碍反应,如斜颈、吞咽困难、牙关紧闭、喉痉挛等;亦可有嗜睡、低血压、休克、心律失常、瞳孔散大、口干、尿潴留、肠蠕动减慢等表现,甚至出现昏迷、呼吸抑制,全身抽搐少见。

(三)病情判断

1. 病情危重的指标 ①昏迷;②呼吸道阻塞、呼吸衰竭;③休克、急性肾衰竭;④合并感染。

2. 预后 轻度中毒无需治疗即可恢复;中度中毒经过精心护理和适当治疗后,在 24～

48 小时内可恢复；重度中毒可能需要 3～5 天才能恢复意识，其病死率低于 5%。

（四）救治措施

1. 迅速清除毒物

（1）洗胃：口服中毒者早期用 1：5000 高锰酸钾溶液或淡盐水洗胃，服药量大者即使服药超过 6 小时仍需洗胃。

（2）活性炭及导泻：活性炭对吸附各种镇静催眠药均有效，同时常给予硫酸钠导泻，一般不用硫酸镁导泻。

（3）碱化尿液、利尿：用 5% 的碳酸氢钠碱化尿液，以减少肾小管对毒物的重吸收，可使长效巴比妥类镇静催眠药的肾排泄量提高 5～9 倍。对吩噻嗪类中毒无效。

（4）血液透析、血液灌流：对苯巴比妥和吩噻嗪类药物中毒有效，危重患者可考虑应用。对苯二氮䓬类中毒无效。

2. 应用特效解毒剂 巴比妥类和吩噻嗪类中毒目前尚无特效解毒剂。氟马西尼是苯二氮䓬类特异性拮抗剂，能通过竞争性抑制苯二氮䓬类受体而阻断苯二氮䓬类药物的中枢神经系统作用。

3. 维持重要脏器功能

（1）保持呼吸道通畅：深昏迷的患者酌情给予气管插管，呼吸机辅助通气。

（2）维持正常血压：补充血容量，无效时可考虑给予血管活性药物。

（3）心电监护：及时发现心律失常并酌情应用抗心律失常药。密切监测血氧饱和度，及时发现并处理低氧血症。

（4）促进意识恢复：给予葡萄糖、维生素 B_1 和纳洛酮。纳洛酮 0.4～0.8 mg 静脉注射，可根据病情每间隔 15 分钟重复一次。

4. 对症治疗 肝功能损害出现黄疸者，给予保肝和皮质激素治疗；震颤麻痹综合征可用盐酸苯海素、氢溴酸东莨菪碱等；肌肉痉挛及肌张力障碍者可用苯海拉明。

（五）常见护理诊断

1. 意识障碍 与镇静催眠药作用于中枢神经系统有关。

2. 清理呼吸道无效 与意识丧失有关。

3. 心输出量减少 与心律失常有关。

4. 知识缺乏 缺乏镇静催眠药物的服用知识。

5. 潜在并发症 肺炎、呼吸抑制、肝功能损害、急性肾衰竭等。

（六）护理措施

1. 急救护理

（1）保持呼吸道通畅，及时吸出痰液。

（2）患者取仰卧位，头偏一侧，防止呕吐物或痰液阻塞呼吸道。

（3）持续氧气吸入，防止脑组织缺氧而加重脑水肿。

（4）尽快建立静脉通道。

（5）给予心电监护。

2. 病情观察

（1）意识状态和生命体征的观察：监测生命体征，观察患者的意识状态、瞳孔大小、对光反射、角膜反射。若瞳孔散大、血压下降、呼吸变浅或不规则，常提示病情变化，应及时报告医生，采取处理措施。

（2）药物治疗的观察：遵医嘱给药，密切观察药物作用、不良反应及患者的反应，监测脏器功能变化，尽早防止各种并发症和脏器功能衰竭。

3. 饮食护理　给予高热量、高蛋白易消化的流质饮食。昏迷时间超过 3～5 天者应经鼻饲管补充营养及水分。

4. 心理护理　多与患者沟通，了解中毒的原因，给予心理疏导和支持。对于服药自杀者，不宜让其单独留在病房内，应加强看护，防止再度自杀。

（七）健康教育

（1）向失眠者讲解导致睡眠紊乱的原因及避免失眠的常识，必须用药时要防止产生药物依赖性；长期服用大量镇静催眠药者，包括长期服用苯巴比妥的癫痫患者，不能突然停药，应在医生指导下逐渐减量后停药。

（2）严格控制镇静催眠药处方的使用，加强药物的保管，特别是家庭中有情绪不稳定者或精神异常的患者。

四、急性酒精中毒

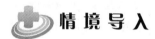 情 境 导 入

患者，男，52 岁，在公司聚会上饮酒 500 mL 后呕吐、意识不清，呼出的气体及呕吐物有明显酒精味，被送急诊室。查体：体温 36.5 ℃，呼吸 28 次/分，血压 90/60 mmHg，脉搏 120 次/分。

工 作 任 务

1. 该患者最可能发生了什么情况？

2. 护士应为此患者做哪些救护措施？

酒精（alcohol），学名乙醇（ethanol），无色透明液体，易燃、易挥发、易溶于水，具有醇香气味。一次性饮入过量的酒精或含有酒精的饮料而引起中枢神经系统由兴奋转为抑制的状态，称为急性酒精中毒（acute alcohol poisoning）。严重者可导致呼吸、心跳抑制而死亡。

（一）中毒途径和发病机制

1. 中毒途径　一次性饮入过量的酒精或含有酒精的饮料是中毒的主要原因。

2. 发病机制

（1）对中枢神经系统的影响：酒精进入人体后随血液进入中枢神经系统，通过边缘系统、小脑、网状结构到延髓，对中枢神经系统产生抑制作用。酒精可通过血脑屏障作用于大

脑神经细胞膜上的某些酶,影响细胞功能。酒精对中枢神经系统的作用呈剂量依赖性。小剂量产生兴奋效应,随着剂量增加,则产生抑制作用。酒精作用于小脑引起共济失调;作用于网状结构引起昏睡和昏迷;极高浓度的酒精作用于延髓,影响呼吸、循环、体温中枢,引起呼吸和循环衰竭。

(2)对代谢的影响:酒精在肝内代谢产生的代谢产物可影响体内多种代谢过程,可使乳酸增多、酮体蓄积,造成代谢性酸中毒,还可使糖异生受阻,引起低血糖。

(3)心脏损害:酒精的代谢产物乙醛和醋酸盐直接导致心肌细胞和心肌间质纤维化,使心肌收缩和舒张功能减退。

(二)病情评估

1. 健康史

(1)一次性大量摄入酒精或含酒精的饮料史。

(2)询问患者或其陪同人员饮酒的种类、量、时间,饮酒时的心情,平时的饮酒量等。

(3)患者是否服用其他药物。

2. 身体状况　急性酒精中毒可引起中枢神经系统抑制,症状与饮酒量、血中酒精浓度以及个人耐受性有关,临床上分为 3 期。

(1)兴奋期:血中酒精浓度达到 11 mmol/L(500 mg/L)即出现眼部充血、面色潮红或苍白,有头痛、欣快、兴奋感。血中酒精浓度达到 16 mmol/L(750 mg/L)时,有健谈、饶舌、情绪不稳定、自负、易激怒等症状,可有粗鲁行为或攻击行动,也可能沉默、孤僻。

(2)共济失调期:血中酒精浓度达到 33 mmol/L(1500 mg/L)时,出现肌肉运动不协调、行动笨拙、言语含糊不清、眼球震颤、视力模糊、复视、步态不稳、明显共济失调的症状。血中酒精浓度达到 43 mmol/L(2000 mg/L)时,出现恶心、呕吐、困倦。

(3)昏迷期:血中酒精浓度升至 54 mmol/L(2500 mg/L)时,患者进入昏迷期,表现为昏睡、瞳孔散大、体温降低。血中酒精超过 87 mmol/L(4000 mg/L)时,患者陷入深昏迷,心率快、血压下降、大小便失禁,呼吸深慢且有鼾声,严重者出现呼吸、循环麻痹可危及生命。

急性酒精中毒患者酒醒后常有头痛、头晕、无力、恶心、震颤等症状。重症患者可发生并发症,如轻度酸碱平衡失常、电解质紊乱、低血糖症、肺炎、急性肌病等。个别患者在酒醒后发现肌肉突然肿胀、疼痛,可伴有肌球蛋白尿,甚至出现急性肾衰竭。

(三)病情判断

根据患者血中酒精的浓度和临床表现可判断中毒的程度。

(四)救治措施

1. 清除毒物　可用催吐、洗胃、导泻等方法清除胃肠道内残留的酒精。应用葡萄糖溶液、维生素 B_1、维生素 B_6 等,以促进酒精转化为醋酸,达到解毒的目的。当血中酒精浓度超过 5000 mg/L,伴有酸中毒或同时服用其他可疑药物时,应及早进行血液透析或腹膜透析。

2. 保护大脑功能　应用纳洛酮 0.4~0.8 mg 缓慢静脉注射或静脉滴注,对昏迷患者有催醒作用,可缩短昏迷时间。

3. 对症支持治疗　一般轻症患者无需特殊治疗,卧床休息,注意保暖,醒酒后可自行恢复正常。兴奋、躁动的患者应给予适当的约束,共济失调者应严格限制其活动,以免摔伤或撞伤。躁动不安或过度兴奋者,可应用小剂量地西泮,禁用吗啡、氯丙嗪及巴比妥类镇静药。

（五）常见护理诊断

1. 意识障碍 与酒精作用于中枢神经系统有关。

2. 有窒息的危险 与酒精中毒后呕吐有关。

3. 有受伤的危险 与酒精中毒后兴奋、躁动或共济失调有关。

4. 知识缺乏 缺乏酒精对人体毒性的认识。

（六）护理措施

1. 急救护理

（1）遵医嘱立即进行催吐、洗胃、导泻等措施,清除未被吸收的酒精。

（2）立即建立静脉通道,根据医嘱进行补液或给予解毒剂。

（3）呕吐的患者应取平卧位,头偏向一侧,及时清除呕吐物,保持呼吸道通畅,防止窒息。

（4）兴奋、躁动的患者应给予保护性约束,防止受伤。

（5）呼吸抑制的患者必要时行气管插管,呼吸机辅助通气。

2. 病情观察

（1）观察呕吐物的颜色、性状和量,判断有无胃黏膜损伤,必要时留取呕吐物送检。

（2）个别患者在使用纳洛酮后可出现头晕、收缩压升高等症状,应注意观察。

（3）对意识不清的患者要观察生命体征、瞳孔、意识状态的变化,并做好记录。

（4）对昏迷不能自行排尿的患者,给予留置导尿管,观察并记录尿量。

3. 一般护理

（1）卧床休息,注意保暖。

（2）根据病情选择体位,昏迷患者应取去枕平卧位,头偏一侧,防止误吸和窒息。

（3）卧床的患者应定时翻身,防止压疮。

4. 安全防护 患者多数表现为烦躁、兴奋多语、四肢躁动,应加强巡视,使用床栏,必要时给予适当的保护性约束,防止意外发生。在护理酒精中毒的患者时,除做好患者的安全防护外,还应做好自身的防护。

5. 心理护理 应多与患者交流,以便了解患者的心理状态,向患者讲解酗酒的危害性,让患者学会在任何场合都能自我控制饮酒量,避免酒精中毒。

知识链接 ------------------------------

双硫仑样反应

双硫仑是一种戒酒药物,服用该药后即使饮用少量的酒,也可出现胸闷胸痛、心慌气短、面部潮红、头痛头晕、腹痛恶心等一系列严重不适的症状,从而达到戒酒的目的。这种反应称为双硫仑样反应。

许多抗生素具有与双硫仑相似的作用,用药后若饮酒,会发生面部潮红、眼结膜充

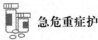

血、视觉模糊,头颈部血管剧烈搏动或搏动性头痛、头晕、恶心、呕吐、出汗、口干、胸痛、心肌梗死、急性心力衰竭、呼吸困难、急性肝损伤、惊厥及死亡等,查体时可有血压下降、心率加速(可达 120 次/分)及心电图正常或部分改变(如 ST-T 改变)。其严重程度与用药剂量和饮酒量呈正比关系,老年人、儿童、心脑血管病及对酒精敏感者更为严重,这种反应一般在用药与饮酒后 15~30 分钟或静脉输入含酒精的注射液时发生。

(七)健康教育

(1)开展酗酒有害的宣传,让患者充分认识过量饮酒的危害。

(2)酒后驾车易造成交通事故,甚至危及他人的生命。

(3)对酗酒严重者应与家属配合,监督其戒酒。

小 结

急性中毒是急诊医学的一个组成部分,其起病急骤,症状严重,病情变化迅速,不及时治疗常危及生命。本章节主要介绍急性中毒的发病机制、病情评估、救治原则、护理措施,以及有机磷农药中毒、急性一氧化碳中毒、镇静催眠药中毒、急性酒精中毒 4 种常见中毒的中毒途径、发病机制、病情评估、救治措施及护理措施。通过学习要学会各种常见急性中毒的急救处理及护理措施,以更好地配合医生进行救护。

能力检测

一、选择题

[A₁ 型题]

1. 对于急性中毒患者,首要的急救原则是(   )。

A. 清除进入体内尚未吸收的毒物　　　　　　　B. 终止接触毒物

C. 对症处理　　　　　　　　　　　　　　　　D. 使用特效解毒药

E. 给氧

2. 一般认为在服毒后多长时间内洗胃最有效?(   )

A. 2 小时　　　　B. 3 小时　　　　C. 6 小时　　　　D. 8 小时　　　　E. 24 小时

3. 有机磷农药的中毒机制主要是抑制哪种酶的活性?(   )

A. 过氧化氢酶　B. 谷丙转氨酶　C. 乳酸脱氢酶　D. 肌酸激酶　　E. 胆碱酯酶

4. 属于有机磷农药中毒的烟碱样症状的是(   )。

A. 多汗、流涎　B. 尿失禁　　　C. 头晕、头痛　D. 肌肉颤动　　E. 肺水肿

5. 有机磷农药中毒的毒蕈碱样症状主要是指(   )。

A. 腺体分泌亢进、运动神经兴奋　　　　　　　B. 腺体分泌亢进、平滑肌痉挛

C. 腺体分泌减退、平滑肌松弛　　　　　　　　D. 腺体分泌减退、平滑肌痉挛

E. 运动神经兴奋、平滑肌痉挛

6. 属于重度一氧化碳中毒的指征是(   )。

A.血液中 COHb 含量在 50％以上　　　B.皮肤黏膜出现樱桃红

C.出现"迟发脑病"　　　D.对疼痛刺激有反应

E.头晕、乏力、恶心、呕吐

7. 一氧化碳中毒是因一氧化碳与血红蛋白结合形成不易解离的(　　)。

A.还原血红蛋白　　　B.氧合血红蛋白　　　C.血红蛋白

D.碳氧血红蛋白　　　E.合成血红蛋白

8. 下列对巴比妥类药物中毒的患者清除毒物的措施中不正确的是(　　)。

A.洗胃　　　B.碱化尿液、利尿　　　C.活性炭及导泻

D.血液透析、血液灌流　　　E.尽快应用氟马西尼拮抗剂

[A₂型题]

1. 患者,男,25 岁。昏睡在路边被警察送到医院急诊。查体:深昏迷状态,呼吸有轻度大蒜味,疑为有机磷农药中毒。以下检查对诊断最有帮助的是(　　)。

A.瞳孔缩小　　　B.大小便失禁　　　C.肌肉抽动

D.呕吐物有大蒜味　　　E.全血胆碱酯酶活力降低

2. 患者,男,40 岁。因口服敌敌畏急诊入院。经洗胃、用药后症状缓解。2 天后突然出现极度烦躁及高热。此时最可能的原因是(　　)。

A.脑缺氧　　　B.洗胃不彻底　　　C.未采用导泻法

D.阿托品过量而发生中毒　　　E.碘解磷定用量不足

3. 患者,女,32 岁。被人发现昏倒在地,呼吸微弱,室内可闻及煤气味,发现者立即就地做人工呼吸、开窗、呼救,其急救措施中错误的是(　　)。

A.未及时供氧　　　B.未及时用呼吸兴奋剂　　　C.未及时输液

D.未清理呼吸道　　　E.未及时撤离现场

4. 患者,女,20 岁。急性一氧化碳中毒后被人送入医院急诊室,不久便咳出大量粉红色泡沫样痰液。最恰当的给氧原则是(　　)。

A.高压氧舱　　　B.高流量持续给氧　　　C.低流量持续给氧

D.高流量酒精湿化给氧　　　E.热湿氧疗

5. 患者,男,50 岁。饮用高度白酒 500 mL 后被诊断为酒精中毒。下列医嘱中对治疗酒精中毒无效的是(　　)。

A.反复洗胃　　B.静推纳洛酮　　C.静滴抗生素　　D.静滴葡萄糖　　E.静滴电解质

[A₃型题]

(1～3 题共用题干)

患者,女,64 岁。用煤火做饭后感觉头晕乏力伴恶心、呕吐,随即卧床休息。家属回家后发现其躺在卧室的地上,呼之不醒,立即送到医院急诊科。检查:生命体征正常,浅昏迷状态,双侧瞳孔等大,对光反射存在,口唇、皮肤黏膜呈樱桃红色,双肺未闻及湿啰音。

1. 患者最有可能发生了(　　)。

A.低血钾　　　B.苯巴比妥中毒　　　C.有机磷农药中毒

D.一氧化碳中毒　　　E.脑血管意外

2. 护士为其抢救应首要采取的措施是(　　)。

A.松解衣服　　　　　　B.遵医嘱使用止痛药　　　　　C.保持呼吸道通畅

D.高流量给氧　　　　　E.立即将患者搬到室外空气清新处

3．护士立即为其制定的护理目标应除(　　　)外。

A.防止毒物继续侵入人体　　B.纠正缺氧　　　　　　C.促进脑功能恢复

D.消除口鼻黏膜感染　　　　E.密切观察生命体征,防止并发症

（焦金梅）

能力检测
部分答案

第九章
环境及理化因素损伤的救护

第一节 中 暑

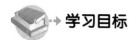**学习目标**

掌握：重度中暑的护理措施。

熟悉：中暑的分型及临床表现。

了解：中暑的健康教育。

情 境 导 入

患者，男，45 岁，工人。炎热夏天露天工作 3 小时，突然晕倒，送医院急救，出现高热 42 ℃，无汗，意识障碍，呼吸浅速，脉搏 120 次/分，血压 60/40 mmHg。

工 作 任 务

1. 患者发生了什么？

2. 如何对患者进行急救？

中暑是指在高温环境下或受到烈日暴晒引起体温调节功能紊乱、汗腺功能衰竭和水、电解质过度丧失所致的疾病。临床上分为先兆中暑、轻度中暑和重度中暑，重度中暑可分为热射病、热衰竭和热痉挛 3 种类型。

一、病因和发病机制

(一)病因

正常人的体温一般恒定在 37 ℃左右,是通过下丘脑体温调节中枢的作用,使产热和散热处于动态平衡的结果。当环境温度较高(室温超过 35 ℃)、强辐射热,或气温虽未达到高温,但湿度高和通风不良的环境下无足够防暑降温措施时,在此环境中劳动到达一定时间均可发生中暑。人体散热方式有辐射、蒸发、对流及传导。当环境温度较高、湿度较高及空气流通不畅,以上 4 种散热方式均发生障碍时,热量在体内聚集而致中暑。年老体弱、慢性疾病患者或过度疲劳而对高温的耐受性降低者更易发生中暑。

1. 机体产热增加 在高温(一般指温度超过 35 ℃)环境中或炎夏烈日暴晒下从事一定时间的劳动,机体产热增加,且无足够的防暑降温的措施。

2. 机体散热减少 气温虽未达到高温,但由于湿度较高(湿度＞60％)和通风不良,亦可发生中暑。

3. 机体热适应能力下降 年老、体弱、疲劳、肥胖、饮酒、饥饿、失水、失盐、衣着紧身不透风以及发热、甲状腺功能亢进、糖尿病、心血管病、广泛皮肤损害、先天性汗腺缺乏症和应用阿托品或其他抗胆碱能神经药物而影响汗腺分泌等常为中暑的诱发因素。

(二)发病机制

正常的体温调节机制如图 9-1-1。

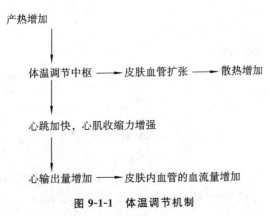

图 9-1-1 体温调节机制

如果机体产热大于散热或散热受阻,则体内就会有过多的热蓄积,引起器官功能和组织的损伤。

二、病情评估

(一)健康史

重点询问患者有无机体产热增加、有无机体散热减少、有无机体热适应能力下降的原因存在。

(二)身体状况

1. 先兆中暑 在高温环境中,出现大量出汗、口渴、头昏、耳鸣、胸闷、心悸、恶心、四肢无力、注意力不集中等表现,体温不超过 37.5 ℃。

2. 轻度中暑 具有先兆中暑的症状。①体温在 38 ℃ 以上;②伴有面色潮红、胸闷、皮肤灼热等现象;③有早期循环衰竭的表现,或者有皮肤湿冷、呕吐、血压下降、脉搏细速的情况。

3. 重度中暑 除具有轻度中暑症状外,还有高热、痉挛、昏迷等表现。包括 3 种类型:热痉挛、热衰竭和热射病。

①热痉挛(中暑痉挛):多见于健康青壮年,体温多正常。主要是由于大量出汗后口渴而饮水过多,盐分补充不足,导致血液中钠盐浓度降低而引起的肌肉痉挛。这类中暑发生时会出现肌肉痉挛性、对称性和阵发性的疼痛。常在活动停止后发生,持续约 3 分钟后可缓解。以腓肠肌痉挛最为多见,也可发生胃肠道平滑肌阵发性痉挛和疼痛。

②热衰竭(中暑衰竭):为最常见的一种类型,多见于老年人或一时不能适应高温者,体温多基本正常或稍微偏高。主要是由于大量出汗导致失水、失钠,血容量不足而引起周围循环衰竭。主要表现为头痛、头晕、口渴、皮肤苍白、出冷汗、脉搏细速、血压下降、昏厥或意识模糊。

③热射病(中暑高热):为最严重的一种类型,多于长时间在高温环境中工作者或年老、体弱、慢性病患者在连续数天高温后发生。以高热、无汗、意识障碍"三联征"为典型表现。高温环境下大量出汗仍不足以散热或体温调节功能障碍出汗较少致汗闭可造成体内热量蓄积。早期表现为头痛、头晕、全身乏力、多汗,继而体温迅速升高,可达 40 ℃ 以上,出现皮肤干热、无汗,可有谵妄或昏迷、抽搐、脉搏加快、血压下降、呼吸浅速等表现。严重者可出现休克、脑水肿、肺水肿、弥散性血管内凝血及肝、肾功能损伤甚至死亡等严重后果。

(三)实验室检查及其他检查

检查中暑时,应进行血生化检查和动脉血气分析。严重病例常出现肝、肾、胰和横纹肌损伤,应检查血清天冬氨酸转氨酶(AST)、丙氨酸转氨酶(ALT)、乳酸脱氢酶(LDH)、肌酸激酶(CK)及有关凝血功能等参数,以尽早发现重要器官功能障碍的证据。怀疑颅内出血或感染时,应行脑 CT 和脑脊液检查。

三、病情判断

根据健康史、身体评估和实验室检查判断患者是否中暑。重度中暑应与脑炎、脑膜炎、脑血管意外、脓毒症、甲状腺危象、伤寒及中毒性痢疾等疾病相鉴别。

四、救治措施

急救原则为抓紧时间,迅速降温,纠正水、电解质、酸碱平衡失调,防治循环衰竭、休克及肾衰竭。

(一)现场救护

1. 迅速脱离高热环境 将患者移至通风好的荫凉地方,解开患者衣扣,让患者平卧,用冷水毛巾冷敷头部,扇风,并给清凉饮料。轻度中暑患者可服人丹、十滴水,也可采用针刺疗法(大椎、委中、合谷或曲池、百会、人中等穴位)。

2. 降温 对轻度中暑患者要进行降温。可以根据现场环境特点,采用冷水、冰水降温或药物降温。

3. 补充含盐饮料 口服补液盐(ORS)配方:氯化钠 3.5 g,碳酸氢钠 2.5 g,氯化钾 1.5 g,葡萄糖粉 20 g,加凉开水至 1000 mL。

一般先兆中暑或轻度中暑的患者经现场救治后均可恢复正常。病情危重或经适当处理无好转者,应在继续抢救的同时立即送往有条件的医院。

(二)院内救护

院内救护的治疗原则为迅速降温,补充水、电解质,纠正酸中毒,防治脑水肿等。

1. 热痉挛 给予含盐饮料,若痉挛性肌肉疼痛反复发作,可静脉滴注生理盐水。

2. 热衰竭 纠正血容量不足,迅速静脉补充生理盐水、葡萄糖液和氯化钾。

3. 热射病 迅速采取各种降温措施,若抢救治疗不及时,死亡率高。

(1)物理降温:用冰袋或酒精擦浴;头部戴冰帽,颈、腋下、腹股沟等处放置冰袋。肛温降至 38 ℃时应暂停降温。

(2)药物降温:可与物理降温并用,降温效果会更佳。常用药物为氯丙嗪,其作用为抑制体温调节中枢,扩张血管加速散热,降低器官代谢及耗氧量。

(3)对症治疗:抽搐时可肌内注射地西泮 10 mg 或用 10%水合氯醛 10~20 mL 保留灌肠。昏迷者应保持呼吸道通畅并给氧,酌情用抗生素防治感染。脱水、酸中毒者应及时补液纠正酸中毒。并发休克、脑水肿、心力衰竭、急性肾衰竭或弥散性血管内凝血时,应及时给予相应治疗。中暑高热伴休克时可采取动脉快速推注适量 4 ℃ 5%葡萄糖盐水的降温措施。

五、常见护理诊断

1. 体液不足 与热衰竭引起血容量不足有关。

2. 疼痛 与中暑后补充钠、氯不足引起热痉挛有关。

3. 意识障碍 与中暑引起头部温度过高有关。

4. 体温过高 与中暑后高热有关。

六、护理措施

1. 病情观察 昏迷者应定时测定生命体征,观察意识状态的变化并记录。

2. 症状护理

(1)吸氧:昏迷患者保持呼吸道通畅,及时清除呼吸道分泌物,必要时行机械通气,取合适体位,心力衰竭者取半卧位,休克者取仰卧中凹位。

(2)保持有效降温

①环境降温:以冰或风扇、空调控制室温在 22~25 ℃,保持良好通风。

②体表降温:头置冰袋或冰帽,大血管区置冰袋,全身降温可用冰毯、冰(冷)水或酒精擦拭、冰水浴等方法。

③体内降温:用 4~10 ℃的 5%葡萄糖盐水 1000 mL 经股动脉向心性注入患者体内;

用 4～10 ℃的 5％葡萄糖盐水 1000 mL 注入患者胃内；用 4～10 ℃的 5％葡萄糖盐水 1000 mL 给患者灌肠。有条件时可用低温透析液(10 ℃)行血液透析。

④药物降温：500 mL 4 ℃的葡萄糖盐水内加入 25～50 mg 氯丙嗪,快速静脉滴注,2 小时滴注完毕；10～20 mg 地塞米松静脉注射；采用复方氨基比林 2 mL 肌内注射或吲哚美辛栓 1 枚肛塞；氯丙嗪 8 mg＋哌替啶 25 mg＋异丙嗪 8 mg 冬眠疗法。

⑤降温注意事项：冰袋放置位置准确,及时更换,防止冻伤。酒精擦拭时应顺着动脉方向走行,以拍打式擦拭背、臀及四肢；冰(冷)水降温过程中须用力按摩患者四肢及躯干,防止周围血管收缩,导致血液淤滞。老年人、新生儿、休克或心力衰竭的患者不能耐受 4 ℃冰浴,可选用 15～16 ℃冷水浴；应用冰帽、冰槽行头部降温时,及时放水或添加冰块；注意输液速度,对老年人及原有心脏病患者,输液速度要适中,避免发生左心衰竭。

3. 加强基础护理

(1) 口腔护理：高热者唾液分泌少,口腔干燥,易发生舌炎、牙龈炎等,应加强口腔护理,防治感染与溃疡。

(2) 皮肤护理：高热大汗患者应及时更换衣裤及被褥,注意皮肤清洁卫生,定时翻身,防止压疮。

(3) 饮食：高热量、清淡饮食。

(4) 防治并发症：高热惊厥者置于保护床内防止坠床和碰伤,床边常规备开口器和舌钳,防止舌咬伤。

4. 降温效果评价

(1) 观察降温效果：密切监测肛温,15～20 分钟测量 1 次,根据肛温变化调整降温措施；观察末梢血液循环,确定降温效果。无论采用何种降温措施,必须深插肛表,以监护体内温度。待肛温降到 38 ℃,暂停任何药物降温；若患者意识障碍、深昏迷、血压下降、呼吸抑制,则停用药物降温。

(2) 并发症的监测：密切监测患者有无心力衰竭、肾衰竭、肺水肿、脑水肿、呼吸衰竭、弥散性血管内凝血,以及水、电解质及酸碱平衡失调等并发症的迹象。

(3) 观察与高热同时存在的其他症状：是否伴有寒战、大汗、咳嗽、呕吐、腹泻、出血等,以协助明确诊断。

七、健康教育

(1) 加强防暑降温知识的宣传,外出戴防晒帽,对高热气候耐受差的老人、产妇、体弱病者更应做好防暑工作,出现中暑症状应及时治疗。

(2) 高温作业的工人、夏季田间劳动的农民,每天补充含盐 0.3％的饮料。

(3) 夏季要补充大量水分,并适当增加食物含盐量。

(蔡晶晶)

第二节　淹　　溺

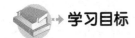
学习目标

掌握：淹溺的救治及护理。

熟悉：淹溺的临床表现。

了解：淹溺的病因和发病机制。

情境导入

患者，男，23岁。在游泳时不慎溺水，救出后检查发现患者自主呼吸及颈动脉搏动微弱，口唇青紫，神志欠清。

工作任务

1. 患者发生了什么？

2. 如何对患者进行急救？

淹溺(drowning)又称溺水，是指人淹没于水中，呼吸道被污泥、杂草等杂质堵塞，引起换气功能障碍，使反射性喉头痉挛而缺氧、窒息造成血流动力学及血液生化改变的状态。严重者导致呼吸、心跳停止而死亡。不慎跌入粪坑、污水池和化学物贮槽时，可引起皮肤和黏膜损伤以及全身中毒。淹溺后窒息合并心脏停搏者称为溺死(drowning)，如心脏未停搏则称为近乎溺死(near drowning)。不及时抢救，4～6分钟内即可死亡。美国每年因水意外事故死亡者近9000人，其中男性是女性的5倍，男性溺死高峰年龄段在15～19岁。所有成人溺死者中约45%伴有酒精中毒。淹溺以7、8、9月三个月发生率最高。

一、病因和发病机制

（一）常见病因

淹溺常见病因有：①意外落水而又不会游泳；②长时间游泳气力不足、受冷水刺激抽搐或被水草缠绕；③头碰硬物致脑外伤、潜水意外；④大量饮酒或使用镇静剂；⑤患有不能游泳的疾病；⑥自杀。

（二）发病机制

根据有无吸入水分可分为干性淹溺和湿性淹溺。

1. 干性淹溺　呼吸道和肺泡几乎无水吸入，淹溺后，淹溺者因紧张、恐惧等刺激，造成喉头或气管反射性痉挛，导致呼吸道完全梗阻。干性淹溺占淹溺者的10%左右。

2. 湿性淹溺 此类较多见，约占90%。人淹没于水中，为避免水进入呼吸道，本能地引起反应性屏气。由于缺氧，不能坚持屏气而被迫深呼吸，从而使大量水伴随泥沙、杂草进入呼吸道和肺泡，阻滞气体交换，引起全身缺氧和二氧化碳潴留，呼吸道内的水迅速经肺泡吸收到血液循环。

根据溺水后吸入的液体可分为淡水淹溺和海水淹溺。

1. 淡水淹溺 江、河、湖、泊、池中的水一般属于低渗性液体，统称淡水。当大量的淡水进入呼吸道后进入血液循环，引发高血容量，从而稀释血液，引发低钠血症、低氯血症和低蛋白血症。大量水损伤气管、支气管和肺泡壁的上皮细胞，并使肺泡表面的活性物质减少，引起肺泡塌陷，进一步阻滞气体交换，造成全身严重缺氧。血液循环的红细胞在低渗血浆中破碎引起血管内溶血，溶血后引发高钾血症，使心搏骤停；过量的游离血红蛋白堵塞肾小管，引发急性肾衰竭。

2. 海水淹溺 海水俗称碱水，是富含电解质的高渗性液体，约含3.5%氯化钠及大量钙盐和镁盐。海水对呼吸道和肺泡有化学性刺激作用。肺泡上皮细胞和肺毛细血管内皮细胞受海水损伤后，大量蛋白质及水分向肺间质和肺泡腔内渗出引起肺水肿，同时引起低血容量。高钙血症可导致心跳缓慢、心律失常、传导阻滞，甚至心跳停止。高镁血症可抑制中枢和周围神经，弛张横纹肌，扩张血管和降低血压。

二、病情评估

(一)淹溺史

向患者或陪同者询问淹溺发生的时间、地点及吸入水的性质，以利于了解病情。同时还要注意了解引起淹溺的原因，是属于灾难性事故、意外伤害还是自杀或他杀事件等，有利于指导治疗与护理。

(二)临床表现

1. 一般表现 面部肿胀、结膜充血、口鼻腔充满血性泡沫、皮肤黏膜青紫、肢体湿冷、寒战等。

2. 呼吸系统 呼吸不规则、浅快，剧烈咳嗽、胸痛；淡水淹溺者多见咯粉红色泡沫痰、呼吸困难、发绀、肺部湿啰音。肺部感染较为常见。

3. 循环系统 脉搏细速或不能触及，心律不齐，心跳微弱或停止，血压不稳定，严重者出现心房颤动。

4. 神经系统 烦躁不安或昏迷，可伴有抽搐、肌张力增加、牙关紧闭，可出现病理反射。

5. 消化系统 口、鼻充满泡沫或污泥、杂草，腹部常隆起伴胃扩张。

6. 泌尿系统 尿液混浊呈橘红色，可出现少尿或无尿，严重者可发生肾小管坏死和急性肾衰竭。

(三)辅助检查

1. 血常规 红细胞和血红蛋白随血液浓缩或稀释情况不同而有所不同，白细胞总数和中性粒细胞总数增多。

2. 动脉血气分析 大约75%的患者有明显混合性酸中毒，几乎所有的患者都有不同程度的低氧血症。

3. 血液生化检查 淡水淹溺者,血钠、钾、氯化物可有轻度降低,有溶血时血钾往往增高,尿中出现游离血红蛋白;海水淹溺者,血钙和血镁增高,复苏后血中钙和镁离子重新进入组织,电解质紊乱可恢复正常。

4. X线检查 肺部X线表现为肺门阴影扩大和加深,肺间质纹理增深,肺野中有大小不等的絮状渗出或炎症改变,或有两肺弥漫性肺水肿的表现。

三、病情判断

根据患者的淹溺病史和是否有淹溺的症状和体征,如颜面肿胀、青紫,腹部膨隆,皮肤苍白或发绀,呼吸和心跳微弱或停止,口鼻腔充满泡沫或污泥等,尽快判断溺水的类型、病情的严重程度,为采取合理的急救措施提供依据。

四、救治措施

（一）现场救治

1. 救护

（1）自救:当发生淹溺后,不熟悉水性时可采取自救法。除呼救外,取仰泳位,头部向后,使鼻部可露出水面呼吸。呼气要浅,吸气要深,因为深吸气时人体比重降到0.967,比水略轻,可浮出水面(呼气时人体比重为1.057,比水略重)。此时千万不要慌张,不要将手臂上举乱扑动,防止身体下沉更快。会游泳者,如果发生小腿抽筋,要保持镇静,采取仰泳位,用手将抽筋的腿的脚趾向背侧弯曲,可使痉挛松解,然后慢慢游向岸边。

（2）他救:救护淹溺者,不要正面接触淹溺者,以免被淹溺者抱住而无法施救。应迅速游到淹溺者附近,观察清楚位置,从其后方出手救援,如被淹溺者抱住,应放手自沉,使淹溺者手松开,再进行救护。可携带木板、救生圈、长杆等,让淹溺者攀扶上岸。

2. 保持呼吸道通畅 立即撬开口腔清除口、鼻中的污泥、杂草,这是抢救的基础。取下义齿,将舌头拉出口外固定,以防止舌回缩阻塞呼吸道。松解衣领及紧裹的内衣、腰带等,确保呼吸道通畅。

3. 迅速排出肺内和胃内积水

（1）膝顶法:救护者取半蹲位,一腿跪地,另一腿屈膝将淹溺者腹部横置于救护者膝部,使淹溺者头部下垂,将呼吸道及胃内积水倒出(图9-2-1)。

（2）肩顶法:救护者抱住淹溺者双腿,将其腹部放在救护者的肩部,使淹溺者头胸下垂,救护者快步奔跑,便于倒水(图9-2-2)。

（3）抱腹法:救护者从背后用双手抱住淹溺者腰腹部,使淹溺者背部在上,头胸部下垂,使积水倒出(图9-2-3)。

（4）小儿淹溺者可倒提双腿倒水。

（5）为了不耽误心肺复苏的最佳时机,倒水的时间不宜过长。淡水淹溺者吸入的水能迅速被吸收,常常无更多水倒出。

4. 心肺复苏 对呼吸和心跳停止的患者应立即进行心肺复苏。口对口人工呼吸时吹气量要大,吹气后用双手压迫胸部,加大呼出量,尽量增加呼吸道气量和克服肺泡阻力;如无效果,及早进行气管插管,进行间断正压呼吸或呼气末期正压呼吸,使塌陷的肺泡重新张开,改善供氧和气体交换。

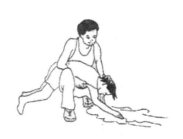

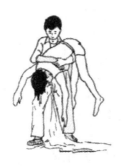

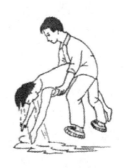

图 9-2-1　膝顶法　　　　　　图 9-2-2　肩顶法　　　　　　图 9-2-3　抱腹法

5. 复温　患者呼吸心跳恢复后,应及时脱去湿衣服,用干爽的毛毯包裹全身。低温是造成淹溺患者死亡的常见原因,在冷水中淹溺超过 1 小时复苏较难成功,尤其是海水淹溺者。

(二)进一步生命支持

在现场急救的同时迅速送至附近医院进行进一步的救治,注意途中的监护与救护。

1. 维持呼吸功能　继续进行有效的人工通气,及时监测动脉血气,促使自主呼吸尽快恢复。对于人工呼吸无效者,应立即行气管插管采用机械通气正压给氧,必要时行气管切开。对污染水淹溺者,除进行常规抢救外,应尽早实施经支气管镜下灌洗。

2. 维持循环功能　对心搏停止未恢复者,继续施行胸外心脏按压。心搏恢复后的低血压者,立即行中心静脉监测,可将中心静脉压、动脉压和尿量三者结合起来分析,以指导输液治疗。严密监测心电变化,如出现心室颤动,可果断进行非同步电击除颤。

3. 对症处理

(1)纠正低血容量:淡水淹溺者可用 2%～3%氯化钠溶液或全血、红细胞,以纠正血液稀释和阻止红细胞溶解。海水淹溺者可用 5%葡萄糖溶液或低分子右旋糖酐静滴,以稀释被浓缩的血液和增加血容量。

(2)防治肺水肿:淹溺患者取半卧位,采用正压给氧,将 40%～50%的酒精置于湿化瓶内,以降低肺泡泡沫的表面张力,使泡沫破裂,改善换气功能。同时控制输液速度,观察治疗效果。根据情况可选用强心剂、利尿剂、激素等药物减轻肺水肿。

(3)防治脑水肿:低钠血症患者严重时可出现脑水肿,可使用脱水剂和大剂量糖皮质激素。如有抽搐者可用地西泮静注或苯巴比妥肌注及水合氯醛灌肠等,有条件者可进行高压氧治疗。

(4)预防肺部感染:应用足量、有效的抗生素预防或治疗。

(5)纠正水、电解质和酸碱失衡:监测血清电解质,防治高血钾,高血钾患者及时采用降钾措施。

五、常见护理诊断

1. 清理呼吸道无效　与大量液体、泥、草等进入呼吸道或呼吸道感染有关。

2. 气体交换受损　与肺淤血、呼吸道梗阻有关。

3. 意识障碍　与低氧血症、脑水肿有关。

4. 知识缺乏 缺乏淹溺救护知识。

5. 潜在并发症 急性呼吸窘迫综合征、急性肾衰竭、心力衰竭等。

六、护理措施

1. 一般护理

(1) 迅速将患者安置在抢救室内,昏迷患者取仰卧位,头偏向一侧,保持呼吸道通畅,高流量氧气吸入,及时吸痰;换下湿衣裤,注意保暖。

(2) 输液护理:迅速建立静脉通道,维持有效循环,严格控制补液滴数。淡水淹溺者从小剂量、低速度开始,以防短时间大量液体输入,加重血液稀释;海水淹溺者出现血液浓缩症状时,予以 5% 葡萄糖溶液、血浆液体或低分子右旋糖酐等输入,切忌输入生理盐水。

(3) 病情严重者落实口腔护理和皮肤护理,防止口腔炎及压疮的发生。

2. 密切观察病情变化

(1) 严密观察生命体征变化,每 15～30 分钟测量一次,并注意观察意识状态,瞳孔对光反射是否存在,瞳孔是否等大、等圆,观察有无咳嗽咳痰,痰液的颜色、质量。

(2) 留置导尿管,监测尿量,注意是否出现血红蛋白尿、少尿或无尿,准确记录 24 小时出入量。

3. 复温和保暖 若患者体温过低,及时复温和保暖对患者的预后非常重要。注意保持室内适宜的温度,使淹溺患者的体温在较短时间内升至正常,随后注意保暖。

4. 心理护理 加强与患者的沟通交流,解释治疗目的及措施,消除患者的焦虑与恐惧。自杀淹溺者注意保护患者的隐私,正确地引导,寻找家庭支持并协助护理工作。

七、健康教育

(1) 加强各种开放水域的监管,加强公共游泳场所硬件设施建设,加强救生人员的培养和管理。

(2) 普及游泳相关知识、淹溺急救知识、心肺复苏急救技术,注重中小学安全常识的宣传教育。

(王 华)

第三节 触 电

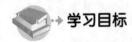 **学习目标**

掌握:触电的救治及护理。

熟悉:触电的临床表现。

了解:触电的病因和发病机制。

情境导入

患者,男,52岁,工人,初中文化。不慎触及电线,立即倒地,意识丧失,目击者立即切断电源,拨打"120"急救电话。

工作任务

1. 患者发生了什么?
2. 如何对患者进行急救?

触电又称电击伤,是指一定量和强度的电流或电量(静电)通过人体时,引起全身或局部不同程度的损伤及器官功能障碍,甚至发生死亡。人体触电后,比较严重的情况是心搏骤停、呼吸停止、失去知觉,从外观上呈现出死亡的征象。但是,实例证明,由于电流对人体作用的能量较小,多数情况下不能对内脏器官造成严重的器质性损坏,这时人不是真正的死亡,而是呈现一种"假死"状态。有资料显示,英国在1942—1950年间曾对201位出现触电"假死"状态的人员进行现场急救,结果如下:112人在10分钟内恢复呼吸,占56%;153人在20分钟内恢复呼吸,占77%;172人在60分钟内恢复呼吸,占86%;只有29人60分钟以后不能恢复呼吸,占14%。可见,对于触电"假死"者,如果能够及时正确进行急救,绝大多数可以"死"而复生。有资料显示,从触电1分钟开始救治者,90%有良好效果;从触电6分钟开始救治者,10%有良好效果;从触电12分钟开始救治者,救活的可能性很小。

一、病因和发病机制

(一)常见病因

引起触电的原因很多,主要是缺乏安全用电知识,如安装和维修电器、电线时不按规程操作,电线上挂吊衣物。高温、高湿和出汗使皮肤表面电阻降低,容易引起触电。意外事故中电线折断落到人体以及雷雨时大树下躲雨或用铁柄伞而被闪电击中,都可引起触电。

(二)发病机制

触电的损伤程度取决于电流强度和性质(交流或直流电)、电压高低、触电部位的电阻、接触时间的长短以及电流在体内的路径等。一般而言,交流电比直流电危险,低频率比高频率危险,电流强度越大、接触时间越长越危险。人体接触一定量电流时,即成为导电体(电路)的一部分。由于人体各部位组织的电阻不同,故电击带来的损伤也就不同。身体各部位组织的电阻由大到小排列顺序为骨组织、肌腱、脂肪、皮肤、肌肉、神经、血管。电压高、电流强、电阻小但体表潮湿时,易致死;如果电流仅从一侧肢体或体表传导入地,或体表干燥、电阻大,可能引起烧伤而未必致死。

导入机体内的电流有两方面的作用:一是化学作用,通过离子运动引起肌肉收缩;二是热效应,使电能转变为热能,导致组织的电击伤。触电致死原因是电流引起脑(延髓的呼吸中枢)的高度抑制,导致心肌抑制、心室纤维性颤动。40 V电压有损伤危险,10~20 mA电流使肌肉收缩,交流电使肌肉持续抽搐,被电源"牵住"而不能挣脱。50～60 mA 电流引起心室颤动、心脏停搏(低压触电死亡)。高压电抑制延髓呼吸中枢致呼吸停止、电流转换为热和光致电烧伤。

影响触电损伤程度的因素有以下几种。

1. 电流强度 一般情况下,电流强度越大,机体损伤的程度越严重。一般认为 2 mA 以下的电流仅产生轻微的刺痛感;20 mA 以上的电流不能被摆脱,会造成手烧伤,呼吸肌收缩,出现呼吸困难;50 mA 以上的电流若通过心脏可引起心室纤颤或心脏停搏,还可能引起呼吸肌痉挛而致呼吸停止;100 mA 以上的电流通过脑部可引起意识丧失。

2. 电压高低 一般高压电比低压电危险更大。皮肤干燥时 24 V 以下为安全电压,40 V 会有组织损伤的危险,220 V 会引起心室颤动,1000 V 以上可导致呼吸中枢麻痹甚至死亡。高压电还会引起严重的烧伤。

3. 电流性质和频率 电流包括交流电与直流电,人体对两种电流的耐受程度不同,一般情况下,交流电比直流电危险、低频率比高频率危险。触电死亡率:10 Hz 电流死亡率为 21%、25 Hz 电流死亡率为 70%、50 Hz 电流死亡率为 95%、60 Hz 电流死亡率为 91%、100 Hz 电流死亡率为 34%、500 Hz 电流死亡率为 14%。常用电流频率为 50 Hz,最危险。物理高频治疗(100000 Hz)对人体无害。

4. 触电部位的电阻 电阻由小到大:血管→神经→肌肉→皮肤→脂肪→肌腱→骨组织。干燥皮肤电阻为 50000～1000000 Ω(欧姆),湿润皮肤的电阻为 1000～5000 Ω,破损皮肤电阻为 300～500 Ω。若皮肤潮湿、过水,电阻就会大大减低。电流流经心脏、脑干、脊髓可致严重后果。电流通过心脏的发生率:左手→双脚 6.7%、右手→双脚 3.7%、右手→左手 3.3%、左脚→右脚 0.4%。

5. 接触时间 电流损伤与接触时间呈正比。

6. 电流通过的途径 触电时,电流通过的途径不同,对人体的损伤也不同。如电流流经心脏,可引起心室纤颤,甚至心搏骤停;电流经头部流至足底,多可致命;电流从一脚进入,由另一脚流出,危害性较小。

二、病情评估

(一)受伤史

向患者或陪护人员询问有无接触史,了解触电情况、地点及目击的所有情况,以利于诊断和治疗护理。

(二)临床表现

1. 局部表现

(1)低压电所致的烧伤:常见于电流进入点与流出点,烧伤面积小,直径一般为 0.5～2 cm,呈圆形或椭圆形,烧伤皮肤呈焦黄或灰白色,有时可见水疱,干燥,边缘整齐,与健康皮肤分界清楚。一般不损伤内脏,致残率较低。

(2)高压电所致的烧伤:常有一处进口和多处出口,烧伤面积不大,但可达肌肉、神经、血管甚至骨骼,有口小底大、外浅内深的特征。随着病情发展,可在一周或数周后出现坏死、感染、出血等。血管内膜受损,可有血栓形成,激发组织变性坏死、出血,甚至肢体广泛坏死,后果严重,致残率高达 35%～60%。

2. 全身表现

(1)轻型:患者常表现为精神紧张、表情呆滞、四肢软弱、全身无力,有短暂的面色苍白,对周围事物失去反应,一般可很快恢复,恢复后可有肌肉疼痛、疲乏、头痛及神经兴奋等症状。

(2)中型:呼吸浅快,心跳加速或伴有期前收缩,可有短暂昏迷,意识不清,瞳孔对光反射存在,血压无明显改变。

(3)重型:神志清醒者有极度的恐惧、惊慌、心悸,可立即昏迷,严重者出现呼吸心搏骤停,瞳孔散大。

3. 并发症 触电可引起短期精神异常、心律失常、肢体瘫痪、继发性出血或血供障碍、局部组织坏死继发感染、高钾血症、酸中毒、急性肾衰竭、周围神经病、永久性失明或耳聋、内脏破裂穿孔等。

(三)辅助检查

1. 心电图表现 心室颤动是低压电触电后最常见的表现,是伤者致死的主要原因。

2. 生化检查 早期可出现肌酸磷酸激酶(CPK)及其同工酶(CK-MB)、天冬氨酸转氨酶(AST)、丙氨酸转氨酶(ALT)、乳酸脱氢酶(LDH)的活性增高,24～48 小时达高峰,以后逐渐下降至正常;肌酐及尿素氮的升高提示急性肾衰竭的发生;血清胆红素的升高提示溶血。

3. 尿常规 血红蛋白尿或肌红蛋白尿。

4. 其他 X 线片、B 超、CT 等。

三、病情判断

根据患者的触电史,体表出现的电灼所致的组织坏死、焦化或碳化伤痕,以及面色苍白、心慌、恶心、头晕、四肢无力、呼吸急促、心跳加快、血压下降、昏迷、心室颤动、呼吸中枢麻痹等临床表现,迅速判断患者触电损伤的严重程度,为及时采取急救措施提供依据。

四、救治措施

一旦发现触电人员,首先要采取正确的方法迅速切断电源,使伤员安全脱离电源,然后根据伤者情况迅速采取人工呼吸或胸外心脏按压法进行抢救,同时拨打"120"医疗急救电话。

1. 脱离电源 使触电者脱离电源的方法主要有以下几种。

(1)拉闸:迅速拉下刀闸,或拔出电源的插头,这是首选方法,也是最简单、最重要的措施。对于照明线路引起的触电,因普通电灯的开关控制的不一定是火线,所以要找到电闸将闸刀拉下来。

(2)拨线:若一时找不到电闸,应使用干燥的木棒或木板将电线拨离触电者。拨离时注意尽量不要挑线,以免电线回弹伤及他人。

(3)砍线:若电线被触电者抓在手里或粘在身上拨不开,可设法将干木板塞到其身下,与地隔离。也可用有绝缘柄的斧子砍断电线,弄不清电源方向时,两端都砍断。砍断后注意处理线头,以免重复伤人。

（4）拽衣服：如果上述条件都没有，而触电者衣服又是干的，且施救者还穿着干燥的鞋子，可以找一干燥毛巾或衣服包住施救者一只手，拉住触电者衣服，使其脱离电源。此时要注意，施救者应避免碰到金属物体和触电者身体，以防出现意外。必须指出的是，上述办法仅适用于 220/380 V 低压电触电的抢救。对于高压电触电者，应立即通知有关部门停电，抢救者可以戴上绝缘手套、穿上绝缘靴，用相应电压等级的绝缘工具断开开关。

2. 对症抢救

（1）伤势较轻者：触电者伤势较轻，神志清醒，但有些心慌、四肢发麻、全身无力，或触电后曾一度昏迷，但已清醒过来，应使触电者安静休息，不要走动，注意观察并请医生前来治疗或送往医院。

（2）伤势较重者：触电者伤势较重，已经失去知觉，但心脏跳动和呼吸尚未中断，应使触电者安静地平卧，保持空气流通，解开其紧身衣服以利呼吸。若天气寒冷，应注意保温，并严密观察，速请医生治疗或送往医院。如果发现触电者呼吸困难、稀少或发生痉挛，应做好准备，一旦心跳或呼吸停止，立即进行心肺复苏。

（3）伤势严重者：触电者伤势严重，呼吸停止或心脏跳动停止，或二者均停止，这时触电者已处于"假死"状态。呼吸停止者要立即进行人工呼吸，使其恢复呼吸；心跳停止者要立即进行胸外心脏按压抢救，使其恢复心跳；两者都停止者要同时恢复。

3. 医院内救护

（1）保持呼吸道通畅，维持有效呼吸：清除呼吸道分泌物、血块、义齿等异物，保持呼吸道通畅，可放置口咽通气管，病情重者早期可进行气管插管或行气管切开，尽早建立人工气道，给予呼吸机正压吸氧辅助呼吸。

（2）维持有效循环：给予心电监护，触电引起系统损伤改变细胞膜电位，引起心肌损伤，发生心律失常，最严重的心律失常是心室颤动。首选盐酸肾上腺素复跳、利多卡因除颤。有条件时可采取电除颤。

（3）保护重要脏器功能：低血容量休克或有明显组织破坏者，迅速建立静脉通道，静脉补液纠正体液丢失；出现血红蛋白尿时，碱化尿液，减少对肾的损伤；颅脑水肿时，及时采用冰帽、冰袋降温，保持肛温 32 ℃，可静滴甘露醇、高渗糖及能量合剂。

（4）维持水、电解质平衡：酸中毒时，纠酸补碱。

（5）创面处理：保持创面的清洁，防止感染。局部创面适合半暴露治疗，可外涂 0.5% 碘伏液，及时清除坏死组织，早期行清创治疗；创面较深者，创面有一定的厌氧环境，必要时注射破伤风抗毒素（TAT）。如皮肤缺损较大，伤后 3～6 天切痂植皮。

4. 触电急救中应注意的问题

（1）救护人员切不可直接用手、金属或潮湿的物件作为救护工具，必须使用干燥绝缘的工具。救护人员最好只用一只手操作，以防自己触电。

（2）为防止触电者脱离电源后摔倒，应准确判断触电者倒下的方向，特别是在触电者身在高处的情况下，更要采取防摔倒措施。

（3）人在触电后，有时会出现较长时间的"假死"，因此救护人员应耐心进行抢救，不可轻易中止。但注意不可轻易给触电者打强心针。

(4)触电后,即使触电者表面的伤害看起来不严重,也必须接受医生的诊治,因为身体内部可能会有严重的电流烧伤。

五、常见护理诊断

1. 皮肤完整性受损 与触电引起皮肤烧伤有关。

2. 意识障碍 与触电引起的神经系统病变有关。

3. 活动无耐力 与心律失常导致心排血量下降,组织缺血、缺氧有关。

4. 自我形象紊乱 与触电后肢体残疾、功能障碍及毁容有关。

5. 有感染的危险 与触电后创面污染、抵抗力下降有关。

6. 潜在并发症 心律失常、休克、急性肾衰竭。

六、护理措施

1. 一般护理

(1)患者取仰卧位,头偏向一侧。保持呼吸道通畅,及时清除呼吸道分泌物,给予氧气吸入。

(2)迅速建立静脉通道,保持输液通畅,遵医嘱用药。

(3)加强基础护理:病情严重的触电患者落实口腔护理、皮肤护理,预防口腔炎和压疮的发生;保持局部伤口敷料的清洁、干燥。

2. 密切观察病情变化

(1)定时监测生命体征,观察神志变化,发现异常及时报告医生。

(2)循环功能监测:及时予以心电监护,监测心率、心律及血氧饱和度的变化,准确判断有无心律失常。

(3)肾功能监测:严密观察尿的颜色、量,准确记录尿量,维持适当的和良好的血液灌注,保证足够的尿量(>50 mL/h)。使用利尿剂者应注意监测水、电解质及酸碱平衡情况。

(4)严密观察创面及患肢:观察创面有无异常分泌物,患侧肢体有无水肿,肢体末梢循环、肤色有无异常。

3. 心理护理 关心患者及家属,给予其安慰,培养患者的自理能力,促进患者早日康复。

七、健康教育

(1)触电的预防是关键,应普及和强化安全用电知识。严格遵守安全用电规范,采取足够的自我防护措施。

(2)雷雨天避免外出作业或活动,远离大树、电线杆、高层建筑等;外出遇打雷时,应尽量寻找低洼处藏身,或采用下蹲位,降低身体的高度,取下身体上的金属物件、不持金属柄雨伞遮雨。

(3)不在通电的电线上晾衣服;不私自乱接电线;不用湿物品去接触带电电线及电源开关;家庭电源插座采用保护装置,预防幼儿手部电击伤。

(4)改善劳动、工作环境,减少电击伤的环境因素。

(王 华)

第四节 蛇 咬 伤

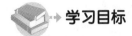 **学习目标**

掌握:蛇咬伤的救治及护理。

熟悉:蛇咬伤的临床表现。

了解:蛇咬伤的病因和发病机制。

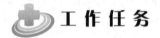 **情境导入**

患者,男,68 岁,农民,下田干活时不慎被蛇咬伤,伤口处可见细小的齿痕,轻度刺痛。

工作任务

1. 患者发生了什么?

2. 如何对患者进行急救?

蛇咬伤(snakebite)是指被蛇牙咬入了肉,特别是指被通过蛇牙或在蛇牙附近分泌毒液的蛇咬入后所造成的伤口。被无毒的蛇咬了以后,伤口像针眼一样。而被毒蛇咬伤后,后果可能很严重,这要由受伤者形体的大小、咬伤的部位、蛇毒注入的量、蛇毒吸收进入患者血液循环的速度以及被咬后应用特异的抗蛇毒血清间隔时间的长短而定。

全世界共有蛇类 2500 种,其中毒蛇约 650 余种,威胁着广大地区的人们。估计每年被毒蛇咬伤的人数在 30 万以上,死亡率约为 10%。我国两广地区蛇害严重,每年蛇咬伤的发病率约为 25‰。我国蛇类有 160 余种,其中毒蛇约有 50 种,有剧毒、危害剧大的有 10 种,包括大眼镜蛇、金环蛇、眼镜蛇、五步蛇、银环蛇、蝰蛇、蝮蛇、竹叶青蛇、烙铁头蛇、海蛇,咬伤后能致人死亡。这些毒蛇夏秋屯在南方森林、山区、草地中。

一、病因和发病机制

蛇咬伤常见于割草、砍柴、采野果、拔菜、散步、军训等活动中。蛇分无毒(普通)蛇和毒蛇两类。普通的蛇咬伤只在人体伤处皮肤留下细小的齿痕,并引起轻度刺痛,有的可起小水疱,无生命危险。毒蛇咬人时,毒腺收缩,蛇毒通过排毒管经有管道或沟的牙注入人体组织。蛇毒含有多种毒性蛋白质、多肽及酶类。按蛇毒的性质及其对机体的作用可分为三类:神经毒素、血液毒素和混合毒素。神经毒素以金环蛇、银环蛇等为代表,主要对中枢、周围神经、神经肌肉传导功能等产生损害作用。血液毒素以竹叶青蛇、五步蛇等为代表,主要对心血管和血液系统造成损害,引起心律失常、循环衰竭、溶血和出血等。混合毒素以眼镜蛇、蝮蛇、眼镜王蛇等为代表,兼有神经毒素和血液毒素的作用。

二、病情评估

(一)受伤史

评估患者有无蛇咬伤史,蛇的形状、种类,被蛇咬伤后的伤口情况以及出现的症状,有无心、肝、肾、血液及神经系统疾病病史等。

(二)临床表现

临床表现取决于蛇毒吸收量和患者的年龄及健康状况,一般儿童、老年及体弱者反应较严重。

1. 局部反应 无毒蛇咬伤只在人体伤处皮肤留下细小的齿痕,并引起轻度刺痛,有的可起小水疱,无生命危险。毒蛇咬伤后可留下大而深的齿痕,伤口出现强烈的灼痛、肿胀和大量出血,伤口中心青紫,周围皮肤出现大片瘀斑、水疱或血疱甚至局部组织坏死。

2. 全身反应

(1)神经毒素蛇咬伤:局部反应轻微,疼痛症状一般在半小时后减轻甚至消失,肿胀不明显,但局部麻木感加重同时向肢体端蔓延,进而出现头晕、眼花、全身乏力、流涎、视物模糊、抬头和睁眼困难、大小便失禁、说话和呼吸困难等全身症状,严重者可出现呼吸肌麻痹、心搏骤停。

(2)血液毒素蛇咬伤:局部反应严重,红肿,疼痛,常伴有水疱、出血,并很快向肢体近心端扩展,进而出现头晕、恶心、烦躁不安或谵妄、腹痛腹泻以及全身性的出血症,可导致心、脑、肾等多脏器的衰竭。

(3)混合毒素蛇咬伤:同时出现上述神经毒素及血液毒素蛇咬伤症状,毒性相加,可短时间内致死。

(三)辅助检查

1. 酶联免疫吸附实验 采用适宜的单价特异抗蛇毒素,测定伤口渗液、血清、脑脊液和其他体液中的特异蛇毒抗原即可判断是何种蛇毒。

2. 其他检查 凝血功能和肾功能检查,可见血小板减少、凝血因子Ⅰ减少、凝血酶原时间延长、血肌酐升高、肌酐磷酸激酶增加、肌红蛋白尿等异常改变。

三、病情判断

根据患者的病史和临床表现,尽快判断是否为毒蛇咬伤、何种毒蛇咬伤及病情严重的程度,为采取紧急的救护措施提供依据。

四、救治措施

(一)普通蛇咬伤的急救

首先应判断是否为毒蛇咬伤,通常毒蛇咬伤伤口处有两个较大和较深的牙痕。若无牙痕,并在 20 分钟内没有局部疼痛、肿胀、麻木和无力等症状,则为无毒蛇咬伤。可用 70% 酒精消毒,对伤口进行清洗、止血、包扎。若有条件再送医院注射破伤风针即可。

（二）毒蛇咬伤的急救

1. 防止毒液扩散和吸收 被毒蛇咬伤后,不要惊慌失措、奔跑走动,这样会促使毒液快速向全身扩散。伤者应立即坐下或卧下,伤肢取低垂位,自行或呼唤别人来帮助,迅速用可以找到的鞋带、裤带之类的绳子绑扎伤口的近心端。如果手指被咬伤可绑扎指根;手掌或前臂被咬伤可绑扎肘关节上;脚趾被咬伤可绑扎趾根部;足部或小腿被咬伤可绑扎膝关节下;大腿被咬伤可绑扎大腿根部。绑扎的目的仅在于阻断毒液经静脉和淋巴回流入心,而不妨碍动脉血的供应,与止血的目的不同。故绑扎无需过紧,它的松紧度掌握在能够使被绑扎的下部肢体动脉搏动稍微减弱为宜。绑扎后每隔 30 分钟左右松解一次,每次 1～2分钟,以免影响血液循环而造成组织坏死。

2. 迅速排除毒液 应用冷水或肥皂水反复冲洗伤口表面,以牙痕为中心,用消过毒的小刀将伤口的皮肤切成十字形（血液毒素蛇咬伤者严禁切开,防止出血不止）,逆行推挤使部分毒液排出。边挤压边用清水冲洗伤口,冲洗挤压排毒须持续 20～30 分钟。如果随身带有茶杯可对伤口行拔火罐处理,先在茶杯内点燃一小团纸,然后迅速将杯子扣在伤口上,使杯口紧贴伤口周围皮肤,利用杯内产生的负压吸出毒液。或在伤口上覆盖 4～5 层纱布,用嘴隔纱布用力吸吮（口内不能有伤口）,尽量将伤口内的毒液吸出,随吸随漱口。立即服用解蛇毒药片,并将解蛇毒药粉涂抹在伤口周围。尽量减缓伤者的行动,并迅速送至附近的医院救治。在运送途中仍需用凉水湿敷伤口,绑扎应每 20 分钟松开 2～3 分钟（以免肢端淤血时间过长）。患者如出现口渴,可给足量清水饮用,切不可给酒精类饮料,以防毒素扩散加快。

到达医疗单位后,先用 0.05% 高锰酸钾溶液或 3% 过氧化氢溶液冲洗伤口;拔出残留的毒蛇牙;伤口较深者切开真皮层少许,或在肿胀处以三棱针平刺皮肤层,用拔罐法或吸乳器抽吸,促使部分毒液排出。

3. 药物治疗

（1）蛇药是治疗毒蛇咬伤有效的中成药,有南通（季德胜）蛇药、上海蛇药、广州（何晓生）蛇药等,可以口服或敷贴局部,有的还有注射剂,用法见说明书。此外还有一部分新鲜草药也对毒蛇咬伤有疗效,如七叶一枝花、八角莲,半边莲、田苔黄、白花蛇舌草等。

（2）抗蛇毒血清有单价和多价两种,应尽早使用。已明确为何种毒蛇咬伤者首选针对性强的单价血清,不能确定为何种毒蛇咬伤者则选用多价抗蛇毒血清。用前须做过敏试验,结果阳性应用脱敏注射法。

（3）胰蛋白酶局部封闭:胰蛋白酶能直接破坏蛇毒。通常采用胰蛋白酶 2000 U 加0.25% 普鲁卡因 5～20 mL,以牙痕为中心,局部浸润注射或伤肢近心端套封,间隔 12～24小时可重复。

（4）对于各种器官功能不全或休克者,必须采取相应的治疗措施。此外,治疗过程中禁用中枢神经抑制剂、肌肉松弛剂、肾上腺素和抗凝剂。

五、常见护理诊断

1. 恐惧 与被蛇咬伤、相关知识缺乏、生命受到威胁、担心预后有关。

2. 疼痛 与毒蛇咬伤、组织结构破坏有关。

3. 潜在并发症 感染、休克、多脏器功能障碍。

六、护理措施

1. 安慰患者,缓解恐惧情绪 告知患者有中成药物、新鲜草药及抗蛇毒血清等用于治疗毒蛇咬伤,让患者了解治疗的方法及治疗过程,使其保持情绪稳定,积极配合治疗及护理。

2. 加强伤口的护理 伤侧肢体制动并置于低垂位。保持创面的清洁和伤口引流通畅。伤口彻底清创后,可用 1:5000 高锰酸钾或高渗盐溶液湿敷,促进毒液引流和消炎退肿。伤口每日换药,及时清除变形及坏死组织,预防伤口感染。移除伤侧肢体上的束缚物,如戒指、手镯等,避免加重伤侧肢体肿胀。

3. 促进蛇毒排泄

（1）鼓励患者多饮水。

（2）迅速建立静脉通道,遵医嘱尽早使用抗蛇毒血清、利尿剂,快速输液,促进蛇毒从尿中排出,减轻肾脏损害。

4. 病情观察 密切观察患者病情变化,监测生命体征、感觉和意识状态,发生异常立即通知医生,及时抢救。

5. 营养支持 予以高能量、高蛋白质、高维生素、易消化饮食,受伤期间不喝酒或咖啡等刺激性饮料,避免加快血液循环而使毒液吸收更快;不能正常饮食的患者可予以肠内、外营养支持。

七、健康教育

（1）在野外工作时,做好自我防护,如戴帽子,穿长衣、长裤,穿雨靴,戴橡胶手套等,随身携带蛇药,以备急用。

（2）勿轻易尝试抓蛇或玩蛇,在外露营时选择空旷干燥的地面,晚上在营帐周围点火堆。

（3）普及识别毒蛇并宣传蛇咬伤后的急救知识。

（王 华）

第五节 犬 咬 伤

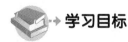 **学习目标**

掌握:犬咬伤患者的护理措施。

熟悉:犬咬伤的临床表现。

了解:犬咬伤的健康教育。

情境导入

患儿,男,3岁,以被狗咬伤左腿1小时为主诉到医院就诊。患者神志清楚,哭闹不止,体格检查:体温37 ℃,脉搏90次/分,呼吸22次/分,血压100/60 mmHg,左小腿外侧有一3 cm×3 cm伤口,有明显出血。

工作任务

1. 该患儿发生了什么情况?

2. 如何对患儿进行急救?

一般的犬咬伤有伤口、出血,其性质视同一般创伤。若被狂犬咬伤后,狂犬病毒经伤口进入人体可发生狂犬病。狂犬病是狂犬病毒所致的急性传染病,人兽共患,多见于犬、狼、猫等肉食动物,人多因被病兽咬伤而感染。临床表现为特有的恐水、怕风、咽肌痉挛、进行性瘫痪等。因恐水症状比较突出,故本病又名恐水症。我国的狂犬病主要由犬传播,家犬可以成为无症状携带者,应加强预防措施。

一、病因和发病机制

狂犬病主要是由狂犬病毒通过动物传播给人而导致的疾病。传染源主要为病犬,其次为多病猫及病狼等。人被患病动物咬伤后,动物唾液中的病毒通过伤口进入人体而引发疾病,少数患者也可因眼结膜被病兽唾液污染而患病。

狂犬病毒的糖蛋白能与乙酰胆碱结合,这一属性决定了狂犬病毒的噬神经性。狂犬病毒进入人体后首先感染肌细胞,在伤口附近肌细胞内小量增殖,而后病毒沿周围神经的轴索向中枢神经呈向心性扩散,并不延血液扩散,主要侵犯脑干和小脑等处的神经元。沿神经下行到达唾液腺、角膜、鼻黏膜、肺、皮肤等部位。

二、病情评估

(一)健康史

重点询问患者是否接触患病的猫、狗、狼等动物,是否被患病动物抓伤、咬伤、舔舐,是否及时对伤口进行处理等。

(二)身体评估

狂犬病的潜伏期长短不一,多数在3个月以内,潜伏期的长短与年龄(儿童较短)、伤口部位(头面部咬伤的发病较早)、伤口深浅(伤口深者潜伏期短)、入侵病毒的数量及毒力等因素有关。其他因素如清创不彻底、外伤、受寒、过度劳累等,均可能使疾病提前发生。狂犬病典型临床表现过程可分为以下3期。

1. 前驱期或侵袭期 在兴奋状态出现之前,大多数患者有低热、食欲减退、恶心、头痛、倦怠、周身不适等症状,酷似感冒;继而出现恐惧不安,对声、光、风、痛等较敏感,并有喉咙紧缩感。较有诊断意义的早期症状是伤口及其附近感觉异常,有麻、痒、痛及蚁走感等,是病毒繁殖时刺激神经元所致,持续 2～4 天。

2. 兴奋期 患者逐渐进入高度兴奋状态,突出表现为极度恐惧、恐水、怕风、发作性咽肌痉挛、呼吸困难、排尿排便困难及多汗流涎等。本期持续 1～3 天。恐水是狂犬病的特殊症状,典型者见水、饮水、听见流水声甚至仅提及饮水时,均可引起严重的咽肌痉挛。怕风也是常见症状之一,微风或其他刺激如光、声、触动等均可引起咽肌痉挛,严重时可引起全身疼痛性抽搐。

3. 麻痹期 痉挛停止,患者逐渐安静,但出现迟缓性瘫痪,尤以肢体软瘫为多见。眼肌、颜面肌肉及咀嚼肌也可受累,表现为斜视、眼球运动失调、下颌下坠、口不能闭、面部缺少表情等。本期持续 6～18 小时。

狂犬病的整个病程一般不超过 6 天,偶见超过 10 天者。此外,尚有以瘫痪为主要表现的麻痹型或静型,也称哑狂犬病,该型患者无兴奋期及恐水现象,而是先出现高热、头痛、呕吐、咬伤处疼痛等症状,继而出现肢体软弱、腹胀、共济失调、肌肉瘫痪、大小便失禁等。病程长达 10 天,最终因呼吸肌麻痹和延髓性麻痹死亡。吸血蝙蝠噬咬所致的狂犬病常属此型。

三、病情判断

根据健康史、身体评估等判断患者是否为犬咬伤。犬咬伤应与破伤风等疾病相鉴别。

四、救治措施

1. 严格隔离,专人护理 嘱患者卧床休息,防止一切声、光、风等刺激,一旦发生痉挛,立即遵医嘱使用巴比妥类镇静药。

2. 对症处理,防止并发症

(1)神经系统:有恐水现象者应禁饮禁食,尽量减少各种刺激。痉挛发作可给予苯妥英钠、地西泮等。脑水肿可给予甘露醇及呋塞米等脱水剂,无效时可予侧脑室引流。

(2)垂体功能障碍:抗利尿激素过多者应限制水分摄入,尿崩症者给予静脉补液,用垂体后叶升压素。

(3)呼吸系统:保持呼吸道通畅,呼吸困难者可行气管切开,机械通气辅助呼吸。

(4)心血管系统紊乱:多数为室上性,低血压者给予血管收缩剂及扩容补液。心力衰竭者限制水分,应用地高辛等强心剂。心搏骤停者立即实施心肺复苏术。

(5)其他:贫血及胃肠出血者给予输血。

五、常见护理诊断

1. 恐惧 与犬咬伤所致恐水有关。

2. 潜在并发症 窒息。

六、护理措施

1. 避免发生窒息,保持呼吸道通畅

(1)保持病室安静,避免光、声、风的刺激,防止患者痉挛发作。

（2）尽量集中或在应用镇静药后进行各项护理操作。

（3）保持呼吸通畅：呼吸道分泌物多时，应及时用吸引器吸出，必要时行气管切开或气管插管。

2. 输液和营养支持护理　发作期患者因不能饮水并且多汗，常呈缺水状态，需静脉输液，维持体液平衡。

3. 预防感染

（1）加强伤口护理：早期患肢应下垂，严格执行无菌操作规程，保持伤口清洁和引流。

（2）抗感染：遵医嘱按时应用抗菌药物并观察用药效果。

（3）加强隔离防护：医护员须戴口罩及手套、穿隔离衣。患者的分泌物、排泄物及其污染物均须严格消毒。

七、健康教育

（1）加强宣传，对被允许豢养的犬，要定期进行疫苗注射，注射后登记、挂牌。

（2）教育儿童不要养成接近、抚摸或挑逗犬等动物的习惯，防止发生意外。

（3）若被犬抓伤但无明显伤痕，或被犬舔，或疑与病犬有密切接触者，应尽早注射疫苗。

（4）犬咬伤后，应尽早处理伤口及注射疫苗。

①立即、就地、彻底冲洗伤口是预防狂犬病的关键。用大量清水反复、彻底冲洗伤口，并用力挤压周围软组织，设法将粘在伤口上的犬的唾液和血液冲洗干净。首先用肥皂水或灭菌水反复冲洗伤口，后用高锰酸钾溶液或过氧化氢溶液冲洗。

②及时到正规医院继续处理创面和注射狂犬病毒疫苗。伤口深者应注射破伤风抗毒素，扩大伤口，彻底清创，再用 0.1% 苯扎溴铵溶液冲洗。

③适当使用抗生素防治感染。

小　结

　　本章节是环境及理化因素损伤的救护，主要内容包括：中暑、淹溺、触电、毒蛇咬伤、犬咬伤患者的病因及发病机制、临床表现及急救护理措施、并发症的预防及护理、健康教育等。当这些环境因素及理化因素损伤严重时可危及生命，需要我们护理人员主动配合医生紧急救护，抢救生命。

能力检测

一、简答题

1. 简述中暑的概念。

2. 简述热射病的典型症状有哪些？如何对中暑患者给予抢救？

3. 简述什么是淹溺？

4. 简述什么是电击伤？

5. 简述蛇咬伤的临床表现。

6. 简述犬咬伤的典型临床表现分为哪 3 期？

7. 简述犬咬伤的护理措施有哪些？

二、选择题

[A₁ 型题]

1. 热射病的典型症状是（　　　）。

A. 高热、无汗、意识障碍
B. 高热、多汗、意识障碍
C. 高热、多汗、循环衰竭
D. 高热、无汗、呼吸衰竭
E. 高热、眩晕、肌肉痉挛

2. 溺水患者被救出以后，首要的紧急处理措施是（　　　）。

A. 立即倒水
B. 心肺复苏
C. 更换衣裤
D. 保持呼吸道通畅
E. 复温护理

3. 现场急救电击伤患者的第一步是（　　　）。

A. 切断电源
B. 胸外心脏按压
C. 包扎创面
D. 注射 TAT
E. 预防感染

4. 毒蛇咬伤者，首要的处理措施为（　　　）。

A. 伤口排毒
B. 用力挤压伤口
C. 向周围大声求救
D. 立即跑到最近医院
E. 在伤口近心端环形缚扎伤口

5. 狂犬病毒噬神经特点不包括（　　　）。

A. 狂犬病病毒糖蛋白能与乙酰胆碱结合

B. 四肢咬伤比面部咬伤潜伏期短

C. 病毒沿周围神经的轴索向中枢神经扩散

D. 主要侵犯脑干和小脑等处的神经元

E. 到达中枢神经后沿周围神经下行到唾液腺、角膜等

[A₂ 型题]

1. 患者，男，21 岁，学生。炎热夏天进行足球比赛，大量饮水后出现大汗、头晕、胸闷、腓肠肌疼痛反复发作，应考虑（　　　）。

A. 热衰竭
B. 热痉挛
C. 热射病
D. 日射病
E. 热辐射

2. 患儿，男，12 岁，在海边玩耍时不慎淹溺，以下应用不妥的药物是（　　　）。

A. 地塞米松
B. 右旋糖酐
C. 氯化钠
D. 5％葡萄糖
E. 甘露醇

3. 李某被高处掉落的电源线击倒，使患者迅速脱离电源的正确方法是（　　　）。

A. 用干燥的木棍将电线挑开
B. 目击者立即将患者拉开
C. 用潮湿的木棍将电线挑开
D. 两人患者迅速抬开
E. 用铁棍将电线挑开

4. 患者，男，50 岁，在草丛中割草时不慎被蛇咬伤，下列急救中错误的是（　　　）。

A. 立即呼救
B. 抬高伤肢
C. 伤口排毒
D. 在伤口近心端环形缚扎伤口
E. 嘱患者勿奔跑

5. 患儿,6岁,1月前被家里的宠物狗咬伤,当时感觉自家小狗一切正常,不会有什么事情,未去接种疫苗。现患儿极度恐惧,烦躁,对水声、风声等刺激非常敏感,饮水能引起咽肌痉挛、呼吸困难等。该患儿可能患了什么病?(　　)

A. 破伤风　　　　　　B. 急性感染性喉炎　　　　C. 上呼吸道感染

D. 狂犬病　　　　　　E. 百日咳

[A₃/A₄型题]

(1~3题共用题干)

患儿,女,10岁,在河边玩耍时不慎淹溺,救出后患者意识丧失,呼吸暂停。

1. 救护人员到达急救现场后应该采取的处理措施是(　　)。

A. 胸外心脏按压　　　　B. 人工呼吸　　　　　　C. 清除口鼻分泌物和异物

D. 建立静脉通路　　　　E. 倒水

2. 为该患儿进行倒水处理时,应选择的体位是(　　)。

A. 平卧位　　　　　　B. 俯卧位　　　　　　　C. 头高脚低位

D. 侧卧位　　　　　　E. 俯卧位

3. 若心肺复苏有效,以下哪项不符合治疗原则?(　　)

A. 静脉输入2%~3%生理盐水　　　　　　B. 输入全血

C. 输入红细胞　　　　　　　　　　　　D. 皮质激素和脱水剂预防脑水肿

E. 禁忌输入生理盐水

(4~6题共用题干)

患者,男,59岁,在家私自拉接电线时突然倒地,意识丧失,面色苍白。

4. 救护人员首先要采取的措施为(　　)。

A. 立即呼救　　　　　　B. 胸外心脏按压　　　　C. 切断电源

D. 注射TAT　　　　　　E. 预防感染

5. 入医院急诊室后,给予患者心电监护,以下哪种情况是最致命的?(　　)

A. 窦性心律　　　　　　B. 心房颤动　　　　　　C. 房性期前收缩

D. 心室颤动　　　　　　E. 心室扑动

6. 患者心电监护出现上述最致命的波形时,首选用药为(　　)。

A. 重酒石酸间羟胺　　　B. 异丙肾上腺素　　　　C. 盐酸肾上腺素

D. 多巴胺　　　　　　　E. 阿托品

(7~9题共用题干)

患者,女,30岁。在森林游玩时不慎被蛇咬伤,局部皮肤留下一对大而深的齿痕,伤口有血液流出伴有强烈的灼痛,周围皮肤大片瘀斑。

7. 在急救的处理的过程中,哪项为首要措施?(　　)

A. 用力挤压伤口　　　　B. 赶往最近的医院处理　　C. 在伤口近心端环形包扎

D. 用刀切开伤口　　　　E. 大声呼救

8. 该患者如何处理,可达到减慢毒素吸收的效果?(　　)

A. 按摩伤口　　　　　　B. 患肢制动取下垂位　　　C. 抬高患肢

D. 局部热敷　　　　　　E. 加强患肢的活动

9. 为分解伤口内的蛇毒,伤口外周局部封闭可采用哪种药物?（   ）

A.脂肪酶 　　　　　　B.泼尼松 　　　　　　C.淀粉酶

D.胰蛋白酶 　　　　　E.抗凝剂

（蔡晶晶　王华）

能力检测
部分答案

第十章
临床常见危象的救护

 学习目标

掌握:超高热危象、高血压危象、糖尿病酮症酸中毒、甲状腺功能亢进危象的急救护理措施。

熟悉:低血糖危象的病因及急救措施。

了解:超高热危象的病因,高血压危象的诱因和发病机制,甲状腺功能亢进危象的诱因及身体状况。

临床危象是指在某一疾病的基础上,各种诱因促使患者原有疾病加重、重要脏器功能急性损伤、内环境急剧紊乱的一组临床危急症候群。临床危象并非独立的疾病,若处理及时、得当,多能有效控制;反之,则死亡率较高。常见的临床危象有超高热危象、高血压危象、高血糖危象、低血糖危象、甲状腺功能亢进危象等。

第一节　超高热危象

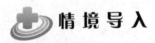 **情 境 导 入**

患者,男,38岁,因在建筑工地施工时突然倒地,不省人事,急送入院。入院时体温41 ℃,脉搏110次/分,呼吸26次/分,血压85/60 mmHg,患者出现抽搐、昏迷。

工 作 任 务

1. 患者发生了什么?
2. 如何对患者进行急救?

超高热危象（extreme pyrexic crisis，EPC）是指体温升高超过 41 ℃，同时伴有抽搐、昏迷、休克、出血等临床征象，是临床上常见的急危重症之一，若不及时抢救，可导致永久性脑损伤，甚至死亡。

一、病因和发病机制

（一）病因与诱因

超高热危象常继发于感染性和（或）非感染性发热疾病。

1. 感染性发热 常见于病毒、细菌、真菌、寄生虫、支原体、螺旋体、立克次体等各种病原体引起的局部或全身性系统器官感染。

2. 非感染性发热 常见于：①体温调节中枢功能异常，如中暑、颅脑外伤、脑出血、药物中毒（以镇静催眠药、阿托品中毒多见）等；②变态反应，如输液反应、药物热、血清病及某些恶性肿瘤等；③内分泌与代谢性疾病，如甲状腺功能亢进（甲亢）等。

（二）发病机制

体温升高可导致机体新陈代谢及物质分解代谢增强、产热增多，从而使体温继续升高，形成恶性循环。当体温超过 41 ℃时，全身实质性脏器的细胞受损变性（尤其是脑细胞），引起颅内压增高（脑部血流量增加所致），出现惊厥、抽搐、昏迷等；同时肌肉细胞也处于高分解代谢状态，可引起肌肉僵硬、横纹肌溶解、肠道黏膜屏障破坏、内分泌紊乱、代谢性酸中毒、多器官功能障碍甚至衰竭等一系列病理生理改变。当体温超过 42 ℃时，机体部分酶丧失活性，脑细胞将发生不可逆性损伤进而死亡。

二、病情评估

（一）健康史

询问既往史、本次发病的季节及环境情况，是否到过流行病疫区、是否接触过传染病等；此次发热是急骤还是缓慢、持续时间及发热变化，是否进行过治疗，用药种类及疗效，有无其他伴随症状等。

（二）身心状况评估

1. 症状与体征 ①发热：体温超过 41 ℃，脉搏、呼吸明显增快，伴寒战、大汗、头痛、呕吐、惊厥、谵妄、休克、出血等症状；部分患者可有全身浅表淋巴结及肝脾肿大、压痛等。②部分患者可出现电解质紊乱、心力衰竭、肾衰竭、休克、横纹肌溶解、弥散性血管内凝血（DIC）等。

2. 辅助检查 ①实验室检查：急查血常规、小便及大便常规、电解质情况，必要时查脑脊液、胸腔积液、痰液等。其中血常规是区分感染性与非感染性发热的最基本指标。②功能性检查：常规做胸部 X 线及心电图检查，根据患者病情可选做 B 超、CT 检查等。

3. 心理评估 因起病急、病情重，患者及家属可能出现焦虑、烦躁、恐惧等心理反应。

三、病情判断

患者高热伴寒战、脉速、呼吸急促、烦躁、抽搐、休克、昏迷等，应考虑本病发生。

四、救治措施

（一）妥善安置，初步处理

将患者置于安静、相对低温的环境中，绝对卧床休息，抬高床头 30°；迅速建立静脉通道；给予吸氧 2～4 L/min；安置多参数监护仪；留取标本送检。

（二）降温

迅速将体温降至 38.5 ℃ 以下，是抢救超高热危象的关键。降温方法包括：①物理降温：温水擦浴、酒精擦浴、冰敷、冰水擦浴（适用于高热、烦躁、四肢末梢灼热者）、降温毯等；②药物降温：常用非甾体类抗炎药物，如阿司匹林或对乙酰氨基酚口服（每 4～6 小时给药 1 次），必要时给予复方氨基比林肌内注射、赖氨酸阿司匹林静脉注射或人工冬眠疗法。

（三）补液

根据患者的发热程度、脱水情况，及时补液、补充电解质、纠正酸中毒等。

（四）镇静、止痉

高热伴抽搐、惊厥者，首选地西泮静脉注射，也可给予苯妥英钠、苯巴比妥静脉注射等。

（五）病情观察

定时监测生命体征、电解质变化，准确记录 24 小时出入量。

（六）病因治疗

病因明确者，积极针对原发病尽早治疗；病因不明者，积极寻找病因以尽早对因治疗，可予对症处置，慎用退烧药及抗生素，以免掩盖病情。

五、常见护理诊断

1. **体温过高**　与体温调节中枢调节障碍有关。
2. **组织灌注不足**　与高热引起的体液大量丢失、心输出量不足等有关。
3. **焦虑、恐惧**　与病情重、担心疾病预后有关。
4. **潜在并发症**　抽搐、惊厥、休克、昏迷等。

六、护理措施

（1）将患者置于安静、通风良好、温度及湿度适宜的环境中，减少外界刺激。呼吸困难者给予氧气吸入。

（2）物理降温，效果不理想或不宜使用物理降温者，可用药物降温。

（3）密切观察患者的神志、瞳孔、面色、尿量、尿色、药物疗效，有无寒战、头痛、呕吐等症状，尤其注意老年患者大量出汗后神志及血压的改变。

（4）安全防护与基础护理：①躁动、抽搐、惊厥、昏迷者，加床档保护；退热期间注意防止虚脱和受凉等。②清醒患者给予高热量、高蛋白、高维生素、清淡易消化饮食，鼓励多饮水；昏迷患者给予管饲肠内营养支持。③加强口腔、呼吸道、泌尿系统及皮肤等基础护理。

（5）心理护理：鼓励患者战胜疾病，保持良好情绪，避免诱发因素。

七、健康教育

向患者及家属介绍超高热危象发生的原因和表现，指导患者和家属正确使用降温方法及进行病情观察，不可随意用退热药。

第二节 血糖危象

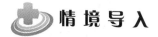 情境导入

患者，女，28岁，近期因减肥导致严重营养不良，今日上午11时突然出现面色苍白、大量冷汗、手颤、心悸、饥饿感、视物模糊、意识障碍，急诊入院。

工作任务

1. 患者发生了什么？
2. 如何对患者进行急救？

一般血糖浓度在饥饿时很少低于3.33 mmol/L，在饱餐后很少高于8.89 mmol/L，此为血糖内环境稳定性。当某些病理和生理原因作用于机体使血糖发生明显变化时，引起交感神经症状、中枢神经症状、代谢紊乱等，可出现低血糖或高血糖危象。

低血糖危象又称低血糖症（hypoglycemia），是指血中葡萄糖浓度明显降低（<2.8 mmol/L）、中枢神经系统因葡萄糖缺乏而异常的一组临床危急症候群。低血糖症首先出现自主神经兴奋症状，称之为神经低血糖反应；若低血糖发作严重且持久，未能及时救治，可进一步出现昏迷，称之为低血糖昏迷，可造成永久性脑损伤，甚至死亡。

一、病因和发病机制

（一）病因与诱因

1. 空腹低血糖　常见于：①内分泌疾病，如胰岛细胞瘤、类癌、垂体前叶功能减退、原发性肾上腺功能减退症；②严重肝病（重症肝炎、肝硬化、肝癌晚期）、心力衰竭所致的肝脏淤血；③代谢性酶缺陷，如丙酮酸羧化酶缺乏症、果糖-1,6-二磷酸酶缺乏症等；④营养物质不足，如婴儿酮症低血糖、严重营养不良（肌肉耗竭所致）、妊娠后期和胰岛素自身免疫性抗体形成。

2. 餐后低血糖　常见于早期糖尿病、特发性（功能性）低血糖；胃大部切除、胃空肠吻合术后饮食性反应性低血糖。

3. 药物性低血糖　常见于胰岛素注射或口服降糖药物过量（临床上最常见原因）；酒精过量；应用水杨酸类、土霉素、磺胺类、奎宁、β受体阻滞剂、地西泮、苯丙酸、苯海拉明、单

胺氧化酶抑制剂和具有降糖作用的中草药等。

（二）发病机制

人体血糖的稳定有赖于消化道、肝、肾、内分泌腺体等多器官功能的协调一致和神经体液调节机制的调节。因脑细胞本身并不储备糖原，其工作所需能量几乎完全直接来自血糖。当血糖下降时，体内胰岛素分泌减少，而胰岛素的反调节激素（如肾上腺素、胰高血糖素、皮质醇等）则分泌增加，促使肝糖原生成增多而利用减少，以维持血糖稳定和脑细胞供能；当血糖低至 2.8 mmol/L 以下时，机体交感神经系统反应性兴奋，刺激肾上腺素、去甲肾上腺素分泌，使得儿茶酚胺大量释放，从而引发自主神经兴奋症状、中枢神经症状及一些特殊表现及体征。

二、病情评估

（一）健康史

患者既往有无糖尿病或低血糖发作史，有无导致空腹、餐后及药物性低血糖的病因及诱因。

（二）身心状况评估

1. 症状与体征

（1）自主神经兴奋症状：饥饿感、恶心、呕吐、乏力、出冷汗、面色苍白、焦虑、颤抖、颜面及手足皮肤感觉异常、皮肤湿冷、心动过速等。

（2）中枢神经症状：头痛、头晕、视物不清、瞳孔散大、精细动作障碍、反应迟钝、行为异常、嗜睡，严重者可出现癫痫样发作、意识障碍甚至昏迷。

（3）特殊表现：①未察觉低血糖综合征（syndrome of hypoglycemia unawareness）：为 1型糖尿病患者较为危险的并发症，无自主神经症状，可迅速出现惊厥或昏迷，容易延误诊治而死亡。②Somogyi 现象（Somogyi phenomenon）：又称低高血糖现象，常见于 1 型糖尿病治疗过程中，患者通常在晨间睡眠时发作低血糖，在苏醒后因升血糖激素的作用而出现高血糖现象，故容易被误认为是增加胰岛素用量的依据，而导致严重的低血糖。③低血糖后昏迷（posthypoglycemic coma）：血糖浓度恢复正常且维持 30 分钟以上而神志仍未清醒，此类患者可能存在脑水肿。

2. 辅助检查 ①血糖检测：血糖＜2.8 mmol/L 为轻度低血糖；＜2.2 mmol/L 为中度低血糖；＜1.11 mmol/L 为重度低血糖。②血胰岛素及 C-肽测定：用于判断低血糖的原因、糖尿病类型、胰岛 β 细胞功能状态（胰岛素的分泌能力）。正常成人空腹胰岛素、C-肽值分别为 5～25 mU/L、0.24～0.66 mmol/L；餐后 1 小时达高峰，最高峰可达空腹值的 5～10倍。若 C-肽超过正常值，可认为是胰岛素分泌过多导致的低血糖；若 C-肽低于正常值，则为其他原因所致。

3. 心理评估 因起病急、病情重，患者及家属可能出现焦虑、烦躁、恐惧等心理反应。

三、病情判断

根据低血糖症状、发作时血糖＜2.8 mmol/L 和供糖后症状迅速缓解（Whipple 三联征)可明确诊断。若患者出现餐后低血糖症反复发作,应注意评估是否有胃部手术史、糖尿病史或胰岛β细胞瘤存在;若出现昏迷,应注意与糖尿病酮症酸中毒、高渗性高血糖状态鉴别。

四、救治措施

(一)测血糖

凡怀疑低血糖危象的患者,应立即做血糖测定,并在治疗过程中动态监测血糖水平。

(二)升血糖

如患者尚清醒,有吞咽运动时,可口服糖水;如患者昏迷或抽搐,立即静脉注射50%葡萄糖溶液50 mL,并继以10%葡萄糖溶液500～1000 mL静脉滴注,根据病情调整滴速和输入液量,患者清醒后应尽早进食果汁及食物。必要时可静脉滴注氢化可的松和(或)肌内注射胰高血糖素。对有抽搐的患者,除补糖外可酌情用适量镇静剂。

(三)防治脑水肿

通常情况下,血糖回升至正常水平10分钟后,低血糖症状可缓解。血糖恢复正常水平30分钟后仍处于持续昏迷状态,提示有发生脑水肿的可能,应在维持血浆葡萄糖正常浓度的同时给予脱水治疗,具体方法:20%甘露醇125～250 mL快速静脉滴注,或静脉注射地塞米松10 mg,或两者联合应用。

(四)病情观察

监测患者生命体征,尤其是血压的变化。

(五)病因治疗

寻找病因,积极治疗原发病。

五、常见护理诊断

1. **意识障碍** 与血糖过低导致脑细胞供能不足有关。
2. **营养不良** 与血中葡萄糖浓度过低而低于机体需要量有关。
3. **有受伤的危险** 与血糖过低导致头晕、乏力、视力模糊、意识障碍等有关。
4. **焦虑、恐惧** 与病情突然变化、担心疾病预后有关。

六、护理措施

1. **体位** 帮助患者取头高脚低位,头部抬高15°～30°,偏向一侧。抬高头部有利于消除脑水肿,头偏向一侧可防止舌后坠和误吸。
2. **畅通呼吸道** 保持呼吸道通畅,有义齿者取出义齿,痰多者用吸痰器吸痰,舌后坠者可使用口咽通气管或舌钳。如呼吸道不通畅、缺氧严重时,可配合医生行气管插管。
3. **病情观察** 密切观察患者的神志、瞳孔、周围循环情况,对使用中效、长效胰岛素和氯丙磺脲者应持续观察12～48小时,以防清醒后再次发生低血糖;定时监测生命体征、血糖、血钠、尿量及药物疗效;准确记录出入量。
4. **安全防护与基础护理** 对躁动、昏迷患者,加床档保护;加强口腔、呼吸道、泌尿系统及皮肤等基础护理。

5. 心理护理 鼓励患者战胜疾病,保持良好情绪,避免诱发因素。

七、健康教育

(1) 定期监测血糖,防患于未然。

(2) 寻找低血糖原因,治疗原发病,消除诱因。

(3) 正确掌握胰岛素注射技术或合理口服降糖药,合理控制饮食。

(4) 发病时及时测血糖,及时正确采取急救措施,挽救生命。

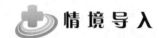

情 境 导 入

患者,女,53 岁,有糖尿病病史,几天前因感冒出现多尿、多饮,近日来食欲减退、恶心、呕吐、极度口渴,常伴有头痛、烦躁、嗜睡,呼气时有烂苹果味。入院后实验室检查发现尿糖、尿酮体强阳性、血糖明显升高。

工 作 任 务

1. 患者发生了什么?

2. 如何对患者进行急救?

糖尿病酮症酸中毒(diabetic ketoacidosis,DKA)是糖尿病患者体内胰岛素缺乏、升血糖激素增多等因素作用导致糖和脂类代谢紊乱,临床以严重脱水、高血糖、高酮血症、酮尿、水和电解质紊乱和代谢性酸中毒为主要特征的一组危急症候群。

一、病因和发病机制

(一)病因及诱因

DKA 好发于 1 型糖尿病(胰岛素依赖性糖尿病)患者,在糖尿病诊断后的任何时期均可发生,部分患者未诊断糖尿病,到医院就诊的首发症状即为 DKA;尚有部分病例见于 2 型糖尿病(胰岛素非依赖性糖尿病)。DKA 的发病诱因如下。

1. 感染 是 DKA 最主要的诱因,多见于呼吸道、胃肠道、泌尿系统感染及脓毒症等。

2. 应激状态 严重创伤、大手术、急性心肌梗死、脑血管意外、妊娠、分娩、强烈精神刺激或情绪激动等。

3. 药物使用不当或不良反应 常见于:①1 型糖尿病患者骤然停用或减少胰岛素用量,2 型糖尿病患者伴肝肾功能不全,长期大量服用苯乙双胍类药物;②大剂量应用糖皮质激素、高血糖素、拟交感神经活性药物(肾上腺素、去甲肾上腺素、生长激素、多巴胺等)、过量使用利尿剂等。

4. 饮食不当或过度脱水 暴饮暴食、过量饮酒、进食大量含糖及高脂肪食物、过度限制碳水化合物摄入;严重呕吐、腹泻、消化道出血、高热及高温环境中进水不足等。

5. 拮抗胰岛素的激素分泌过多 见于肢端肥大症、皮质醇增多症等。

（二）发病机制

体内胰岛素缺乏、胰高血糖素分泌过多是引发 DKA 的主要机制。由于胰岛素及胰高血糖素分泌的双重障碍，患者体内葡萄糖载体转运功能降低、糖原合成及利用下降、糖原分解及糖异生增加，上述因素综合叠加导致血糖显著增高，继而引起脂类代谢紊乱、游离脂肪酸增加、大量酮体前体物质产生，最终发生 DKA。

二、病情评估

（一）健康史

患者有无糖尿病病史或类似发病史，是否存在 DKA 的诱发因素。

（二）身心状况评估

1. 症状与体征 ①早期：原有糖尿病症状加重，或首次出现烦渴、多饮、多尿、疲乏等症状；②进展期：出现恶心、呕吐、食欲减退、极度口渴、皮肤干燥、尿量显著增多等症状，常伴头痛、烦躁、嗜睡，呼吸深快（呈 Kussmaul 呼吸）、呼出气中可有丙酮味（烂苹果味），此为 DKA 的特征性表现；③后期：严重脱水和循环衰竭征象（皮肤弹性差、眼窝凹陷、脉速、血压下降、四肢厥冷）、休克甚至昏迷；当 pH<7.0 时，因呼吸中枢麻痹和肌无力，患者呼吸可变浅变慢。部分患者上述三期症状不典型，而是出现广泛剧烈的腹痛、腹肌紧张，偶有反跳痛，容易被误诊为急腹症。

2. 辅助检查 ①血糖>16.7 mmol/L（多在 16.7~33.3 mmol/L 之间）；若血糖升高至超过 33.3 mmol/L，常提示伴有血浆高渗状态或肾功能障碍。②尿糖强阳性（＋＋＋＋），当肾糖阈升高时，尿糖可为阳性；部分患者可出现蛋白尿和管型尿。③血酮体>4.8 mmol/L。④尿酮体：当肾功能正常时，尿酮体呈强阳性；当血 pH 下降而尿酮体、血酮体增加不明显时，应警惕合并乳酸酸中毒的可能。⑤血 pH：代偿期可正常；失代偿期时，pH<7.35，二氧化碳结合力下降。⑥电解质：因高血糖引发渗透性利尿，早期血钾可降低，中、后期合并酸中毒时血钾可升高，酸中毒纠正后又可出现低钾，钠、氯、镁、钙、磷等离子也可随体液丢失，故总量均有所降低。

3. 心理评估 因起病急、病情重，患者及家属可能出现焦虑、烦躁、恐惧等心理反应。

三、病情判断

有下列情形者，常提示病情危重：①重度脱水、酸中毒呼吸、昏迷；②pH 下降（pH<7.10），二氧化碳结合力<10 mmol/L；③血糖>33.3 mmol/L，血浆渗透压>330 mOsm/L；④血钾过高或过低；⑤血尿素氮持续升高。

四、救治措施

（一）妥善安置，初步处理

嘱患者绝对卧床休息；给予吸氧 4~6 L/min；尽快建立静脉通路；保持呼吸道通畅，必要时行气管插管和机械通气；安置多参数监护仪；留取标本送检。

（二）补液

快速补液是抢救DKA首要的关键措施,目的是改善组织灌注,使胰岛素发挥其生物效应。①早期补液通常选用等渗氯化钠溶液或林格液加入一定比例的短效胰岛素快速输注,在最初1~2小时内补液量为1000~2000 mL,随后每1~2小时补液500~1000 mL,4~6小时内应输注总液量的1/2,余下液体在24小时内补完。②若血钠＞155 mmol/L、血浆渗透压＞330 mOsm/L,可考虑输注适量低渗盐水,但不可过多,以免血浆渗透压下降过快而出现脑水肿。③严重失液者,可适当增加补液量;有休克、经快速补液血压仍无回升时,可输注适量胶体液(血浆、低分子右旋糖酐、白蛋白等)。④在静脉补液的同时可经胃肠道补液,鼓励清醒患者多饮水,昏迷患者经胃管注入等渗盐水,以减少输液量。⑤在补液过程中,应注意防止患者因输液过快而致左心功能不全,必要时行中心静脉压监测。

（三）胰岛素

控制DKA不主张大剂量使用胰岛素,以免引起低血糖、低血钾、脑水肿等。通常给予小剂量或生理剂量(0.1 U/(kg·h))的短效胰岛素,具体用法:①将胰岛素加入等渗氯化钠溶液中,以0.1 U/(kg·h)的速度持续静脉滴注,以每小时血糖下降3.9~6.1 mmol/L为宜。②当血糖降到13.9 mmol/L时,改用5%葡萄糖或葡萄糖盐溶液,按照葡萄糖(g):胰岛素(U)为(3~4):1的比例将胰岛素加入葡萄糖中继续输注。③当血糖维持在11.1 mmol/L左右,尿酮体(-)、尿糖(+)时,可过渡到日常剂量。④若经胰岛素治疗2小时后,患者血糖无明显下降,提示可能存在酸血症引发的胰岛素抵抗,需将胰岛素剂量加倍。

（四）纠正电解质及酸碱平衡

1. 补钾　①补钾时机:补液前低钾者一开始即应补钾,一般在补液前2~4小时补入氯化钾1~1.5 g/h。补液前血钾正常者,若尿量＞40 mL/h,可在补液及补充胰岛素的同时补钾;若尿量＜30 mL/h,应暂缓补钾。补液前高钾者,多因酸中毒所致,经快速补液及使用胰岛素、纠正酸中毒后,尿量可明显增多,血钾将迅速下降甚至出现严重低钾而危及生命(常发生在补液后6~12小时内),故应严密监测血钾和肾功能,及时补钾。②补钾量及速度:应在血钾处于正常范围中间值时开始补钾,以每小时不超过20 mmol/L(相当于氯化钾1.5 g)、24小时补钾总量为6~20 g为宜;为减少静脉补钾量,可口服或鼻饲10%枸橼酸钾或氯化钾;待病情恢复正常后,仍需口服补钾1周左右,以确保钾离子转移到细胞内。

2. 补碱　DKA为继发性酸中毒,应慎重补充碱性药物,具体方法如下:①若血pH＞7.1,经补充胰岛素和补液后即可纠正,不必补充碱性药物;②若出现严重酸中毒(血pH＜7.0或二氧化碳结合力＜4.5 mmol/L或HCO_3^-＜5 mmol/L)时,可将5%碳酸氢钠溶液100~200 mL加入生理盐水中稀释成1.25%的溶液后静脉注射,注意补碱不宜过多过快,以免加重脑水肿和昏迷,补碱后应及时复查血气分析。

（五）病情观察

密切观察患者的神志、瞳孔、周围循环等变化;定时监测生命体征、心电图(ECG)、血氧饱和度(SpO_2)、尿量、血糖、血酮体、尿糖、尿酮体、血气分析、电解质及药物疗效等。

（六）治疗病因、防治并发症

积极抗感染、治疗原发疾病,防止休克、心功能不全、心肌梗死、肾功能不全、脑水肿、静脉血栓形成、弥散性血管内凝血(DIC)等并发症发生。

五、常见护理诊断

1. 组织灌注不足 与血糖升高致高渗性大量脱水有关。

2. 意识障碍 与血糖升高引起脑水肿有关。

3. 有受伤的危险 与血糖升高致头晕、视力模糊、意识障碍、疲乏无力等有关。

4. 焦虑、恐惧 与病情重、担心疾病预后有关。

5. 潜在并发症 充血性心力衰竭、心肌梗死、脑水肿、静脉血栓形成、DIC 等。

六、护理措施

1. 病情观察 密切观察患者神志、瞳孔、周围循环等情况变化;定时监测生命体征、ECG、SpO_2、尿量、血糖、血酮体、尿糖、尿酮体、血气分析、电解质及药物疗效等;准确记录24 小时出入量。

2. 安全防护与基础护理 ①对于躁动、昏迷患者,加床档保护;注意预防下肢深静脉血栓形成。②加强口腔、呼吸道、泌尿系统及皮肤等基础护理。

3. 心理护理 鼓励患者战胜疾病,保持良好情绪,避免诱发因素。

七、健康教育

(1) 积极治疗糖尿病,控制血糖相对稳定。

(2) 注意避免诱发因素,尤其是各种感染及进食大量甜食和注射葡萄糖。

(3) 维持水、电解质平衡。

(4) 保护心肾功能。

第三节 高血压危象

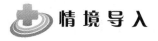

情境导入

患者,男,54 岁,有高血压病史,服药后病情基本稳定。近日来,患者由于出差在外一直未能按时服药,今日突然剧烈头痛、恶心、视力模糊、抽搐,入院时测血压 260/130 mmHg,眼底检查可见视网膜小动脉痉挛和视盘水肿。

工作任务

1. 患者发生了什么?

2. 如何对患者进行急救?

高血压危象(hypertensive crisis)是指在高血压等疾病的基础上发生全身细小动脉强

烈痉挛、血压急剧升高引起的一系列临床症状,是高血压急危重症的合称。根据有无靶器官急性损伤和是否需要立即降压,临床上将高血压危象分为高血压急症(hypertensive emergencies,HE)和高血压次急症(hypertensive urgencies,HU)。高血压急症是指血压突然显著升高(一般收缩压>180 mmHg和(或)舒张压>120 mmHg)伴急性靶器官病变、需立即采取静脉用药降压治疗(但无需立即降至正常范围),以阻止或减少靶器官损伤;通常包括高血压脑病、急进性或恶性高血压伴器官损伤、高血压脑出血、急性肾衰竭合并严重高血压、急性左心衰竭、急性冠状动脉综合征(ACS)、主动脉夹层、子痫及嗜铬细胞瘤等。高血压次急症又称高血压紧迫状态,是指血压急剧升高但不伴靶器官急性损伤,允许在数小时内将血压降低,不一定需要静脉用药,通常包括急进性或恶性高血压、先兆子痫、围手术期高血压等。

一、病因和发病机制

(一)病因及诱因

1. 病因 常见于高血压未诊断、未控制好或长期服用降压药骤然停药,妊娠高血压史,嗜铬细胞瘤未及时治疗。

2. 诱因 包括过度劳累、精神创伤、寒冷刺激及内分泌失调等。

(二)发病机制

在病因及诱因作用下,患者出现交感神经亢进、血循环中儿茶酚胺及肾素-血管紧张素Ⅱ等缩血管物质突然大量释放,引起全身细小动脉广泛痉挛、血压骤然升高。若血压持续居高不下,心、脑、肾、眼底等靶器官功能将受损,尤其是肾脏出球及入球小动脉持续痉挛,可发生纤维素样坏死,导致压力性多尿、循环血容量持续减少,反射性引起机体缩血管物质进一步生成和释放增多,继而加重全身细小动脉痉挛;如此恶性循环,从而引发高血压危象。

二、病情评估

(一)健康史

患者既往有无高血压病或家族史、妊娠高血压史、嗜铬细胞瘤病史等。

(二)身心状况评估

1. 症状与体征

(1)血压:突然、显著升高,收缩压>180 mmHg(甚至达220～240 mmHg)和(或)舒张压>120 mmHg(甚至达140 mmHg);部分患者血压仅有中度升高,但其交感神经兴奋症状和(或)靶器官急性损伤明显。

(2)交感神经强烈兴奋:发热、出汗、心率增快、皮肤潮红、口干、胸闷、心悸、尿频、排尿困难及手足发抖等。

(3)靶器官急性损伤表现:①视网膜火焰状出血、渗血,视盘水肿,视物模糊或视力丧失;②一过性感觉障碍、偏瘫、失语、烦躁不安、嗜睡、昏迷等;③胸闷、心悸、心绞痛、气促、咳嗽、咯粉红色泡沫痰等;④尿少、尿频、血肌酐及尿素氮异常升高、蛋白尿、管型尿等。

2. 辅助检查 心电图、超声心动图、动态血压监测、脑脊液检查、肾上腺 CT 检查等。

3. 心理评估 因起病急、病情重,患者及家属可能出现焦虑、烦躁、恐惧等心理反应。

三、病情判断

当收缩压＞220 mmHg、舒张压＞140 mmHg 时,无论有无临床症状,均应视为高血压急症;某些急性肾小球肾炎患者、原来血压正常的妊娠期妇女,以及并发急性肺水肿、心肌梗死和主动脉夹层动脉瘤的患者,即使血压仅有中度升高,也应视为高血压急症。

四、救治措施

(一)妥善安置,初步处理

嘱患者绝对卧床休息,取半卧位或将床头抬高 30°,以达到体位性降压作用。保持呼吸道通畅,吸氧。

(二)迅速降压

尽快将患者血压降至安全水平,收缩压 160～180 mmHg,舒张压 100～110 mmHg。静脉降压药:硝普钠、硝酸甘油、拉贝洛尔、利尿药、酚妥拉明等。一般选用降低外周血管阻力而不影响心排出量的强效、速效降压药物。硝普钠的降压作用强、起效快、持续时间短,常作为高血压伴急性肺水肿、严重心功能衰竭、主动脉夹层等的首选药物之一,但不宜用于高血压脑病、颅内出血、高血压急症伴急性肝或肾衰竭、肾移植性高血压、甲状腺功能减退症患者及孕妇。在连续监测血压的前提下,首选静脉滴注硝普钠,其他药物可根据病情选用。口服降压药:根据患者病情可选用卡托普利(血管紧张素转化酶抑制剂)、哌唑嗪(α 受体阻滞剂)、硝苯地平或地尔硫䓬片(钙拮抗剂)、阿替洛尔(β 受体阻滞剂)等。

(三)对症支持治疗

如有烦躁不安、抽搐者给予地西泮、巴比妥类等镇静药,并加强护理,防止坠床或意外伤。高血压脑病及时给予脱水剂,如甘露醇、山梨醇等快速静脉滴注,亦可注射快速利尿剂以降低颅内压,防止并发症。

(四)病情观察

密切观察患者神志、瞳孔、面色、周围循环情况,有无头痛、头晕、视物不清、恶心、呕吐等症状。用药过程中注意观察药物的疗效与不良反应,严格按规定和临床情况调节药物剂量和用药速度,防止血压下降过快。

(五)积极治疗原发病

妊娠高血压患者积极控制血压及对症治疗,必要时终止妊娠;嗜铬细胞瘤等患者应积极准备手术治疗。

五、常见护理诊断

1. 有受伤的危险 与血压升高致头晕、视力模糊、意识障碍等有关。

2. 焦虑、恐惧 与担心疾病预后有关。

3. 潜在并发症 高血压脑病、颅内出血、急性肾衰竭、急性心肌梗死、急性冠脉综合征等。

六、护理措施

1. 体位　将患者置于安静、避光的环境中,绝对卧床休息、抬高头部与床成 30°,减少探视,避免寒冷等不良刺激;头晕、头痛、视物不清、烦躁不安、意识障碍、惊厥、抽搐、昏迷者,加床档保护;尽快建立静脉通道;给予吸氧 2~4 L/min;安置多参数监护仪;留取标本送检。

2. 药物选择　在连续监测血压的前提下,首选静脉滴注硝普钠。应用硝普钠的注意事项:①本品对光敏感,注意避光保存,现配现用。新配溶液为淡棕色,如变色应弃去。②溶液内不宜加入其他药品。③用药过程中应经常测血压,根据血压情况调整剂量。④出现眩晕、大汗、头痛、肌肉抽搐、神经紧张或焦虑、烦躁等症状时,即血管过度扩张征象时应停止输液。⑤本药在体内被代谢为氰化物,故不可长时间使用(一般不超过 1 周),以免引起神经系统中毒反应。对于口服降压药者,应指导患者严格遵医嘱用药。

3. 病情观察　密切观察患者的神志、瞳孔、面色、周围循环情况,有无头痛、头晕、视物不清、恶心、呕吐等;定时监测生命体征、尿量、重要脏器功能,准确记录 24 小时出入量。注意观察药物的疗效与不良反应,严格按规定和临床情况调节药物剂量和用药速度,防止血压下降过快。使用利尿剂时,注意警惕电解质紊乱。

4. 安全防护与基础护理　①对于躁动、昏迷者,加床档保护;叮嘱清醒患者起、卧时动作轻慢,防止跌倒。②清醒患者给予低盐、低脂、低胆固醇、高纤维素饮食,不宜过饱,保持大便通畅;昏迷患者给予管饲肠内营养支持;③加强口腔、呼吸道、泌尿系统及皮肤等基础护理。

5. 心理护理　鼓励患者战胜疾病,保持良好情绪,避免诱发因素。

七、健康教育

(1) 指导患者养成良好的生活习惯,戒烟限酒,进食清淡,低脂、低盐饮食,控制体重,适当安排休息与活动,避免过度劳累。

(2) 保持情绪稳定,避免精神刺激。

(3) 遵医嘱定时定量服用降压药,不能擅自停药。学会自我监测血压,如出现头痛、恶心、呕吐、视力模糊等及时到医院就诊。

第四节　甲状腺功能亢进危象

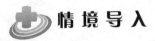 情境导入

患者,男,38 岁,近来因天气变化发生感冒,今日突然出现高热、心悸、烦躁不安、呼吸急促、大汗淋漓、恶心、呕吐、嗜睡,急诊入院,评估病情时发现该患者有甲状腺功能亢进病史 4 年。

🏥 工作任务

1. 患者发生了什么?
2. 如何对患者进行急救?

甲状腺功能亢进危象(hyperthyroidism crisis)简称甲亢危象,是甲状腺功能亢进未进行适当治疗,在各种诱因的刺激下产生大量甲状腺激素释放入血,使病情突然加重而产生的威胁患者生命的严重急症。必须及时抢救,否则患者可因高热、心力衰竭、肺水肿及水、电解质紊乱而死亡。

一、病因和发病机制

1. 诱因

1) 外科诱因 甲亢患者在手术过程中或术后 4~16 小时内发生危象,则与手术有直接关系。

2) 内科诱因 指手术以外的诱因引起者,目前的甲亢危象多属此类。

(1) 严重感染:是临床上最常见的诱因,80%的内科性危象有感染,其中以呼吸道感染最为常见,偶有皮肤感染、腹膜炎等。

(2) 应激:过度紧张、过度疲劳或情绪激动等,可导致甲状腺素大量释放而诱发危象。

(3) 用药不当:甲亢尚未控制时,突然停用抗甲状腺药物,使大量甲状腺激素释放入血。

(4) 精神刺激:精神刺激对诱发本病有明显作用。

(5) 其他:甲状腺同位素[131]I 治疗引起放射性甲状腺炎,过多、过重地触摸甲状腺也可促使甲状腺释放大量甲状腺激素而诱发危象。

2. 发病机制 甲亢危象的发病机制尚未明确,其发病机制可能是综合性的,目前认为可能与下列因素有关。多种原因诱发血中甲状腺激素含量急剧增加是甲亢危象发病的病理生理基础,血游离甲状腺激素浓度增加并由此加重了已经受损的肾上腺皮质及心脏等器官功能的损伤,再加上应激因素引起儿茶酚胺增加或敏感性增高,从而出现甲亢危象的一系列症状和体征。

二、病情评估

(一)健康史

甲亢危象多由于甲亢患者血中甲状腺激素骤然升高所致,因此,必须详细询问患者危象发生以前的服药情况(服药的名称、剂量、方法、时间等);近期有无外科手术史;在进行甲状腺手术及放射性碘治疗前的准备情况;发病前是否有较强的精神刺激;有无过度挤压甲状腺等。对伴有严重心动过速的患者应了解既往心脏情况。此外,还应了解患者发病前的一般状况及家族史。

(二)身心状况评估

1. 症状与体征

(1) 全身症状:高热,体温急剧升高,达 39 ℃以上,甚至高达 42 ℃,一般降温措施无效。皮肤潮红,大汗淋漓,继而汗闭,皮肤苍白,严重脱水甚至休克。高热是甲亢危象与重症甲亢的重要鉴别点。

(2) 中枢神经系统症状:极度烦躁不安、表情淡漠、焦虑、谵妄甚至昏迷。

(3) 心血管系统症状:心动过速,心率可达每分钟 160 次以上,与体温升高程度不成比例,常出现心律失常,如室性早搏、心房颤动或阵发性室上性心动过速等。部分患者可出现血压下降或心力衰竭等。原有甲亢性心脏病患者较易发生危象,同时,一旦发生危象常使心功能急骤恶化。

(4) 胃肠道症状:恶心、呕吐、腹痛或腹泻十分严重,腹泻每日可达 10~20 次,食欲极差,体重锐减,有的伴有黄疸及肝功能异常。

(5) 水、电解质紊乱:患者可出现水、电解质紊乱,以低血钠和低血钾最为常见。

(6) 少数患者出现表情淡漠、嗜睡、反射降低、低热、恶病质、无力、心率慢、脉压小、轻度突眼和甲状腺肿,最后陷入昏迷而死亡。临床上称为淡漠型甲亢危象。

2. 辅助检查

(1) 血常规:感染时白细胞显著增多,中性粒细胞比例多达 80%。

(2) 甲状腺功能检查:血清甲状腺激素水平明显升高,以游离 T_3、T_4 增高为主,但一般在甲亢范围内,故认为甲亢危象时甲状腺功能检查对其诊断帮助不大,加上危象时病情危重,不宜等待该结果,应及时抢救。

(3) 肝功能检查:血清谷丙转氨酶水平升高,胆红素水平升高。

3. 心理评估 因起病急、病情重,患者及家属可能出现焦虑、烦躁、恐惧等心理反应。

三、病情判断

原有甲亢症状和体征加重,心率>120 次/分,心律失常,体温>39 ℃,伴有脑细胞代谢障碍。

四、救治措施

(一)妥善安置,初步处理

嘱患者绝对卧床休息,保持环境安静舒适,避免不良刺激,吸氧,建立静脉通道做好各种抢救准备。

(二)降低甲状腺激素水平

(1) 使用抗甲状腺药物:硫脲类药物、碘剂可抑制甲状腺激素的合成和释放。

(2) 腹膜或血液透析:清除血中过多的甲状腺激素。

(3) 降低组织对甲状腺激素的反应:碘和其他抗甲状腺药物只能减少甲状腺激素的合成和释放,但对甲亢危象的治疗作用不明显。应使用 β 受体阻滞剂、利血平和胍乙啶等抗交感神经药物,以阻断周围组织对儿茶酚胺的反应,从而达到控制甲亢危象的目的。

(三)对症支持疗法

(1) 物理降温,用冰袋、温水擦浴、生理盐水灌肠。

(2) 糖皮质激素可以抑制组织中的 T_4 转化为 T_3,并改善机体反应性,提高应激能力,可迅速减轻临床症状。尤其是对高热患者,可用地塞米松 20～30 mg/d 或甲泼尼龙 400 mg/d 静脉滴注。

（3）纠正水、电解质紊乱,在监测心、肾、脑功能的条件下迅速纠正水、电解质失衡,及时补充维生素和能量。

（4）有躁动、抽搐者可给予镇静剂,如地西泮、氯丙嗪等。

（5）感染者应用抗生素控制感染。

五、常见护理诊断

1. 体温过高 与甲状腺激素升高引起的高代谢症候群有关。

2. 有体液不足的危险 与甲状腺激素升高引起的水、电解质紊乱有关。

3. 焦虑 与甲状腺激素升高引起的中枢神经系统功能紊乱有关。

4. 营养失调 低于机体需要量,与基础代谢率增高、蛋白质分解加速有关。

六、护理措施

1. 体位 绝对卧床休息,保持环境舒适、安静,避免不良刺激。吸氧,建立静脉通道,做好各种抢救准备。

2. 严密观察病情 监测生命体征,观察神经系统、消化系统的症状表现,观察药物疗效及不良反应。

3. 积极物理降温,观察降温效果 在监测心、肾、脑功能的条件下迅速纠正水、电解质失衡,及时补充维生素和能量。有躁动、抽搐者可给予镇静剂,如地西泮、氯丙嗪等。感染者应用抗生素控制感染。

4. 心理护理及生活护理 保持口腔、皮肤清洁和呼吸道通畅,预防并发症。

七、健康教育

（1）指导患者按时按量有规律地服药,不可自行减量或停服。

（2）向患者及家属普及感染、严重精神刺激、创伤等是诱发甲亢的重要因素等有关甲亢的知识。患者应学会避免诱因,学会进行自我心理调适,增强应对能力。家属及病友要理解患者现状,多关心爱护患者。

（3）减少不良刺激,合理安排生活。保持居室安静和轻松的气氛,限制访视,避免外来刺激,满足患者基本生理及安全需要。忌饮酒、咖啡、浓茶,以减少环境和食物对患者的不良刺激。帮助患者合理安排作息时间,白天适当活动,避免精神紧张和注意力过度集中,保证夜间充足睡眠。

（4）嘱患者保护眼睛,外出戴深色眼镜,减少光线和灰尘的刺激,睡前涂抗生素眼膏,眼睑不能闭合者覆盖纱布或眼罩。高枕卧位、限制钠盐摄入可减轻眼球后水肿,每日做眼球运动,改善眼肌功能。

（5）告知患者甲亢的相关知识。上衣宜宽松,严禁用手挤压甲状腺,强调抗甲状腺药物长期服用的重要性,服药者每周查血常规一次。每日清晨卧床时自测脉搏,定期测量体重,脉搏减慢、体重增加是治疗有效的重要标志。每隔 1～2 个月门诊随访测定甲状腺功能。出现高热、恶心、呕吐、大汗淋漓、腹痛、腹泻、体重锐减、突眼加重等症状时提示甲亢危象可能,应及时就诊。

小 结

危象是疾病在病程进展过程中由于某些诱因所致原发疾病突然加重、甚至威胁生命的一组临床危急症候群。临床常见危象有超高热危象、血糖危象、高血压危象、甲状腺功能亢进危象,其致残率、致死率较高,通过学习常见危象的识别与急救措施,能早发现、早诊断、早治疗,护理得当,使患者转危为安。

能力检测

一、简答题

1. 简述高血压危象的病情评估、救治与护理要点。
2. 如何对糖尿病酮症酸中毒的患者进行病情评估?
3. 简述甲状腺功能亢进危象的救治与护理要点。

二、选择题

[A₁ 型题]

1. 糖尿病酮症酸中毒的诱因不包括( )。

A. 感染　　　　B. 外伤及手术　　C. 饮食不当　　　D. 妊娠及分娩　　E. 胰岛素过量

2. 高血压危象紧急处理的关键是( )。

A. 绝对卧床休息　　　　　　B. 降低颅内压　　　　　　　C. 迅速降低血压

D. 给予氧气吸入　　　　　　E. 给予口服降血压药物

[A₂ 型题]

1. 患者,男,34 岁,既往糖尿病病史,采用短效胰岛素治疗,某日出现极度饥饿感、软弱、手颤、大汗、头晕,此时家属应( )。

A. 让患者卧床休息至症状消失　　　　　B. 让患者平卧,并协助活动四肢

C. 给患者口服糖果　　　　　　　　　　D. 立即打电话询问医生

E. 立即送往医院

2. 患者,男,38 岁,正午在户外作业时突然倒地,不省人事,急送入院。入院时体温 41 ℃,脉搏 110 次/分,呼吸 26 次/分,血压 85/60 mmHg,患者出现抽搐、昏迷。处理该患者的重要环节是( )。

A. 让患者卧床休息至症状消失　　　　　B. 让患者吸氧

C. 给患者口服葡萄糖　　　　　　　　　D. 立即送往医院

E. 将体温迅速、有效降至 38.5 ℃左右

[A₃ 型题]

(1~2 题共用题干)

患者,男,65 岁,高血压史 8 年,因紧张、劳累,出现头痛、焦虑、恶心、烦躁不安、心悸、多汗、面色苍白间或潮红、视力模糊,血压 260/120 mmHg,心率 120 次/分,两肺底湿性啰音。

1. 此时诊断为（　　　）。

A. 恶性高血压　B. 高血压危象　C. 高血压脑病　D. 肾性高血压　E. 老年人高血压

2. 入院时，首选哪种药物最适宜？（　　　）

A. 甘露醇静滴　　　　　　　B. 硝普钠静滴　　　　　　　C. 硝苯地平含服

D. 硝酸甘油含服　　　　　　E. 硝酸异山梨酯气雾剂吸入

［A_4 型题］

（1～3 题共用题干）

患者，女，36 岁，甲亢病史，行甲状腺次全切除术后 24 小时突发高热 40 ℃，脉率 130 次/分，谵妄。

1. 判断该患者发生了（　　　）。

A. 术后感染　　　　　　　　B. 甲状腺危象　　　　　　　C. 败血症

D. 化脓性脑膜炎　　　　　　E. 神经损伤

2. 对该患者进行病情评估最主要的依据是（　　　）。

A. 病史　　　　B. 临床表现　　C. 实验室检查　D. X 线检查　　E. B 超

3. 对该患者进行紧急救护时最关键的措施是（　　　）。

A. 降低甲状腺激素水平　　　B. 去除诱因　　C. 纠正水电、解质紊乱

D. 补充能量、维生素　　　　E. 禁食禁饮

（黄小娥）

能力检测
部分答案

第十一章
多器官功能障碍
综合征的救护

 学习目标

掌握：多器官功能障碍综合征及全身性炎症反应综合征的相关概念、临床特征、急救与护理。

熟悉：多器官功能障碍综合征的病因、病情评估与判断，脓毒症的相关概念。

了解：多器官功能障碍综合征的发病机制。

情境导入

患者，男，58岁，因饮酒后出现突发上腹部剧烈疼痛伴腹胀、频繁呕吐12小时，血尿淀粉酶明显增高，拟诊"重症胰腺炎"入院。经保守治疗28小时后出现呼吸困难，PaO_2/FiO_2 ≤200，胸片提示双肺浸润；神志淡漠，嗜睡，轻度腹胀、腹泻；尿少，血肌酐220 μmol/L。

工作任务

1. 该患者已经出现了哪些器官功能障碍？
2. 针对该患者责任护士该怎样进行急救处理？如何进行监测及护理？
3. 进入ICU后应如何监测和护理？

一、概述

多器官功能障碍综合征（multiple organ dysfunction syndrome，MODS）是指机体在遭受各种严重创伤、感染、脓毒症、大面积的烧伤、大型手术、药物中毒、长时间行心肺复苏术及病理产科、急性胰腺炎等急性损伤疾病，并于发病24小时后序贯和同时出现的两个或两个以上的器官可逆性功能障碍或衰竭,并符合器官功能障碍的诊断标准的临床综合征。即急性损伤患者出现多个器官功能改变且不能维持内环境相对稳定的临床综合征,受损器官包括心、肺、脑、肾、肝、胃肠道、凝血功能及代谢功能相关器官等多个重大器官。

随着现代医学的不断进步,急危重症患者、肿瘤患者的存活时间得以延续,这类患者大多伴随有器官功能储备能力减弱及代偿、免疫功能低下。在多个复杂致病因素的共同作用下,患者虽然遭受严重打击,但是能够得到强而有力的医疗支持,使患者在早期能够暂时得到生命的维系,但是也导致 MODS 的发病率不断增加。MODS 病情危重而且来势凶险,是临床常见的急危重症,其病死率极高,发病急,进展快,预后极差,严重威胁人类健康和生命。MODS 现已经成为 ICU 中导致患者死亡的主要原因,其病死率可高达 60%,远远高于单个器官功能障碍和衰竭的病死率,其器官功能障碍数目越多,预后则越差,4 个或 4 个以上器官功能障碍的死亡率几乎可达 100%。MODS 目前仍是现代医学界的一个棘手的难题。据最新的有关文献报道,MODS 中器官功能衰竭的发生率从高到低依次为肺(可达83%～100%)、肝、胃肠道、肾(占 40%～55%)和凝血系统。

临床上 MODS 往往经由脓毒症发展而来。"多器官功能障碍综合征"概念最早的来源是 1973 年由 Tilney 报道的腹主动脉瘤术后出现并发"序贯性器官功能衰竭"。此后 Baue 又于 1975 年提出了"序贯性器官功能衰竭综合征"这一概念,从而为 MODS 概念的确立做出了重大贡献。1976—1977 年 Eiseman 再次将不同原发疾病导致的多个器官相继发生功能衰竭的这一综合征命名为"多器官功能衰竭"(multiple organ failure,MOF),该定义在此后的十几年间被医学领域普遍承认与接受。但这一传统的命名主要描述的是临床过程的终结以及程度上的不可逆,在概念上反映出了认识的机械性和局限性,这种静止的提法忽略了临床器官功能变化的动态性特征。1991 年,在美国胸科医师协会(ACCP)和危重病医学会(SCCM)召开的联席会议上,ACCP 和 SCCM 共同倡议将 MOF 更名为"多器官功能障碍综合征"(MODS),其目的是在纠正既往过于强调器官衰竭程度的不可逆性,着眼于全身性炎症反应综合征(SIRS)发展的全过程,强调器官衰竭前的早期预警和治疗的重要性(表 11-1-1)。

MODS 与 MOF 的区别:①前者是指某些器官功能障碍已不能有效的维持内环境稳定的一种病理生理状态,而后者则是静态概念,强调危及生命,不能反映疾病发展的全过程;②前者重点强调了临床过程的变化,随着病程的发展演变,可早期发现、早期干预、早期治疗,病情既可加重,也可以逆转,但 MOF 反映出 MODS 的终末期表现。

表 11-1-1 MODS 发展历史概况

年 代	作 者	命 名
1973	Tilney 等	序贯性器官功能衰竭
1975	Baue	序贯性器官功能衰竭综合征
1976—1977	Eiseman 等	多器官功能衰竭(MOF)
1976	Border 等	多系统器官衰竭(MSOF)
1986	Schieppati 等	多器官系统不全综合征
1988	Demling 等	创伤后多系统器官衰竭

续表

年　代	作　者	命　名
1991	ACCP/SCCM	多器官功能障碍综合征（MODS）
1995	全国危重病急救医学学术会议	多器官功能失常综合征

（一）病因

MODS 的发病原因较多，主要有以下几种常见病因。

1. 感染因素　感染为 MODS 的主要致病原因，包括肺部感染、腹腔内脓肿、急性坏死性胰腺炎、肠源性感染、肠道功能紊乱和创面感染等。严重感染均可引起 SIRS 和脓毒症，研究表明，69%～75% 的 MODS 患者发病与感染有关，大部分患者都存在败血症。导致 MODS 的主要的致病菌有大肠埃希菌、变形菌属、铜绿假单胞菌等，厌氧菌中类杆菌及脆弱类杆菌致病性最强。

2. 非感染因素　严重的创伤、大面积深度烧伤、大手术、病理产科及手术大量失血合并休克、心跳呼吸停止后、急性中毒等均可导致长时间有效循环血量不足而影响各组织器官的灌注，从而导致组织细胞缺血、缺氧、代谢产物蓄积，损害各组织器官功能，逐渐进展演变而发生 MODS。如凝血因子消耗造成凝血功能障碍，大量输血造成血栓形成导致肺功能受损；大量输液导致心脏负荷增加，并发肺水肿，加重组织器官缺氧，导致 MODS 发生。

（二）发病机制

MODS 的发病机制非常复杂，目前尚无完全统一定论，其涉及神经、循环、免疫、内分泌等多个系统。从本质上来说，一般认为 MODS 的病理本质是机体在打击损伤、感染下发生的失控的全身自我破坏的炎性反应，造成机体广泛组织损伤，进而诱发多器官功能障碍。许多研究表明，机体损伤达到一定程度都可能触发炎性介质大量产生和释放，可引起机体炎性反应失控，出现全身炎症瀑布样反应，导致 SIRS 的发生。因此，多种介质参与病理过程是 MODS 发病的关键。SIRS 失控是导致 MODS 发生的基础，而器官血流灌注损伤、细胞代谢障碍和肠道细菌移位等多种致病因素的共同作用最终导致了 MODS 的发生。

1. 全身炎症反应失控（炎性失控假说）　在感染因素或非感染性因素的直接或间接作用下，炎症反应在保护机体的同时，也对机体造成一定损伤。当促炎反应占据优势时，可表现为免疫功能亢进或 SIRS，而损伤机体自身细胞，最终导致 MODS 发生。当抗炎反应占优势时，则表现为免疫功能麻痹，对外来刺激的反应降低，增加对感染的易感性，从而加剧了脓毒症和 MODS 的发生。SIRS 反映了机体炎症反应的失控状态，是诱发 MODS 的最根本原因。

2. 缺血再灌注损伤假说　当机体遭受严重创伤、心搏骤停、休克或感染时可引起组织器官缺血、缺氧及细胞受损，出现器官功能障碍。局部组织长时间缺血、缺氧会导致细胞内环境平衡紊乱，引起细胞肿胀。白细胞聚集于局部组织可产生多种溶解酶和氧自由基，导致细胞功能受损甚至破坏。当血流动力学发生改善时，血液对组织器官产生再灌注性缺血，氧自由基使细胞膜或细胞内膜脂质过度氧化而引起细胞损伤。由于局部内皮细胞肿胀损伤、微血栓的形成导致微血管阻塞，使机体发生无复流现象，而缺血再灌注过程中所产生的多种炎症介质也可导致无复流现象发生。

3. 胃肠道屏障的损伤和肠道细菌移位（胃肠道）假说 胃肠道是 MODS 发生的靶器官，同时也是 MODS 的启动器官，还是不明原因感染的策源地。严重创伤、感染、烧伤、休克等应激状态可导致胃肠道黏膜供血降低，胃肠道黏膜发生供血不足，局部黏膜从浅表到全层在短时间内可造成血供较差的肠道上皮细胞缺血坏死；加上营养不良、禁食、广谱抗生素和制酸药的广泛应用易造成胃肠道黏膜屏障功能遭受破坏，致使内毒素和肠道内细菌侵入形成肠源性内毒素血症，而肠道自身产物也是机体内毒素血症的重要成分，故而进一步加重胃肠道屏障功能的损伤，最终导致肠源性感染的恶性发展，致使 MODS 的发生。

4. "二次打击"或双相预激假说 一般认为，机体在遭受感染因素或非感染因素的第一次打击损伤后，出现全身性炎症反应，此时突出特点主要是炎症细胞被激活后处于激发状态表现为 SIRS。但过度的 SIRS 将产生大量的炎症物质，从而引起机体瀑布效应，使机体遭受第二次打击或损伤，出现组织细胞损伤和器官功能障碍，SIRS 即演变为早期 MODS。首次打击造成的组织器官损害是 SIRS 的刺激因素，为二次打击起到了预激作用，导致机体对第二次打击的敏感性增高，造成全身炎症反应失控和器官功能的障碍，最后导致 MODS 的发生。

在 MODS 的发生、发展过程中，各组织器官病理生理的表现虽然各有不同特点，均应视为是全身性炎症反应失控在不同器官的不同表现，但各器官都存在着密切的联系和相互影响的关系，不是孤立的。因此，多种介质参与的病理发展过程是 MODS 发病的关键。

（三）临床表现

MODS 的临床表现特别复杂，而且因原发疾病和(或)感染灶的部位、器官代偿的能力、治疗处理措施等的不同致使 MODS 的临床表现各不相同，个体差异极大，但在很大程度上仍取决于组织器官受累的范围及损伤的程度。

MODS 的发生通常与感染、休克有关，平均发病时间为 3～7 天。但在机体受损的最初 72 小时内，往往首先出现呼吸衰竭，然后依次发生肝功能衰竭（为 5～7 天）、胃肠道出血（为 10～15 天）和肾衰竭（为 11～17 天）等。不同临床病因引起的 MODS 的功能障碍的器官或系统出现的顺序也存在一定的差异。如产科疾病羊水栓塞发生的 MODS 中受损的首发器官是血液系统弥散性血管内凝血和肺（ARDS）；外科疾病颅脑损伤所致 MODS 的首发器官是肺（急性呼吸窘迫综合征）和胃肠道系统（应激性溃疡和消化道大出血）；而肾（急性肾衰竭）往往常是 MODS 最后衰竭的器官。

1. MODS 区别于其他器官衰竭的特征性表现

（1）MODS 发病前器官功能基本在正常范围或仍处于相对平衡稳定的生理状态下。

（2）MODS 衰竭的器官一般不是原发致病因素直接损伤的器官，往往是远离原发损伤部位的器官。

（3）MODS 的器官功能障碍和病理损伤是可逆的，是一个动态的、多发的、进行性的过程，具有序贯性发生器官受累的特点，而最先受累的器官为肺，其次为消化器官。

（4）从初次打击开始到发生 MODS 的时间一般在 24 小时以上。

（5）MODS 病情发展迅速，预后差，死亡率高达 40%～80%。1 个器官功能障碍的死亡率为 30%，2 个为 50%～60%，3 个为 72%～100%，4 个为 85%～100%，5 个则达到 100%、无存活可能。但 MODS 死亡率并不完全取决于器官衰竭的数量，还与其原发病和感染灶控制的程度、损伤的严重性、持续时间长短、患者本身器官的功能状况及 ICU 救护技术等密切相关。

（6）感染、创伤、休克、急性脑功能障碍等是 MODS 发生的主要病因。致病因素并不是导致器官功能损伤的直接原因，而是逐渐发展演变而来。感染导致机体发生过度失控的炎症反应，是造成机体广泛组织损伤、多器官功能衰竭及患者死亡的最重要原因；而感染贯穿于整个 MODS 发展过程中，是导致 MODS 发生器官衰竭的内在动力。因此，在治疗 MODS 时，如不能有效抑制感染，其他的治疗均将无效。

2. 各器官系统功能障碍的具体表现

（1）呼吸功能障碍：肺通常是 MODS 最早受损和发生率最高的器官。如急性肺损伤（ALI），轻者肺部初期出现急性肺损伤，严重者导致 ARDS 的发生。主要表现为呼吸困难、低氧血症、肺水肿、肺出血、肺不张等，肺部胸片可见肺泡出现实质性改变。

（2）肾功能障碍：主要表现肾功能不全，出现肾血流量减少、急性肾小球缺血、毛细血管狭窄、少尿或无尿，血尿素氮$\geqslant$35.7 mmol/L，血清肌酐$\geqslant$309.4 μmol/L，尿量$\leqslant$479 mL/24 h 或$\leqslant$159 mL/8 h。尿比重$<$1.010，出现氮质血症、酸中毒或高钾血症等，最终发展为急性肾衰竭。

（3）心功能障碍：主要表现为循环需求量增高、心搏量减少，心指数降低，心率加快、左心舒张末压上升，发生室性心律失常、心室颤动、心跳停止等，血 pH$<$7.24，$PaCO_2$ $<$6.5 kPa。

（4）肝功能障碍：主要临床表现为黄疸，血清总胆红素$>$34.2 μmol/L，持续 3 天以上，ALT、AST、LDH 大于正常值 2 倍。出现凝血酶原减少、血清白蛋白降低、难治性高血糖症等改变，最终出现肝功能不全（占 95%）或肝功能衰竭（较少见，发生率$<$10%）。

（5）胃肠功能障碍：因胃肠缺血、缺氧，致使胃酸分泌减少，黏膜上皮细胞出现变性坏死出血，出现肠道通透性增加、肠管扩张、蠕动减少或肠麻痹、肠鸣音减弱甚至消失、呕血、黑便等表现。

（6）凝血系统功能障碍：主要因创伤、感染、大手术后激活凝血功能，导致凝血因子和血小板大量消耗，血小板进行性下降（$<$20$\times$10^9/L），微血栓在微循环内形成，导致弥散性血管内凝血（DIC）发生。微循环障碍，组织缺血、缺氧，皮肤黏膜出血和脏器损伤，最终导致 MODS。

（7）中枢神经系统功能障碍：主要表现为精神恍惚、嗜睡、反应迟钝、谵妄、易激怒、GCS 评分$<$7、危重患者出现昏迷。

3. 心理-社会状况 MODS 患者因病情突然加重，易产生濒死的紧张感、焦虑感、恐惧感、无力感与绝望感、孤独与抑郁、期待与依赖的心理等；严重者可萌发轻生念头。家属因患者病情变化快，出现心理紧张、恐惧加重，因而需要及时评估患者及家属的心理。

二、病情评估

（一）SIRS 的诊断标准

1. SIRS 是指任何致病因素作用在机体后引起的机体失控的自我破坏和自我持续放大的全身炎症反应。SIRS 不是单独的疾病，它是在原发疾病基础上全身过度应激反应的一种临床状态。主要表现为炎症介质泛滥至循环甚至远隔部位器官并产生持续性瀑布样全身性炎症反应。1991 年 ACCP 和 SCCM 联席会议提出,SIRS 的诊断标准为(具备以下两项及两项以上体征即可诊断为 SIRS):①体温>38 ℃或<36 ℃;②心率>90 次/分;③呼吸频率>20 次/分,或动脉血氧化碳分压($PaCO_2$)<32 mmHg(4.27 kPa);④外周血白细胞计数>$12×10^9$/L 或<$4×10^9$/L,或未成熟白细胞占比>10%;⑤全身高代谢状态。在临床反复实践中,由于该诊断标准较为宽松,因此在急危重症患者中得到普遍使用。2001 年相关学会的多位专家经过严谨的学术讨论后重新修正了 SIRS 的诊断标准,除了上述指标,增加了高排低阻的血流动力学的指标、C 反应蛋白与前降钙素的炎症指标、组织灌注改变以及器官功能障碍指标、高糖血症等有关代谢变化指标,包括肌酐和尿素氮的增高、凝血紊乱等。

2. 脓毒症、脓毒性休克

(1)脓毒症(sepsis):是指由感染引起的全身炎症反应,符合两项或两项以上 SIRS 的体征并证实有细菌感染灶的存在,其病死率可达 30%~50%。

(2)脓毒性休克(septic shock):是指严重的脓毒症患者,在给予足量液体复苏后仍无法纠正的持续性低血压,并且常伴有低灌注状态或器官功能障碍。它是严重脓毒症的一种特殊类型,以体循环阻力下降、肺循环阻力增加、心排血量正常或增加、组织有效血流灌注减少为主要临床特征。

脓毒症及脓毒性休克主要反映了机体内的一系列序贯病理生理改变和病情严重程度变化的动态过程,其本质是 SIRS 不断加剧、持续恶化,最后发展为 MODS。由上可见,SIRS 是最终导致过度失控炎症反应的共同特征,也是导致 MODS 发生的主要途径,而 MODS 则是 SIRS 进行性加重的最终后果。因此,临床研究证明 MODS 实际上可能就是全身炎症反应失控后引起的多器官功能障碍。

(二)MODS 的诊断标准及评分标准

尽管 MODS 的概念已经取代了多器官功能衰竭(MOF),但由于临床研究表明 MODS 的发病原因多样、发病机制复杂,目前仍然缺乏国内外公认的 MODS 的统一诊断标准。国内外出现了多个 MODS 诊断的评分标准及评分系统,如欧洲危重病学会研究讨论制定的序贯器官衰竭估计(sequential organ failure assessment,SOFA);中国于 1995 年在庐山会议研究讨论制定的 MODS 评分标准,即庐山标准(1995),将器官系统数目增加至外周循环、心脏、肺、肾、肝、胃肠道、凝血功能、脑和代谢 9 个,而将受累器官系统严重程度按评分计算分为功能受损期(1 分)、衰竭早期(2 分)和衰竭期(3 分)。但就目前 MODS 临床发展的动态变化的复杂性,任何一个 MODS 的诊断标准都无法反映器官功能障碍的全部变化及发展内涵,因此,临床上应根据患者病情变化具体情况而选择应用。

1. MODS 的诊断标准 MODS 主要的诊断依据有:①具有相应的临床症状、体征及有诱发 MODS 的病史;②存在两个或两个以上的器官功能障碍;③患者的生物化学和生理学的测定参数(表 11-1-2)。

2. MODS 的评分标准 在临床上 MODS 是一个动态变化的病理过程,进行其早期诊断和早期干预主要依赖于器官功能的动态评价。1995 年 Marshall 推荐 MODS 评分系统(表 11-1-3),反映了对 MODS 严重程度变化及动态变化的客观评估,并得到临床医学界的广泛应用。该评分标准包括 6 个器官系统的客观生化衡量指标,每个系统得分分为 0~4 五个级别。4 分:表示功能显著受损,ICU 的死亡率≥50%;0 分:表示功能基本正常,ICU 死亡率<5%。MODS 总分为各器官系统最高分的总和,最高分为 24 分,它与 ICU 死亡率 呈正相关。每 24 小时评分 1 次,以确保动态观察病情进展情况,对 MODS 临床预后判断 有指导性作用。

表 11-1-2　MODS 的诊断标准

器官或系统	诊 断 标 准
呼吸系统	急性起病,PaO_2/FiO_2≤200,胸片可见双肺浸润,肺动脉楔压≤18 mmHg,无左房压升高
循环系统	收缩压<90 mmHg,持续 1 小时以上,或需药物来维持循环稳定
肝脏	血清总胆红素>34.2 μmol/L,血清转氨酶为正常上限 2 倍或出现肝性脑病
肾脏	血肌酐>177 μmol/L 伴有少尿或多尿,需要血液透析
胃肠道	上消化道出血,24 小时出血量>400 mL,不能耐受食物,或消化道坏死或穿孔
血液系统	血小板计数<50×10⁹/L,或减少 50%,或出现 DIC
代谢	不能为机体提供所需能量,糖耐量降低,需用胰岛素,出现骨骼肌萎缩、无力
中枢神经系统	GCS 评分<7 分

表 11-1-3　MODS 严重程度评分标准(Marshall,1995)

器官或系统	分 值				
	0 分	1 分	2 分	3 分	4 分
呼吸系统(PaO_2/FiO_2)	>300	226~300	151~225	76~150	≤75
肾脏[血清肌酐/(μmol/L)]	≤100	101~200	201~350	351~500	>500
肝脏[血清胆红素/(μmol/L)]	≤20	21~60	61~120	121~240	>240
心血管系统(PAHR)	≤10.0	10.1~15.0	15.1~20.0	20.1~30.0	>30.0
血液系统[血小板计数/(×10⁹/L)]	>120	81~120	51~80	21~50	≤20
神经系统(GCS 评分)	15	13~14	10~12	7~9	≤6

三、救治措施

(一)监测

MODS 患者早期往往无特异性或典型表现,待症状明显出现时病情已较难逆转,因此, 早期识别 MODS 的发生临床意义重大。应积极做好生命体征的监测和相关实验室检查的 分析,协助医生及时发现患者病情变化,防止疾病的发展或器官功能衰竭的发生。主要监 测以下内容。

1. 生命体征监测　MODS 往往伴有多种感染的发生,体温常升高,当体温超过 40 ℃ 或低于 35 ℃时,往往提示病情严重;当脉搏出现细速或缓慢脉现象时,往往提示血管衰竭; 当呼吸出现深大、周期性呼吸暂停、深浅快慢变化时,也常提示病情危急或临终的呼吸表 现;血压主要反映各组织器官的灌注情况,如果血压降低应注意重要器官的保护。

2. 氧代谢与组织氧合的监测 在 MODS 的发生中肺为最早及最易受损器官,加强氧代谢与组织氧合功能的监测,可及时了解机体对氧的需求情况,包括氧利用和氧输送(DO_2)的监测。氧利用主要是指组织在单位时间内对氧利用的量,是机体代谢功能变化及评估的最佳指标,包括氧摄取率和氧消耗(VO_2)两个重要指标,而 VO_2 下降是不同类休克的共同特征。DO_2 是指组织在单位时间内能获取氧的量,是循环功能监测的最佳指标。

3. 动脉乳酸的监测 仅仅反映全身氧代谢的总体变化,血液中乳酸增加是机体缺氧的很重要的标志之一。

4. 混合静脉血氧饱和度(SvO_2)的监测 机体血氧饱和度和氧分压可以反映组织的氧合情况,SvO_2 正常值为 75%。SvO_2 下降代表着机体总体缺氧,提示心排出量下降、低血容量或代谢增加。

5. 胃肠黏膜内 pH(pHi)监测 pHi 是指导复苏和证实机体局部组织缺氧的唯一指标,有助于临床隐性代偿性休克的判断及预警脓毒症、MODS 的发生,并可指导治疗及评价疗效和预测预后。

6. 泌尿系统 注意观察尿量、尿比重、酸碱度、肌酐、血尿素氮的变化,警惕出现非少尿性肾衰竭。

（二）综合防治措施

1. 预防 MODS 迄今为止尚无特异性的治疗手段,其病因较多,发病机制复杂,不仅给治疗带来困难,还耗费巨大,并且死亡率极高,因此重点在于预防,提倡早发现、早治疗。预防是 MODS 的最佳治疗方案。如创伤、休克患者应及时充分的复苏,保证足够的有效循环血容量;开放性创伤及术后感染患者应及早清创、充分引流,这是防治感染最关键的治疗措施。此外,增强患者免疫功能等都是有效预防 MODS 发生的重要手段。

2. 治疗原则 MODS 的发病原因复杂,涉及器官和系统较多,在治疗中面临很大矛盾及冲突,因此,临床救治采用综合防治措施,主要是进行器官功能的支持。支持治疗的主要意义在于尽可能地减轻器官损伤的程度,为进一步治疗赢得时间。该方法虽然能延长MODS 患者的生命,但预后很难改变,且治疗过程中均应遵循以下原则。

（1）治疗原发病、消除引起 MODS 的病因和诱因:MODS 的病因多,发病机制复杂,病情错综复杂,可同时涉及多个器官的损伤,因此积极控制 MODS 原发疾病、清除 MODS 诱发因素是治疗 MODS 的关键。应及时、充分地进行引流,应用高效、广谱抗生素及时有效处理感染,尽早进行细菌学检查和血培养,迅速确定感染的部位,阻断炎症介质、毒素的产生及释放,加强休克防治和防止缺血再灌注损伤的加重。

（2）呼吸功能治疗支持:在 MODS 中发生呼吸功能的障碍是最常见的表现,因此,ARDS 的防治是 MODS 的呼吸支持重点。救治过程主要是支持患者的肺功能,应维持机体换气功能及良好的通气功能,为原发病的治疗赢得宝贵时间。具体原则是:①保持气道通畅,防治肺部感染;②早期进行呼吸通气支持,改善和纠正低氧血症,将气道压(PIP)限制在 35 cmH_2O 以下,并进行合理氧疗;③应警惕气道反应性过高而出现严重支气管痉挛症状及输血过程所致的肺损伤,减轻肺水肿,防止肺不张。

（3）维持循环稳定:MODS 常发生心脏功能不全,而早期采用目标指导性治疗可预防及减少 MODS 的发生率及死亡率。①改善氧代谢,保证充足的氧输送,纠正组织缺氧,如诊断休克初期最早 6 小时内迅速达到液体复苏的目标,以维持有效血容量,改善微循环组织灌注,维持平均动脉压(MAP)大于 60 mmHg 并确定输液量和输液速度;②使用机械通气,增加动脉血氧饱和度,维持 $SaO_2 > 90\%$;③使用加强心肌收缩力的药物,改善血液灌注,以维持正常组织灌注与氧合;④在维持稳定的循环支持的同时,应加强肺功能和肾功能的保护。

(4)肾功能支持及连续性肾脏替代治疗(GRRT):保证充足的肾血流量和肾灌注是肾功能保护的关键。①维持水、电解质和酸碱平衡稳定,适当的血容量及血压;②解除肾血管的痉挛,维持尿量(25~40 mL/h);③避免使用肾毒性药物,如肾衰竭常规治疗无效时应考虑血液净化治疗;④GRRT 可清除部分血浆炎症介质,并能明显改善感染性休克患者的血管张力,是 MODS 治疗中的一项重要内容,可终止甚至逆转 MODS 的发展进程。

(5)胃肠道功能的维护:患者在遭受重症感染、呼吸衰竭及休克后,应激性溃疡常易发生,导致消化道出血。因此,应注意监测胃液 pH,维持胃液 pH 在 3.5~4 之间,并使用硫糖铝、抗酸制剂等加强胃黏膜屏障保护,这些对预防 MODS 发生非常重要。鼓励患者积极进行胃肠内饮食,并适当补充谷氨酰胺。

(6)肝功能的维护:重症肝功能损伤可能有出血倾向,应及时补充新鲜全血、纤维蛋白原或血浆等。如发生 DIC,应使用小剂量肝素治疗,必要时可行肝脏支持疗法,如肝脏移植、人工肝透析等。

(7)脑功能维护:改善脑循环,降低脑代谢;维持脑血流量,充分给氧,保证大脑充足的血氧供应,促进脑功能恢复。

(8)代谢营养支持:补充蛋白质及充足的碳水化合物,增强机体的免疫功能,保护器官功能,并促进组织修复。

四、常见护理诊断

1. **气体交换功能受损** 与肺泡、毛细血管壁等病理改变有关。
2. **低效性呼吸形态** 与肺不张、肺水肿、呼吸道分泌物潴留等有关。
3. **有感染的危险** 与限制蛋白质饮食和免疫功能降低有关。
4. **潜在并发症** 水、电解质与酸碱失衡。
5. **紧张、恐惧** 与疾病本身有关。
6. **知识缺乏** 缺乏 MODS 救护知识。

五、护理措施

(一)即刻护理措施

MODS 的发病复杂而凶险,变化快速,护士应时刻提高警惕,主要观察是否有危及生命的情况出现,做好各项抢救准备工作,熟练配合医生组织抢救。

(二)一般护理

1. **病室环境** 保持病室空气新鲜、流通,病房温度调整在 20 ℃左右,湿度以 50%~60% 为宜,病室环境整洁、安静、舒适,严格控制人员流动,避免发生交叉感染。
2. **基础护理** 保持床单位的清洁和干燥,加强患者的皮肤护理,勤翻身和拍背,防止压疮发生;加强患者口腔护理,防止肺部感染发生。

3. 心理护理 患者因病情重,易产生紧张、焦虑、恐惧等复杂的心理状况,应及时干预,防止影响疾病的治疗和康复。因此,护士应加强与患者的沟通,及时给予心理疏导和安慰,增加患者康复的信心。

（三）病情观察

MODS 患者早期无特异性典型表现,待症状明显时病情已较难逆转,因此,早期识别 MODS 的临床意义重大。护士应积极配合医生及时观察病情变化,防止器官衰竭的发生。

1. 生命体征观察 当体温＜35 ℃或体温＞40 ℃时;当脉搏出现细速或缓慢脉现象时;当呼吸出现深大、周期性呼吸暂停、深浅快慢变化、发绀、哮鸣音、三凹征及点头呼吸等垂危呼吸的征象时;血压听诊声音的强弱变化明显时;当患者出现嗜睡、谵妄、昏迷等症状时,反映病情进一步加重,应及时通知医生做好抢救准备。

2. 抗感染治疗的观察 明确感染的患者早期应使用足量抗生素治疗。根据血培养与药敏结果,及时考虑目标性抗生素治疗方案,并严密观察用药后病情变化,防止耐药性及二重感染的发生,及时反馈医生调整治疗方案。

3. 药物使用观察护理 了解常用药物的作用机制避免不良反应的出现,加强用药过程疗效和不良反应的观察,及时配合医生进行对症处理。

（四）器官功能的监测与护理

及时观察有无器官衰竭或系统功能障碍,早期发现病情变化并积极配合医生采取相应的处理措施,尽可能促进各器官功能恢复或维持各器官功能,降低器官功能损伤的数量及程度,达到降低死亡率的目的。

1. 心功能障碍的护理 选择合适体位,持续进行心电、血压监护,准确记录 24 小时出入量。患者如出现颜面、球结膜水肿及尿蛋白的增加等,应提高警惕防止出现血容量减少;如出现血压下降、心率增快,则可能提示循环衰竭,应及时通知医生并协助抢救。

2. 呼吸功能障碍的护理 应卧床休息以减少耗氧量,注意保护患者安全,防止不安者坠床。密切观察患者呼吸运动情况,加强血氧饱和度及血气分析的监测,鼓励患者排痰或体位引流,维持气道通畅,确保有效供氧。

3. 消化功能障碍的护理 严密观察消化道有无出血的症状及体征,如患者出现头晕、出冷汗、心悸、脉率加快及血压下降;腹胀、柏油便;抽出血性或咖啡色胃液,应立即报告医生,积极对症治疗,并做好持续胃肠减压的护理工作,同时做好配血、输血等抢救的准备。

━━━━━━━━━━━━━━━ 小 结 ━━━━━━━━━━

　　多器官功能障碍综合征是创伤、休克、感染和心肺复苏后的严重并发症,其发病机制非常复杂,涉及神经、体液、免疫、内分泌等多个系统,在 ICU 患者的发生率约为 15%,其病死率随着功能障碍器官系统的增加而上升,应及时救治,挽救患者生命。本项目内容包括:概述、护理评估、救治措施、护理诊断、护理措施。作为一名 ICU 专科护士,不仅要掌握各科专业的理论知识及相关急救技术,而且应了解各类疾病的病理及生理变化,具备对各种仪器设备的使用能力及数据的分析能力。

能力检测

一、简答题

1. 什么叫多器官功能障碍综合征(MODS)？其主要的致病因素是什么？

2. 什么叫全身性炎症反应综合征(SIRS)？其主要的诊断依据是什么？

二、选择题

[A₁ 型题]

1. 发生 MODS 时最早受累的器官是(　　)。

A. 肺　　　　　　　　B. 胃肠　　　　　　　C. 肾

D. 心　　　　　　　　E. 脑

2. 下列哪项不属于多器官功能衰竭特点？(　　)

A. 严重急性损伤 48 小时后　　　　　B. 2 个或 2 个以上器官功能障碍

C. 高代谢状态　　　　　　　　　　　D. 高动力型循环障碍

E. 慢性病多器官受累

[A₂ 型题]

1. 刘某,男,40 岁,腹腔脓肿,引起感染,为预防 MODS 发生,控制局部感染,正确的处理是(　　)。

A. 应用广谱抗生素控制感染　　　　　B. 立即手术切除脓肿

C. 腹腔引流引出脓汁　　　　　　　　D. 先做细菌培养再用抗生素

E. 同时使用多种抗生素,控制感染

2. 王某,男,49 岁,因大量饮酒,突然出现上腹部剧烈疼痛,呕吐 10 小时,血尿淀粉酶明显增高,入院经保守治疗,24 小时后出现呼吸困难,$PaO_2/FiO_2 \leq 200$,尿量明显减少,血肌酐 230 μmol/L,神志淡漠,嗜睡,该患者最可能的诊断是(　　)。

A. 呼吸衰竭　　　　　B. 急性胰腺炎　　　　　C. 中枢神经系统损伤

D. 肾功能障碍　　　　E. MODS

(任四兰)

能力检测
部分答案

参考文献

Cankao Wenxian

[1] 谢虹,张孟.急救护理学[M].合肥:安徽大学出版社,2012.

[2] 成守珍.急危重症护理学[M].2版.北京:人民卫生出版社,2013.

[3] 张孟.急救护理[M].2版.南京:东南大学出版社,2013.

[4] 沈洪,刘中明.急诊与灾难医学[M].2版.北京:人民卫生出版社,2013.

[5] 薛丽萍.急救护理学[M].北京:人民军医出版社,2013.

[6] 黎毅敏.急危重症护理学[M].北京:中国协和医科大学出版社,2014.

[7] 张松峰,王群.急危重症护理学[M].2版.南京:江苏凤凰科学技术出版社,2014.

[8] 狄树亭,雷芬芳,姜志连.急救护理技术[M].2版.武汉:华中科技大学出版社,2014.

[9] 张波,桂莉.急危重症护理学[M].3版.北京:人民卫生出版社,2014.

[10] 王慧珍.急危重症护理学[M].3版.北京:人民卫生出版社,2014.

[11] 阮满真,黄海燕.危重症护理监护技术[M].2版.北京:人民军医出版社,2015.

[12] 张荣,李钟峰.急危重症护理[M].北京:中国医药科技出版社,2015.

[13] 吴晓英.急危重症护理学[M].北京:人民卫生出版社,2015.

[14] 张海燕,甘秀妮.急危重症护理学[M].北京:人民卫生出版社,2015.

[15] 屈沂.急诊急救与护理[M].郑州:郑州大学出版社,2015.

[16] 邓辉,张蒙.急危重症护理[M].北京:人民卫生出版社,2016.

[17] 周谊霞,田永明.急危重症护理学[M].北京:中国医药科技出版社,2016.

[18] 王惠珍.急危重症护理学[M].4版.北京:人民卫生出版社,2017.

[19] 杨桂荣,缪礼红,刘大朋.急救护理技术[M].2版.武汉:华中科技大学出版社,2016.

[20] 许虹.急救护理学[M].2版.北京:人民卫生出版社,2016.

[21] 佘金文,刘新平.急危重症护理学[M].2版.北京:科学出版社,2016.

[22] 彭蔚,王利群.急危重症护理学[M].武汉:华中科技大学出版社,2017.

[23] 张波,桂莉.急危重症护理学[M].4版.北京:人民卫生出版社,2017.